지르코니아를 이용한 올세라믹 수복

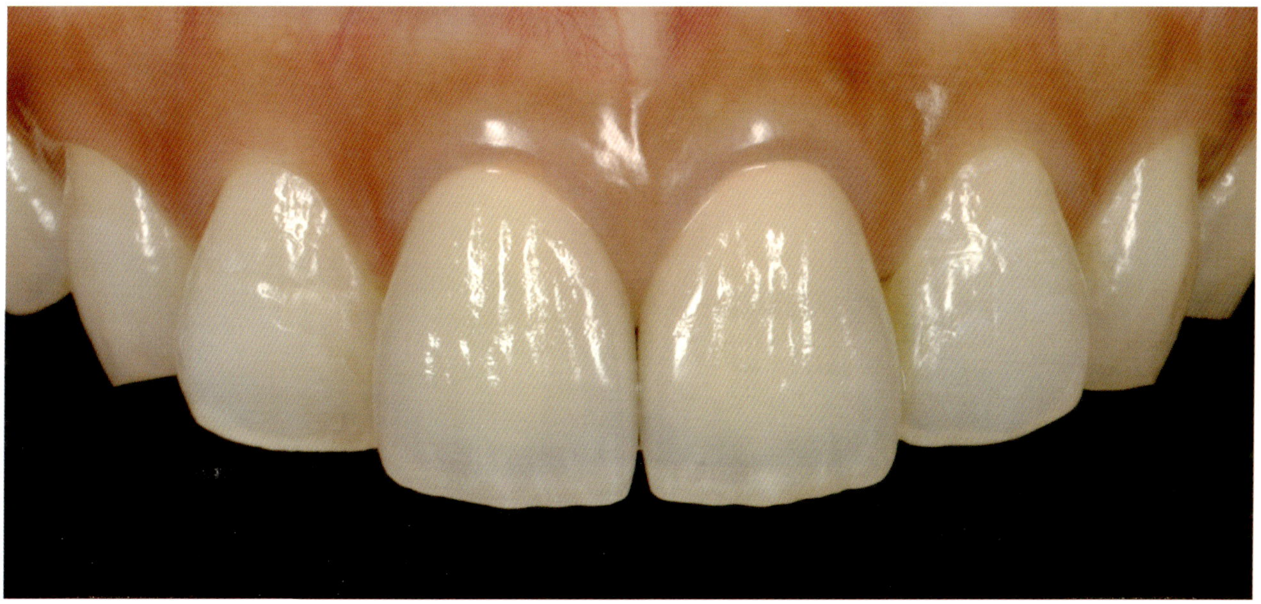

● 편저

Hiroyuki Miura

Takashi Miyazaki

Kazuyoshi Baba

Tomoji Sawada

● 감역

김 성 훈

하 승 룡

최 유 성

dh 대한나래출판사

나노지르코니아를 이용한 심미수복

치료 전

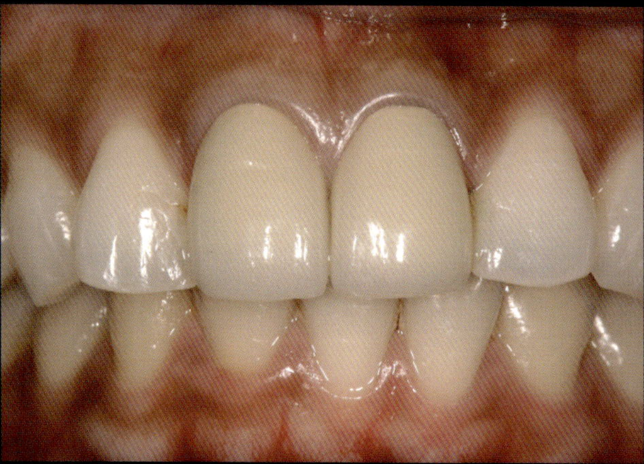

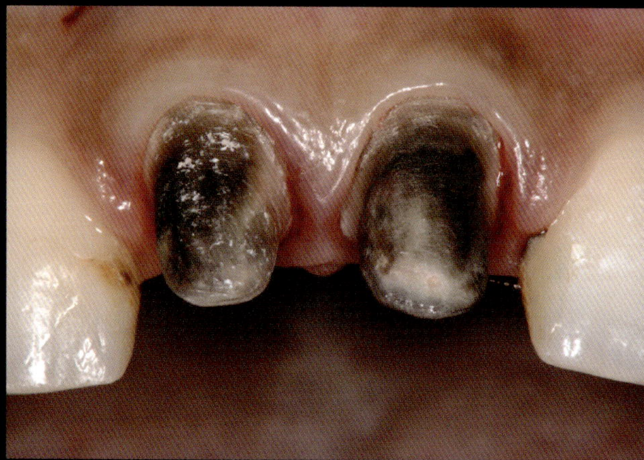

프레임 시적

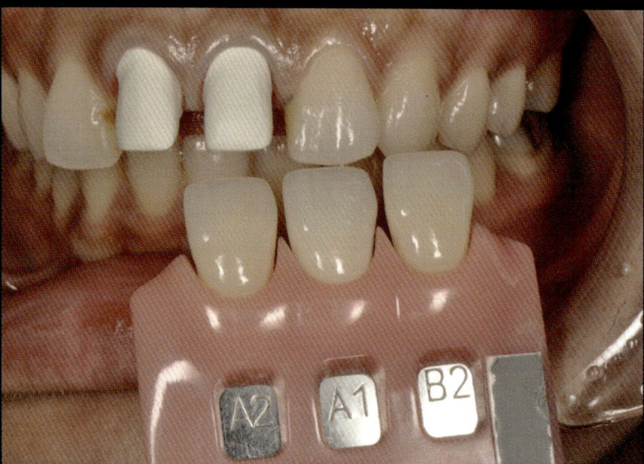

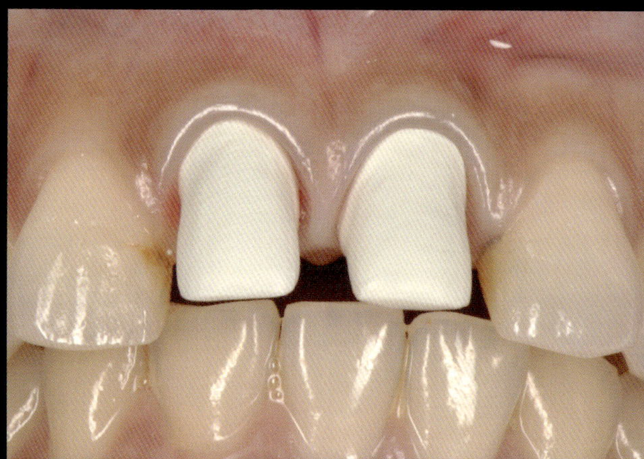

완 성

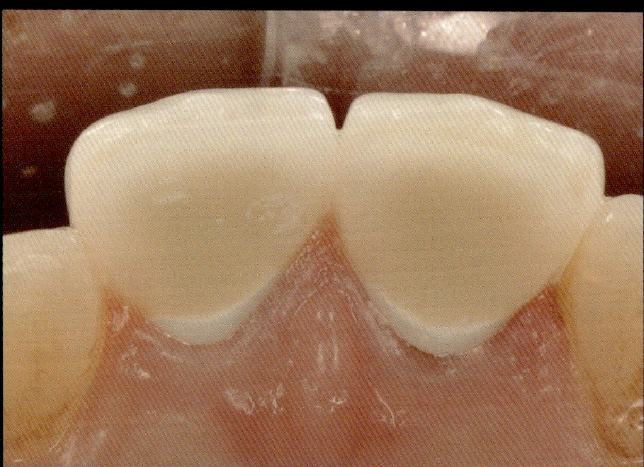

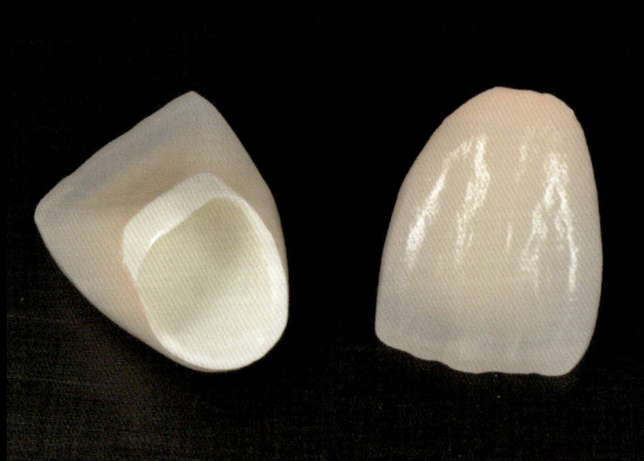

치료 후

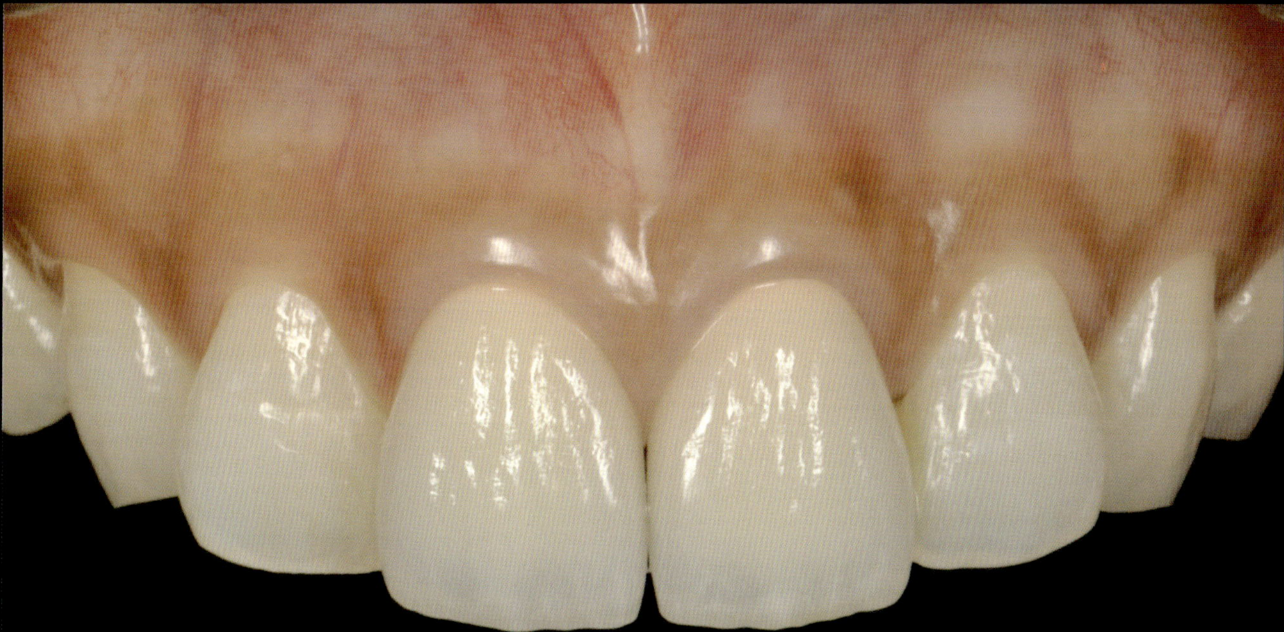

DaehanNarae Publishing, Inc.

Deokwon Bldg. #202
102-65 Yongdu-dong
Dongdaemun-gu
SEOUL 130-820, KOREA
TEL: +82-2-922-0840
FAX: +82-2-922-0841
E-mail: dhpub@chol.com
Website: www.dhpub.com

ナノジルコニアを活かしたオールセラミック修復 – 新たなメタルフリー修復の時代
三浦宏之 · 宮﨑 隆 · 馬場一美 · 澤田智慈 編著
医歯薬出版株式会社（東京），2010.
Title of the original Japanese language edition:
All Ceramic Restorations Using Ceriastabilized Zirconia/Alumina Nanocomposite, NANOZR
Edited by Hiroyuki Miura, Takashi Miyazaki, Kazuyoshi Baba and Tomoji Sawada

Translated into Korean by DaehanNarae Publishing, Inc.

ISBN 978-89-5741-208-4

Printed in Korea

서 문

심미에 대한 요구가 높아지고 금속 알러지에 대한 문제 등으로 인해 금속이 없는 보철물 수복에 대한 관심이 증가하면서 금속이 없는 보철물을 임상에 널리 응용하게 되었습니다. 특히 2005년에 일본에서도 지르코니아가 허가됨으로써, 이때까지는 불가능으로 여겨졌던 구치부 브릿지도 금속 없이 할 수 있게 되었으며, 심미수복에 대한 상황이 크게 바뀌게 되었습니다. 이것은 CAD/CAM 기술의 응용이 있어야 가능한 것이지만, CAD/CAM 역시 계측 장치, 가공 기술, 소프트웨어의 개선에 의해서 이전에 비해 가공 정밀도가 매우 향상되었습니다.

그 중에서도 파나소닉전공주식회사에서 처음 나온 지르코니아 재료로서 나노지르코니아(제품명: P-나노ZR)가 개발되어 주목을 받고 있습니다. 이것은 세리아 안정화 지르코니아 결정과 알루미나 결정 속에 각각 나노미터 크기의 알루미나 입자, 세리아 안정화 지르코니아 입자를 분산시킨 나노복합체이며, 현재 치과에서 널리 이용되고 있는 이트리아계 지르코니아에 비해 높은 굴곡강도와 파절인성값을 보이고 있습니다. 그렇기 때문에 프레임의 두께를 금속과 같은 0.3mm로 할 수 있으며, 일반적인 금속-도재관과 동일한 지대치 형성이 가능한 것으로 판단하고 있습니다. 또한 저온 열화현상이 일어나지 않으며, 생체친화성 역시 높기 때문에 심미적으로 문제가 되지 않는 부분은 구강 내에 노출시켜도 문제가 되지 않습니다. 따라서 프레임에 쉽게 지지 형상을 줄 수 있고, 비니어링 도재의 보강이 가능한 것 등, 지금까지의 이트리아계 지르코니아에는 없었던 뛰어난 특징을 가지고 있습니다.

이와 같이 뛰어난 특징을 가지고 있는 나노지르코니아를 임상에 응용함에 있어 진료실과 치과 기공실에서 도움이 되는 임상 지침으로 이 책을 기획 · 편집한 것입니다. 첫 부분에는 학술적 관점에서 나노지르코니아의 재료적 특성에 대해 기술했고, 이어서 임상적 관점에서 지대치의 형성부터 교합조정, 장착까지의 각 과정에 대한 포인트 및 주의사항에 대해서도 기술하였습니다. 또한 기공 과정의 요점에 대해서도 기술하였습니다. 마지막으로 지르코니아를 응용한 실제적인 여러 임상 예도 제시하였습니다.

이 책이 내일부터 임상에 바로 도움이 될 수 있다면 행복하겠습니다.

2010년 6월

도쿄치과대학 대학원 의치학
종합연구과 섭식기능보존학 분야
三浦宏之(Hiroyuki Miura)

쇼와대학 치학부 치과이공학교실
宮﨑 隆(Takashi Miyazaki)

쇼와대학 치학부 치과보철학교실
馬場一美(Kazuyoshi Baba)

가나가와치과대학
악구강기능수복과학강좌 유상의치보철학 분야
澤田智慈(Tomozi Sawada)

역자 서문

유익한 지식을 나누고자 하는 마음에서 부족한 능력으로 옮겨 보았습니다.
위대한 전문가를 희망하는 분에게 작은 도움이 되었으면 합니다.

2010년 1월

김 성 훈
하 승 룡
최 유 성

목 차

목 차

목 차

Part1

지르코니아의 재료적 특성

1 올세라믹 수복의 재료학

三浦 宏之, 宮坂 宗永

세라믹은 뛰어난 심미성을 가지고 있음과 동시에 표면이 매우 매끄러워, 치태가 부착되기 어렵고, 치주조직에 대한 위해작용도 적으며, 생체친화성이 매우 높다. 1956년에 개발된 금속-도재관은 이러한 세라믹의 장점과 적합성, 강도가 높은 금속의 장점을 살린 보철물로서, 신뢰도가 높아 전치부뿐만 아니라 구치부 브릿지 등 임상에 폭넓게 응용되고 있다.

한편, 치은의 두께가 얇은 증례에서는 변연치은의 변색을 초래하거나(그림 1-1), 금속 알러지 등의 문제가 주목받기 시작하면서 금속이 없는 수복에 대한 수요도 더욱 많아지게 되었다.

치과용 세라믹에는 금속-도재관 등에 이용되는 장석형 도재나 올세라믹 크라운에 이용되는 고강도 세라믹, 즉 leucite-reinforced glass ceramic (IPS Empress: Ivoclar Vivadent), lithium disilicate glass ceramic (IPS Empress II: Ivoclar Vivadent) 등의 분산강화 글래스 세라믹(균열의 진행을 기질 내에 분산시킨 결정입자에 의하여 억제시키는 세라믹)이나 고밀도의 알루미나 미립자를 함유한 다공질의 코어 재료에 규산 란탄 글래스를 침윤시킨 글래스 침투 알루미나 세라믹(인세람 알루미나, 인세람 스피넬, 인세람 지르코니아: VITA, 그림 1-2), 알루미나 분말을 고압(약 2t)으로 압축 축성시킨 고밀도 소결형 알루미나 세라믹(프로세라: 노벨 바이오케어, 그림 1-2) 등이 지금까지 이용되고 있다(그림 1-3).

알루미나 세라믹은 강도가 높기 때문에(표 2-1 참조) 크라운이나 전치부에 하나의 치아가 결손된 3본 브릿지 정도까지는 수복이 가능했지만, 길이가 긴 구치부 브릿지에도 적응이 가능할 정도로 강도가 높고 금속이 없는 수복재료는 지금까지 없었다. 그래서 주목을 받게 된 것이 바로 지르코니아(ZrO_2)이다. 지르코니아는 'white metal'이라 불릴 정도로 강도가 높으며, 정형외과 영역에서는 고관절의 대퇴골두 등에도 이용되고 있다.

지르코니아는 온도에 따라 전이되어 결정구조가 변한다. 실온에서는 단사정, 1,170℃에서 정방정, 2,370℃에서 입방정(큐빅 지르코니아; 인공다이아몬드)이 된다(그림 1-4). 이 상전이는 체적 변화를 수반하기 때문에 소결체는 승온 · 강온을 반복하면 파괴된다. 특히 정방정에서 단사정으로의 상전이가 일어날 때에는 약 4%의

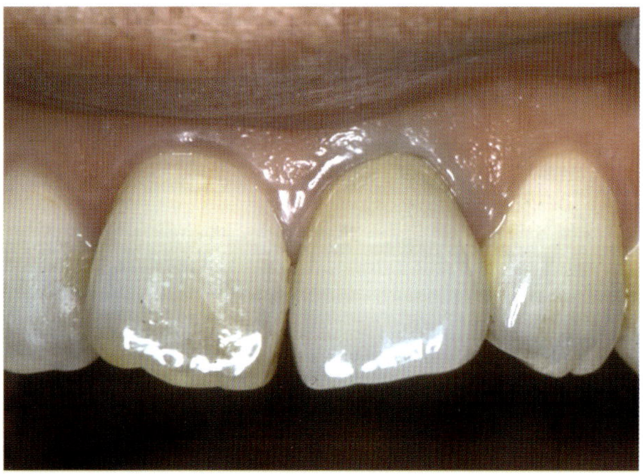

그림 1-1. 금속색 투과에 의한 변연치은의 변색.

체적 팽창이 일어난다. 이 지르코니아에 희토류 산화물(이트리아, 세리아 등)을 첨가하면 결정구조 내에 산소 공공(oxygen vacancy)이 형성되어 실온에서도 정방정 및 입방정 상태로 안정 또는 안정에 준하는 수준이 되며, 온도 변화에 따른 파괴를 억제시킬 수 있게 된다. 이와 같이 산화물이 첨가된 지르코니아를 안정화 지르코니아(상전이를 완전하게 억제시킨 것) 또는 부분 안정화 지르코니아(첨가제의 양을 줄여 약간 상전이가 가능

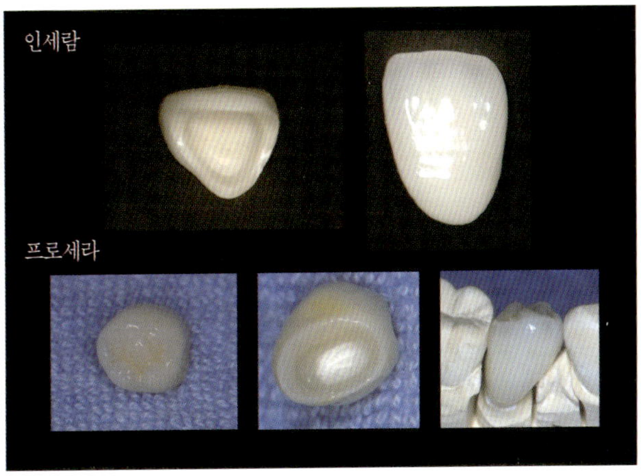

그림 1-2. **올세라믹 크라운.**

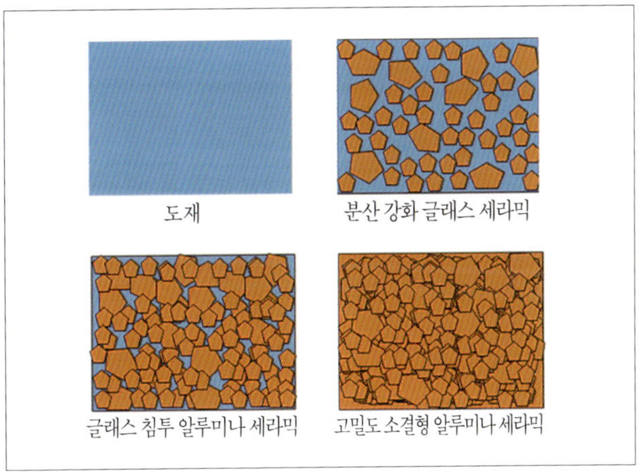

그림 1-3. **치과용 세라믹의 강화법.**

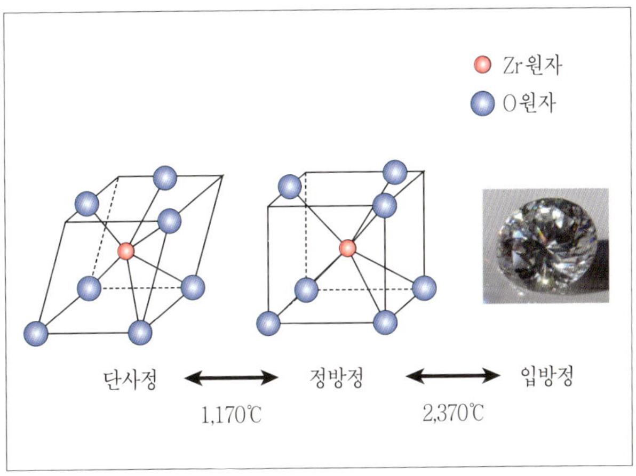

그림 1-4. **지르코니아의 결정구조.**

하도록 한 것)라고 한다.

현재, 치과에서 많이 이용되고 있는 지르코니아는 이트리아를 첨가하여 실온에서 정방정의 상태로 안정화한 이트리아 부분 안정화 정방정 지르코니아(yttria partially stabilized tetragonal zirconia polycrystal: Y-TZP, 이하 이트리아계 지르코니아)이다. 치과에서 현재 이용되고 있는 다른 고강도 세라믹(프로세라, 인세람 알루미나, 인세람 지르코니아 등)에 비해 굴곡강도가 매우 높아서 길이가 긴 브릿지의 재료로도 사용할 수 있다.

또한 외부에서 힘이 가해져 재료에 균열이 시작되었을 때, 균열의 진행에 대한 저항을 나타내는 재료의 성질을 파절인성이라고 하는데, 이트리아계 지르코니아의 파절인성 수치는 금속-도재관에 이용되는 일반적인 장석형 도재나 leucite-reinforced glass ceramic, lithium disilicate glass ceramic, 고밀도 소결형 알루미나 세라믹보다 높다(표 2-1 참조).

이와 같이 이트리아계 지르코니아는 알루미나 등에 비하여 강도 및 인성 등 기계적 특성이 뛰어나다. 이것은 파절의 원인이 되는 균열이 발생된 경우, 균열이 발생된 부분의 지르코니아가 정방정에서 단사정으로 상전이를 일으키며, 그에 수반하여 체적이 약 4% 정도 팽창됨으로써 응력이 발생하며, 이 응력이 균열의 진행을 방해하기 때문이다(그림 1-5). 그림 1-6은 Vickers 경도 실험을 한 후의 알루미나와 지르코니아의 시편인데, 알루미나는 압흔의 각을 따라 균열이 진행되고 있는 것에 비하여 지르코니아에서는 균열이 발생되어 있지 않다는 것을 알 수 있다.

지르코니아는 해외에서 예전부터 임상에 응용되어 왔지만, 일본에서는 대략 2005년 4월부터 후생노동성의 약사 승인이 되면서 정식 의료기기로 사용되었다. 한편 이와 같이 해외에서의 선행된 재료에 대하여 일본의 파나소닉전공주식회사에서도 세리아를 안정화 재료로 이용한 부분 안정화 지르코니아와 알루미나의 복합 재료인 P-나노ZR이 개발되었고, 2006년 10월에 약사 승인되었다(그림 1-7). 이 재료는 세리아 안정화 지르코니아 결정 내에 수백 나노미터 크기의 알루미나 입자가 포함되어 있고, 또 알루미나 결정립 내에도 수십 나노미터 사이즈의 미세한 세리아 안정화 지르코니아 입자가 포함되어 있으며, 각기 결정립 사이에서 잔류응력이 발생되기 때문에 알터미너 그룹이나 이트리아계 지르코니아보다 더욱 높은 강도를 가지게 된다.

하악 제2소구치, 제1대구치 2개 치아의 결손 증례에 대해 실제 임상 모형을 토대로 표준적인 치근 형태를 가진 지대치 모형을 코어용 레진으로 복제하였고(그림 1-8), 실리콘 인상재로 인공치근막을 부여하여 구치부 2개의 치아가 결손된 4본 브릿지 모형을 제작하였다. 여기에 금속-도재관용 귀금속 합금(Degudent Universal: DeguDent, Bio Fine Bond: 파나소닉덴탈), 이트리아계 지르코니아(토소), P-나노ZR(파나소닉전공)로 만든 4본 브릿지 프레임을 거의 같은 형태가 되도록 제작했으며(그림 1-9), 변연 부분에 3축의 로제트 게이지를 부착한 상태에서 지대치에 인산아연시멘트로 합착한 뒤 중앙부에 100N 하중을 주었을 때(그림 1-10) 각 프레임의 변형을 비교했다(그림 1-11). 그 결과, P-나노ZR로 만든 프레임이 금속 프레임이나 이트리아계 지르코니아로 만든 프레임보다도 변형이 적다는 것을 확연하게 알 수 있었다.

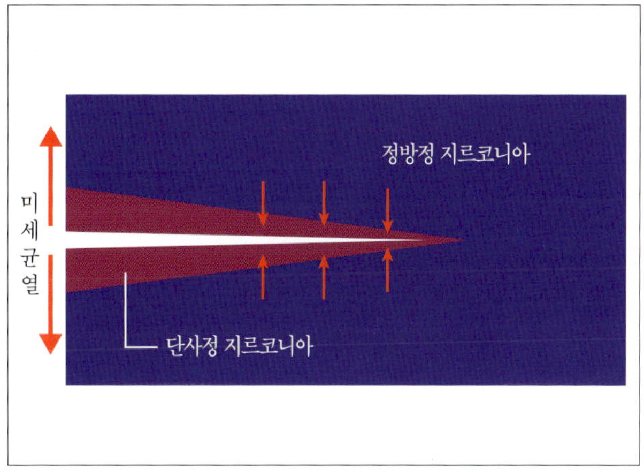

그림 1-5. 지르코니아의 강화기전.

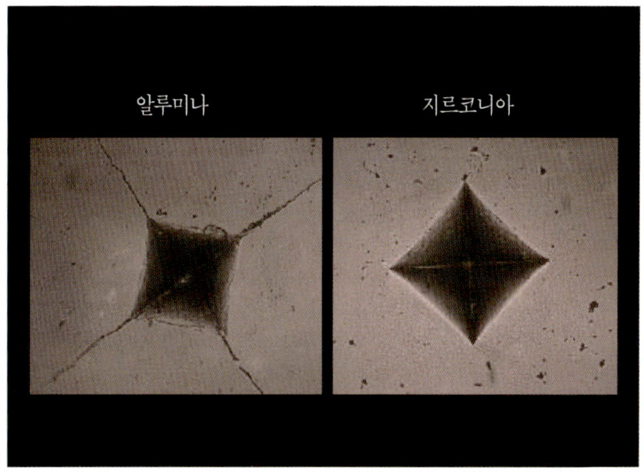

그림 1-6. Vickers 경도 실험에 의한 압흔(흔적).

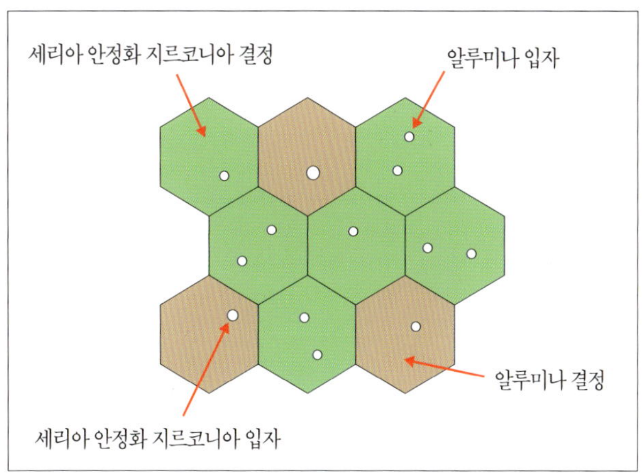

그림 1-7. P-나노ZR의 조직 모식도.

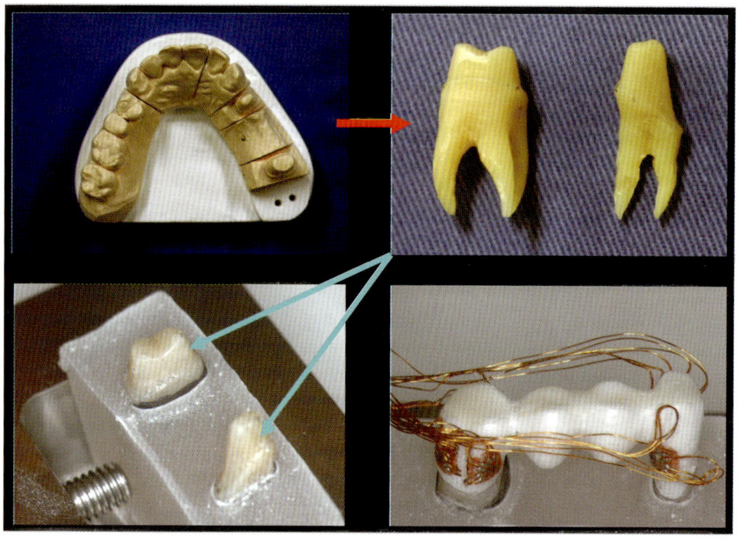

그림 1-8. **실리콘 인상재에 의해 인공치 근막을 부여한 브릿지 지대치 모형 및 변연 부분에 로제트 게이지를 부착한 지르코니아로 만든 프레임.**

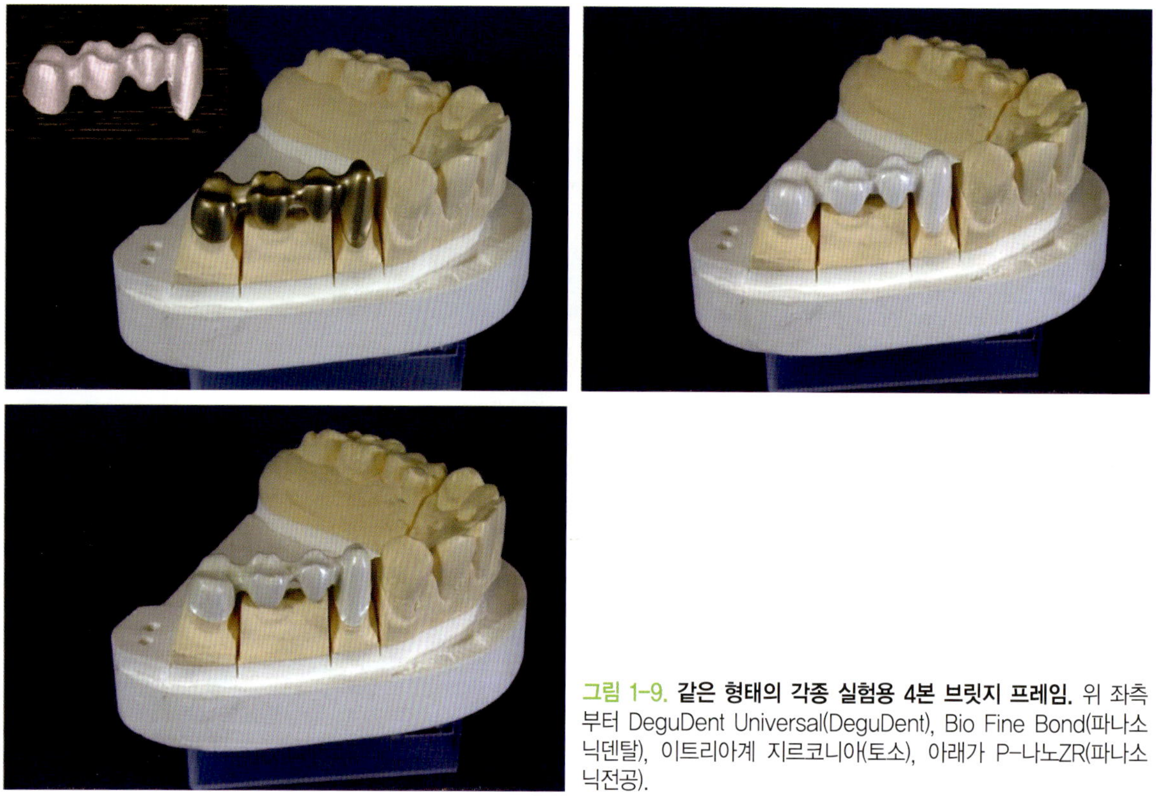

그림 1-9. **같은 형태의 각종 실험용 4본 브릿지 프레임.** 위 좌측부터 DeguDent Universal(DeguDent), Bio Fine Bond(파나소닉덴탈), 이트리아계 지르코니아(토소), 아래가 P-나노ZR(파나소닉전공).

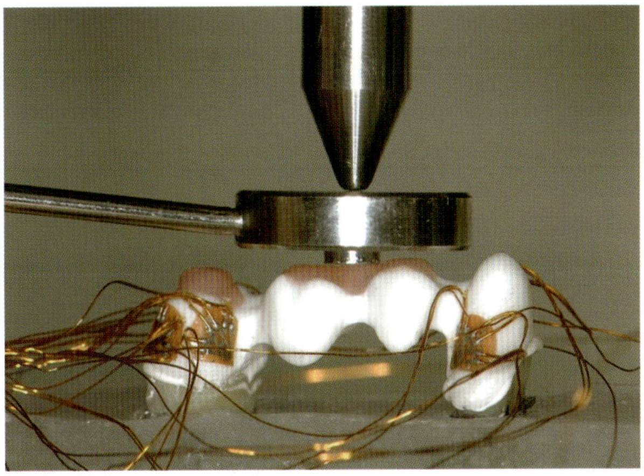

그림 1-10. **브릿지 프레임의 하중 실험.**

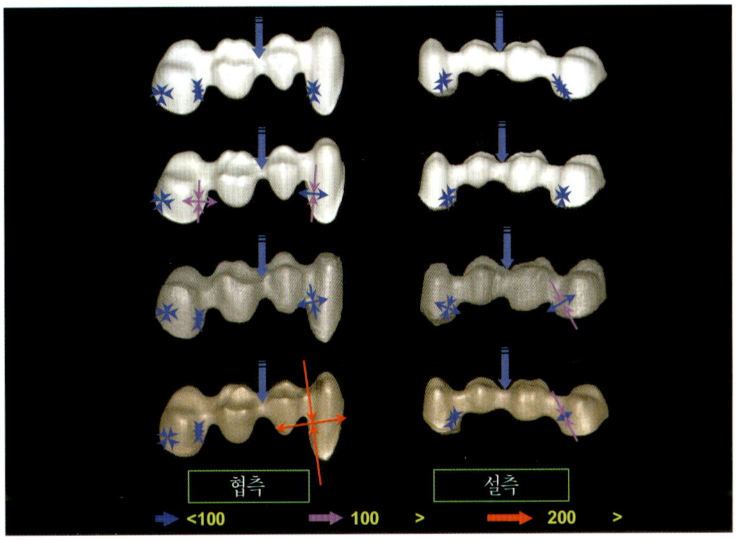

그림 1-11. **가공치의 교합면 중앙부에 100N의 하중을 줄 때 보이는 프레임의 변형.** 상단부터 P-나노ZR, 이트리아계 지르코니아, DeguDent Universal, Bio Fine Bond(합착재: 인산아연시멘트)

2 기계적 특성 宮﨑 隆

1) 굴곡강도, 파절인성, 경도

표 2-1에 각종 치과용 세라믹의 종류와 물성이 제시되어 있다. 이트리아계 지르코니아의 굴곡강도는 약 1,200MPa, P-나노ZR의 굴곡강도는 1,500MPa이며, 길이가 긴 브릿지의 프레임 재료로 안심하고 사용할 수 있다는 것을 알 수 있다. 파절인성 수치를 보아도 지르코니아가 파괴되기 어려운 재료라는 것을 알 수 있다. 또 P-나노ZR은 이트리아계 지르코니아의 약 2-3배에 달하는 수치를 보인다는 점에서 브릿지 등의 프레임 재료로 보다 큰 기대를 할 수 있을 것이다.

그림 2-1은 굴곡강도와 파절인성을 나타낸 것인데, 굴곡강도 및 파절인성은 지르코니아로 만든 프레임 재

표 2-1. 각종 치과용 세라믹

제품명	기본 조성	강화법	형성 방법	소성 온도	기계적 및 열적 성질				
					굴곡강도 (MPa)	탄성계수 (GPa)	경도 (Hv)	파절인성 (MPa · $m^{1/2}$)	열팽창계수 (10^{-6}/℃)
Mark II	장석형 도재	분산	CAD/CAM	—	84-86	84-86	708	1.07-1.26	8.8
Vitadur N	알루미나 도재	분산	금속박 용착법	법랑질, 상아질 960℃ 코어 소결 1,120℃	122	118	775	1.75-1.26	7.1
Dicor MGC	마이카	분산	CAD/CAM	—	110	73.5	304	2.5	12.6
IPS Empress	류사이트	분산	가압형성	1,075-1,180℃	93-145	67-70	662	1.27-1.74	14.9
클리세라	메타인산칼슘	섬유상 결정	주조	1,100-1,200℃ (주조)	160	80	406	2.7	11.5
IPS e.max 프레스	이규산리튬	결정 강화	가압형성	915-920℃ (프레스)	360	95	580	2.74-3.30	10.5 (100-500℃)
인세람 알루미나	다공질 알루미나 +글래스	글래스 침투	축성소성법, CAD/CAM	코어 소결 1,120℃ 글래스 침투 1,100℃	500	251 ~ 315	1,122	4.7	7.2-7.6
인세람 지르코니아	다공질 알루미나 +지르코니아+글래스	글래스 침투	축성소성법, CAD/CAM	코어 소결 1,120℃ 글래스 침투 1,100℃	700	250	1,122	6.8	7.6-7.8
프로세라	알루미나	고밀도 소결	CAD/CAM	약 1,700℃	472-687	370-420	1,700	3.84-4.48	7
세르콘	지르코니아	고밀도 소결	CAD/CAM	1,350℃	900-1,200	200-220	1,275	9-10	10.5
라바	지르코니아	고밀도 소결	CAD/CAM	1,500℃	1,272	210	1,250	10	10
카타나	지르코니아	고밀도 소결	CAD/CAM	1,450℃	1,200	210	1,250		10.5
P-나노ZR	지르코니아와 알루미나의 복합체	고밀도 소결	CAD/CAM	1,450℃	1,500	245	1,162	18	10.3

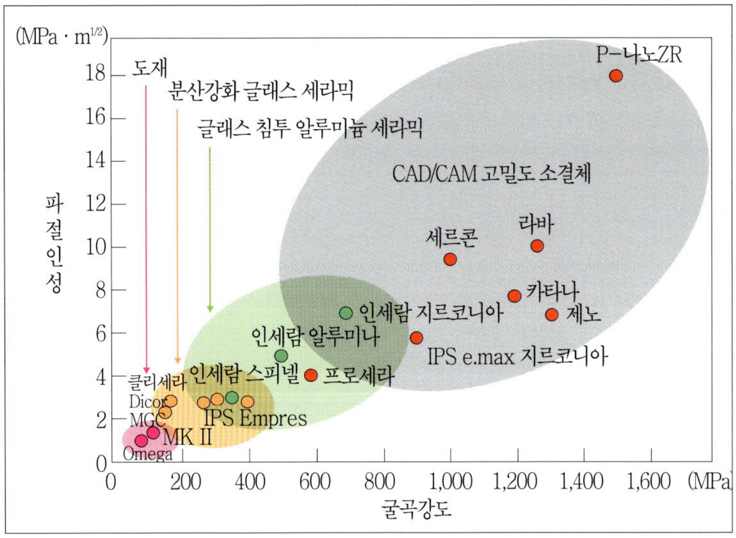

그림 2-1. **각종 치과용 세라믹의 굴곡강도와 파절인성.**

료가 높은 수치를 보이고, 특히 P-나노ZR이 현 상태에서는 최고치를 보이고 있다는 것을 알 수 있다.

탄성계수는 알루미나가 크고 지르코니아는 약 210GPa인데, P-나노ZR은 30vol% 알루미나를 포함하고 있기 때문에 245GPa로 약간 더 큰 수치를 보인다. Vickers 경도는 지르코니아가 크고, P-나노ZR은 그 중에서 비교적 낮은 편이다. 열팽창계수는 지르코니아가 법랑질과 유사한 9.9-10.8×10^{-6}/℃이며, P-나노ZR은 10.3×10^{-6}/℃이다.

2) 재료안정성(저온열화)

P-나노ZR의 큰 특징은 저온열화현상이 일어나지 않고, 구강내 환경에서 장기적인 안정성이 뛰어나다는 것이다. 저온열화는 이트리아계 지르코니아에서 보이는 현상으로, 200-300℃ 부근 또는 고습도 환경하에 정방정에서 단사정으로 상전이되어 그 기계적 성질이 저하되는 것이다. 지르코니아 표면에 물(H_2O)이 화학적으로 흡착되어 OH^- 이온이 생성되는 것이 원인이다. 이트리아계 지르코니아는 입자의 지름을 작게 하거나 또는 알루미나를 소량 첨가함으로써 저온열화현상을 감소시킨다.

P-나노ZR은 안정화제인 세리아가 4가(價)로 지르코니아에 첨가되어 있기 때문에, 3가의 이트리아계 지르코니아와 달리 지르코니아 쪽에 산소 공공(oxygen vacancy)이 생기지 않으므로, 저온열화현상이 발생되지 않는 것으로 알려져 있다. 그림 2-2는 121℃, 0.15MPa의 오토클레이브 내에서 가속도열화 실험에 대한 결과를 나타내고 있는데, 이트리아계 지르코니아가 70시간 후 약 80vol%가 정방정에서 단사정으로 상전이되는 것에 비하여, P-나노ZR은 거의 변화되고 있지 않다는 것을 알 수 있다.[1,2]

이트리아계 지르코니아는 뛰어난 내구성을 보이지만, 수분이 존재하는 상태에서는 저온열화현상이 우려된다. Drummond는 이트리아계 지르코니아를 37℃의 용액 속(증류수, 식염수, 링겔액)에 보관한 경우, 140일 후에 굴곡강도의 저하는 보이지 않았지만, 304일 후 및 453일 후에 13-22%의 강도 저하가 확인되었다고 보고하고 있다. 한편 Shimizu는 50℃ 및 95℃의 식염수에 3년간 침적시켰으나 굴곡강도에 현저한 변화는 확인되지 않았다고 보고하고 있다. 또 이트리아계 지르코니아 및 P-나노ZR을 80℃의 5% 초산 용액에 30일간, 80℃의 생리식염수에 30일간 또는 37℃의 생리식염수에 540일간 침적시켜 보았더니 양자 2축의 굴곡강도에 변화가 없었다고 보고하고 있다.

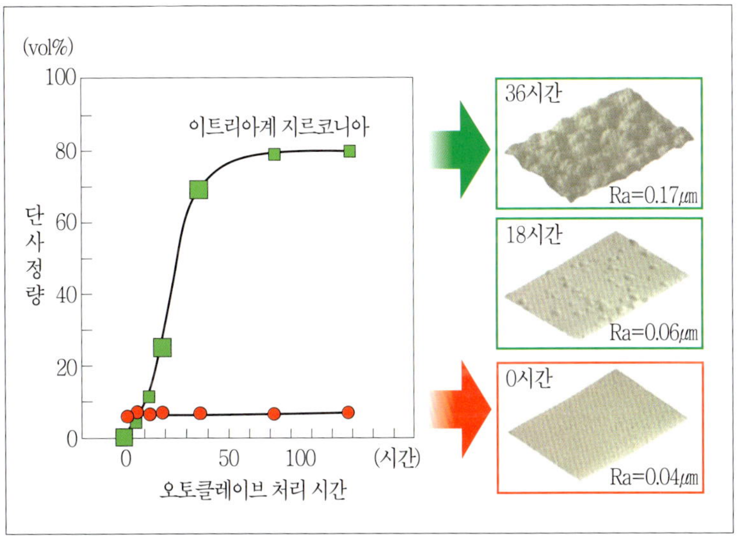

그림 2-2. **오토클레이브 실험 후(121℃, 0.15MPa)의 상전이 및 표면성상의 변화.**

3 구조적인 강도 특성 三浦 宏之

1) 코핑의 파절강도

대구치를 재현한 금속 주형(그림 3-1)을 이용하여 두께 0.3mm의 이트리아계 지르코니아와 P-나노ZR 코핑을 각 14개씩 제작한 뒤 파절강도에 대해 실험하였다. 14개의 코핑 중 7개는 금속 주형의 기저부만을 남겨두고 코핑의 고정이 가능한 위치 결정용 금속 주형(그림 3-2) 위에 위치시킨 상태에서 실험을 하였다. 나머지 반은 상아질과 거의 같은 탄성계수를 가진 레진으로 복제한 모형(그림 3-2) 위에 코핑을 두고 지대치가 있는 상태에서 파절강도 실험을 하였다. 파절강도 실험은 만능시험기(AUTOGRAPH AG-50KND: 시마즈제작소)를 이용하여 코핑 상부 중앙에 반경 2mm의 스테인리스스틸로 만든 구형상 핀으로 분당 1mm의 속도로 하중을 주었다.

지대치가 없는 경우는 이트리아계 지르코니아 코핑과 P-나노ZR 코핑의 파절강도가 각각 89.2±10.3N, 146.2±15.8N으로, P-나노ZR은 이트리아계 지르코니아보다 1.6배의 하중에 견딜 수 있었다(그림 3-3).

지대치가 있는 경우는 이트리아계 지르코니아 코핑과 P-나노ZR 코핑의 파절강도가 각각 1,003.4±

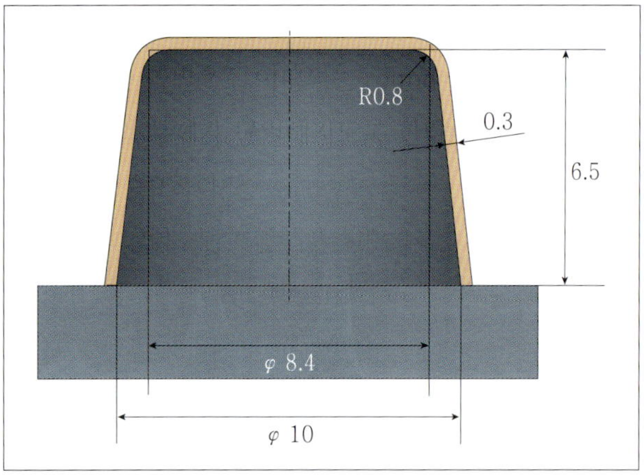

그림 3-1. 지대치 금속 주형의 크기.

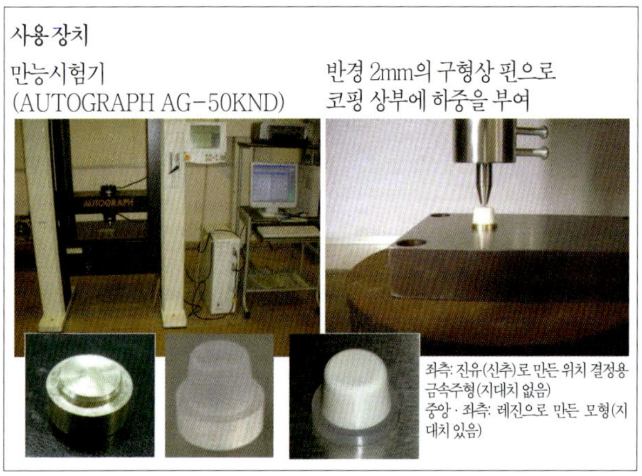

그림 3-2. 단관 프레임의 파절강도 실험.

149.5, 1,802.9±288.5N이었으며, 이트리아계 지르코니아, P-나노ZR의 파절강도는 지대치가 없는 경우에 비하여 각각 11배와 12배였다(그림 3-4). 평균적으로 모두 1KN 이상의 하중에 견뎠지만, 이트리아계 지르코니아 코핑은 1KN 이하의 하중에 파절된 것이 있었던 것에 비하여, P-나노ZR은 1KN 이하에서 파절된 것이 없었다.

그림 3-5는 지대치가 없는 경우와 지대치가 있는 경우의 파절양상을 나타낸 것인데, 파절 시 P-나노ZR은

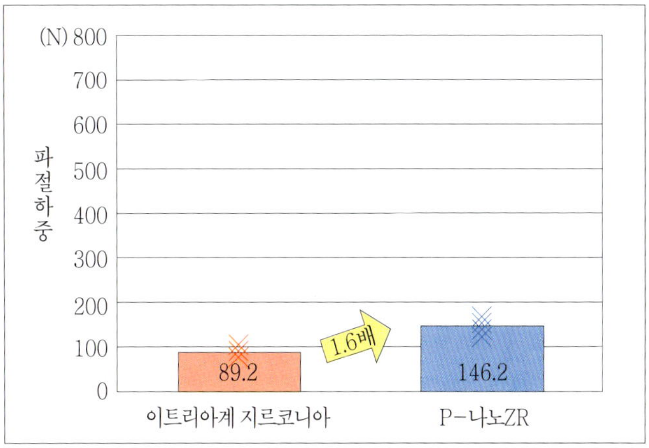

그림 3-3. 지르코니아 단관 프레임의 파절강도 실험 결과(지대치 없는 경우).

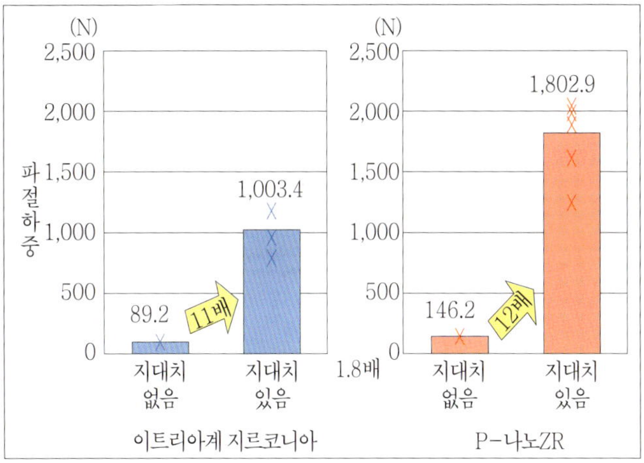

그림 3-4. 지르코니아 단관 프레임의 파절강도 실험 결과(지대치 있는 경우).

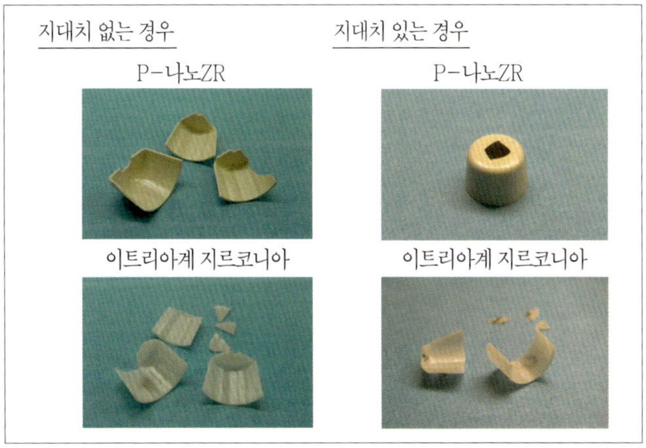

그림 3-5. 파절양상.

이트리아계 지르코니아에 비하여 균열의 진행이 적다는 것을 알 수 있다.

이와 같이 P-나노ZR은 높은 굴곡강도와 높은 파절인성을 나타내기 때문에 코핑의 두께를 금속과 같은 0.3mm로 할 수 있으며, 금속-도재관과 똑같은 지대치 형성이 가능한 것으로 생각할 수 있다.

2) 4본 브릿지의 파절강도

(1) 프레임의 두께

2개의 치아(제2소구치와 제1대구치)가 결손된 상태를 가상한 4본 브릿지와 같은 형태의 프레임을 이트리아계 지르코니아와 P-나노ZR를 이용하여 각각 7개씩 제작한 뒤, 파절강도 실험을 하였다. 지대치 부분의 코핑 두께는 0.3mm로 하고, 가공치 연결부의 단면은 3.14×3.14mm로 하였다(그림 3-6). 파절강도 실험은 4본 브릿지의 프레임을 금속으로 만든 지대치에 올려놓고, 만능시험기(AUTOGRAPH AG-20KNXD: 시마즈제작소)를 이용하여 제1대구치 가공치의 상면 중앙부에 반경 2mm의 스테인리스스틸로 만든 구 형상으로 분당 1mm의 속도로 하중을 주었다(그림 3-7).

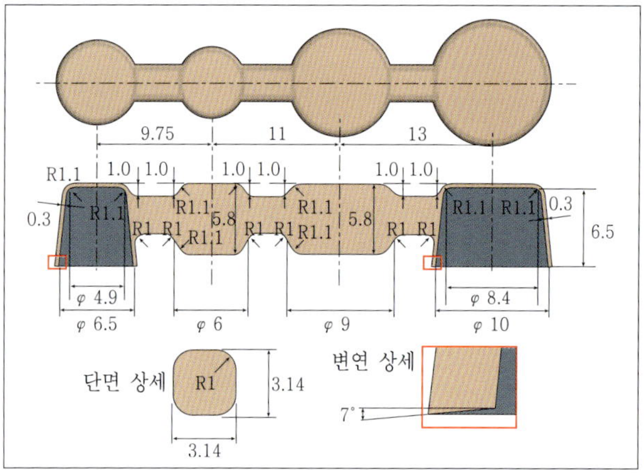

그림 3-6. **4본 브릿지의 프레임 형상.**

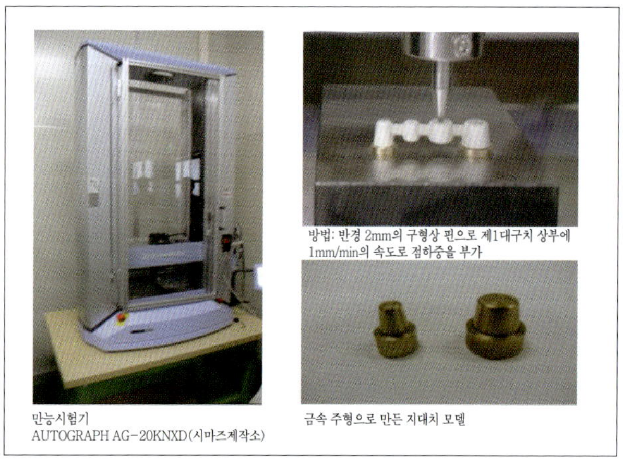

그림 3-7. **4본 브릿지 프레임의 파절강도 실험.**

이트리아계 지르코니아와 P-나노ZR의 파절강도가 각각 778±542N, 1,001±126N으로, P-나노ZR은 이트리아계 지르코니아보다도 파절강도가 크다는 것을 알 수 있다(그림 3-8). 또 파절양상에 대해서는 P-나노ZR의 경우 모두 제2소구치와 제1대구치 가공치 사이의 연결부에서 파절되었된 것(그림 3-9)에 비하여 이트리아계 지르코니아에서는 코핑의 균열, 파절, 가공치 연결부의 파절 등의 여러 가지 양상이 관찰되었다(그림 3-10, 3-11).

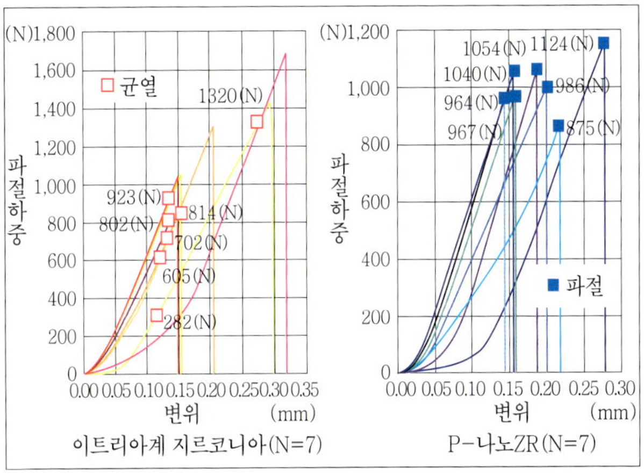

그림 3-8. **4본 브릿지 프레임의 파절강도 실험 결과.**

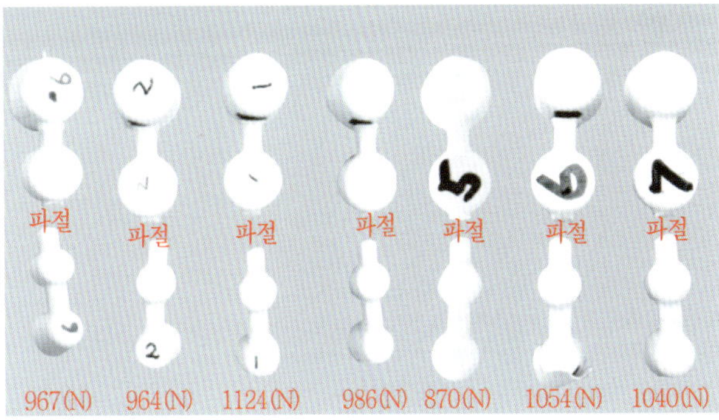

그림 3-9. **P-나노ZR 프레임의 파절양상.**

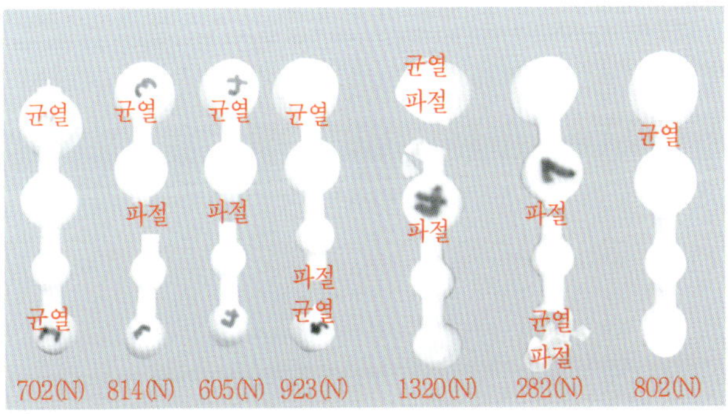

그림 3-10. **이트리아계 지르코니아 프레임의 파절양상.**

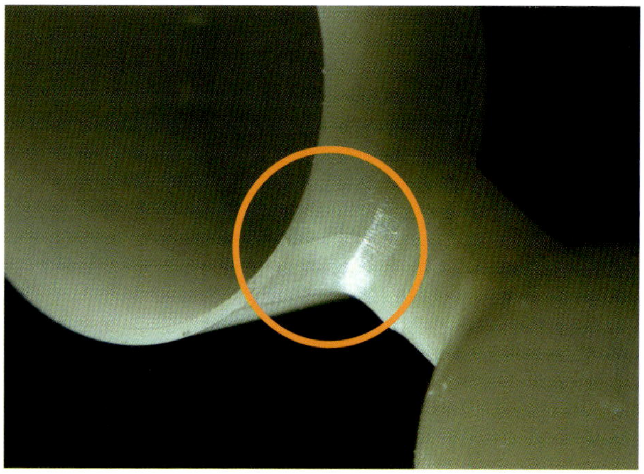

그림 3-11. 이트리아계 지르코니아 프레임의 변연 부분에 보였던 균열.

(2) 가공치 연결부의 단면적, 단면 형태

(1)의 결과를 기준으로 유한요소법을 이용하여 그림 3-6에 나와 있는 형태의 P-나노ZR 코핑의 두께를 0.2-0.7mm까지 0.1mm 단위로 변화시킨 경우(그림 3-12)의 강도 변화를 조사하였다(그림 3-13). 제1대구치의 가공치 상부 중앙에 1KN의 하중을 주었을 때, 각 부분에 가해지는 응력은 코핑을 두껍게 할수록 변연 부분(그림 3-13의 ④, ⑤)의 응력이 감소했다. 한편, 연결부(그림 3-13의 ①, ②, ③)의 응력은 코핑의 두께를 얇게 하여도 그다지 변화가 없었다. 코핑의 두께가 0.2mm인 경우 변연 부분의 응력이 가공치 연결부를 상회하여 코핑의 파괴 위험성이 커지기 때문에 코핑의 두께는 0.3mm가 한계로 생각된다.

이어서 코핑의 두께를 0.3mm로 하고, 가공치 연결부의 단면적을 7-12mm^2까지, 1mm^2 간격으로 변화시킨 경우(그림 3-14), 제1대구치 가공치의 상부 중앙에 1KN의 하중을 주었을 때 각 부분에 발생되는 응력을 유한요소법을 이용해서 실험하였다(그림 3-15). 연결부의 상면은 항상 같은 위치로 했다. 단면적을 크게 할수록 연결부(그림 3-15의 ①, ②, ③)의 응력이 감소했지만, 변연 부분(그림 3-15의 ④, ⑤)의 응력은 그다지 변화하지 않았다. 연결부의 내하중은 단면적 9mm^2에서 1,000N, 8mm^2에서는 860N이었다.

또 코핑의 두께가 0.3mm, 가공치 연결부의 단면적이 9mm^2로, 단면의 형태를 정방형에서 가로로 길어지게 6단계로 변화시켜(그림 3-16), 제1대구치 가공치의 상면 중앙부에 1KN의 하중을 주었을 때 각 부분에 발생되는 응력을 유한요소법을 이용해서 실험하였다(그림 3-17). 가공치 연결부의 단면 형태가 가로로 길수록 연결부(그림 3-17의 ①, ③)의 응력은 증가하지만, 변연 부분(그림 3-17의 ④, ⑤)의 응력은 그다지 변화하지 않았다. 연결부의 내하중은 높이 2mm, 폭 4mm의 경우 845N이었다.

이상의 결과를 보아도 P-나노ZR에서는 코핑의 두께를 0.3mm로 할 수 있으며, 가공치 연결부의 단면적은 9mm^2, 단면 형태는 높이가 3mm 정도 필요하고, 가로 길이보다는 높이가 클수록 좋다는 것을 알 수 있다(단, 단면 형태가 정방형인 경우 단면적을 8mm^2로 할 수 있다. 그림 3-18 참조).

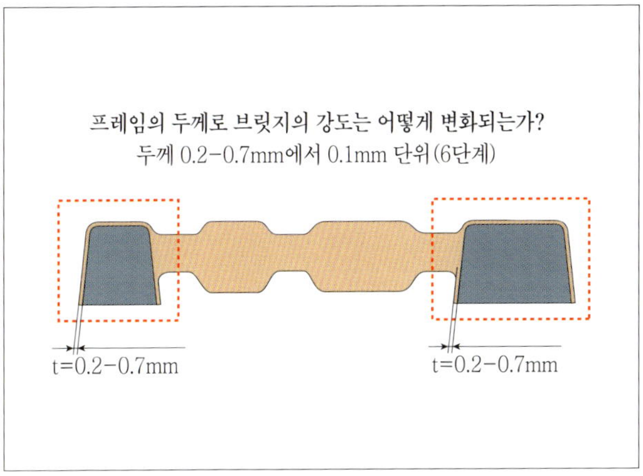

그림 3-12. P-나노ZR 프레임의 크기.

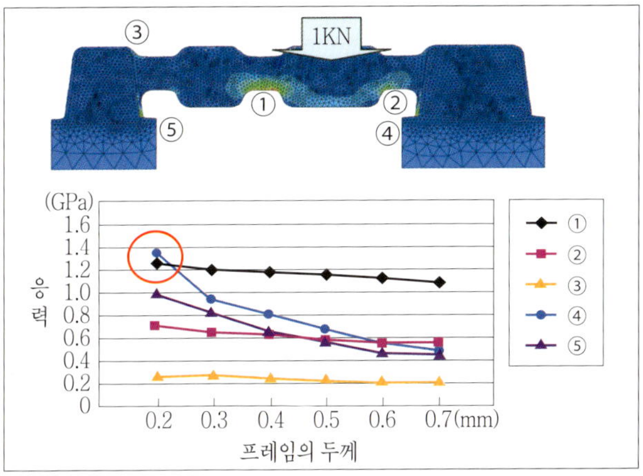

그림 3-13. 프레임의 두께에 따른 강도 변화.

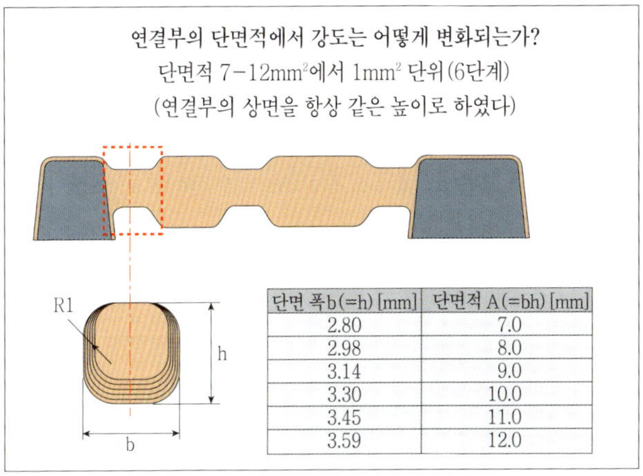

단면 폭b(=h) [mm]	단면적 A(=bh) [mm]
2.80	7.0
2.98	8.0
3.14	9.0
3.30	10.0
3.45	11.0
3.59	12.0

그림 3-14. P-나노ZR 프레임의 가공치 연결부의 단면적.

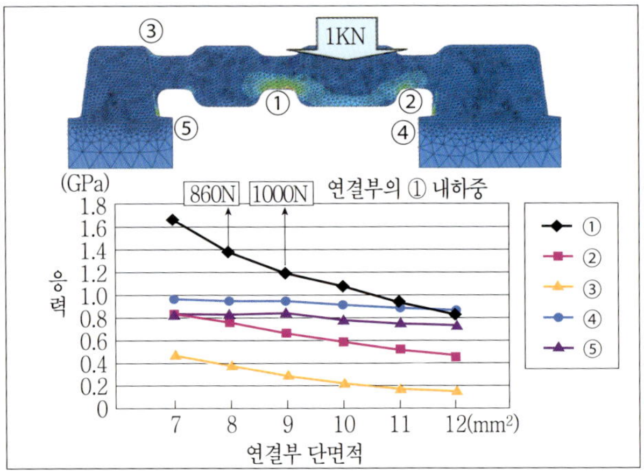

그림 3-15. 가공치 연결부의 단면적에 따른 강도 변화.

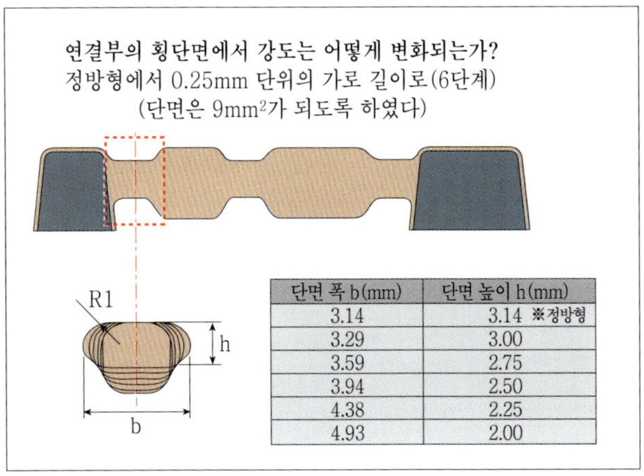

단면 폭 b(mm)	단면 높이 h(mm)
3.14	3.14 ※정방형
3.29	3.00
3.59	2.75
3.94	2.50
4.38	2.25
4.93	2.00

그림 3-16. P-나노ZR 프레임의 가공치 연결부 단면 형태.

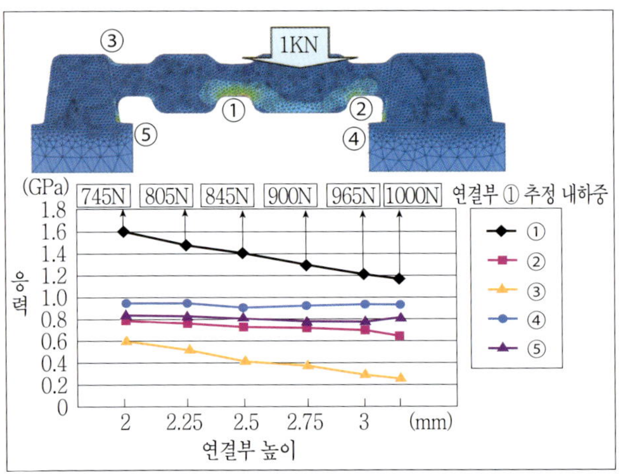

그림 3-17. 가공치 연결부의 단면 형태에 따른 강도 변화.

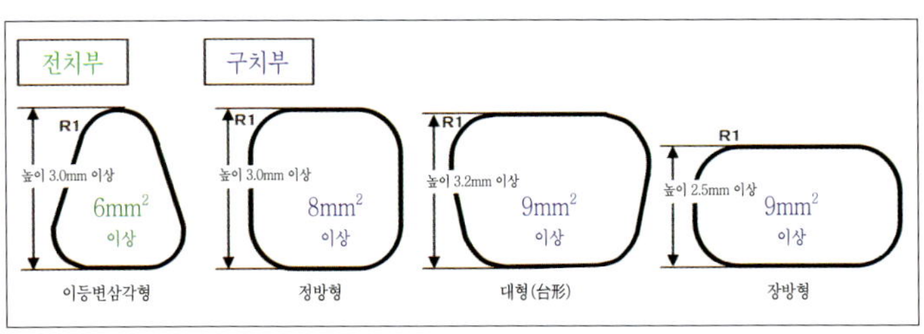

그림 3-18. 가공치 연결부의 단면적 필요 수치.

4 피로특성 宮﨑 隆

세라믹은 일반적으로 압축응력을 잘 견디지만, 반복된 하중에 의해 내부의 응력이 저하되거나 미세한 균열이 진행되기 때문에 강도가 저하된다. 그림 4-1에 세 종류의 치과 세라믹에 대한 피로특성이 나타나 있다. 반복하중 후 굴곡강도가 모두 약 반 정도 저하된다. 그러나 지르코니아는 충분한 강도를 가지고 있기 때문에 일반적인 사용환경에서 문제가 되는 경우가 적은 것으로 판단할 수 있다.

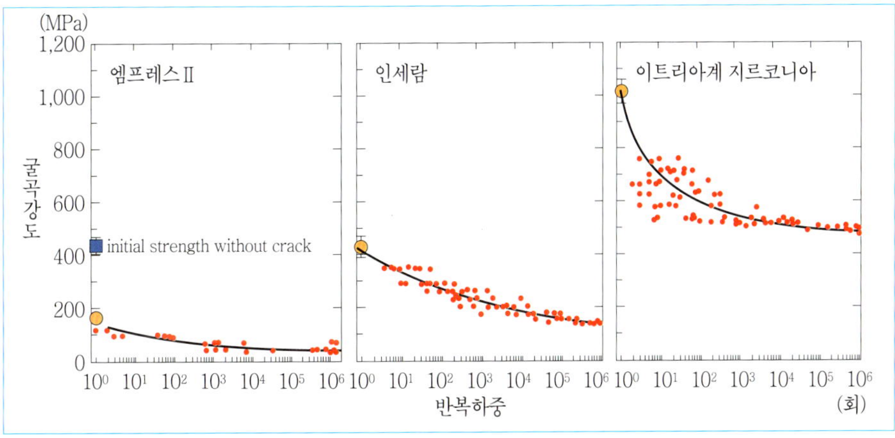

그림 4-1. 각종 세라믹의 피로특성. (Geis-gerstorfer J. Fatigue behavior of three all-ceramic materials. J Dent Res 2002;81(A):469 Abstract No.3835.)

5 방사선불투과성에 대하여

三浦 宏之

P-나노ZR은 방사선불투과성이 있으며, 금속-도재관의 금속과 동일한 방사선불투과성을 보인다. 그림 5-1, 5-2는 P-나노ZR 프레임에 지르코니아용 도재(빈티지 ZR: Shofu)를 축성한 것이다. 상악 우측 견치와 제2소구치를 지대치로 한 3본 브릿지다. 제2소구치는 실활치이며, 치근에 팔라듐 합금으로 만든 금속 포스트와 코어가 장착되어 있다. 그림 5-3을 보면 금속과 동일한 방사선불투과성을 나타내고 있는 것을 알 수 있다.

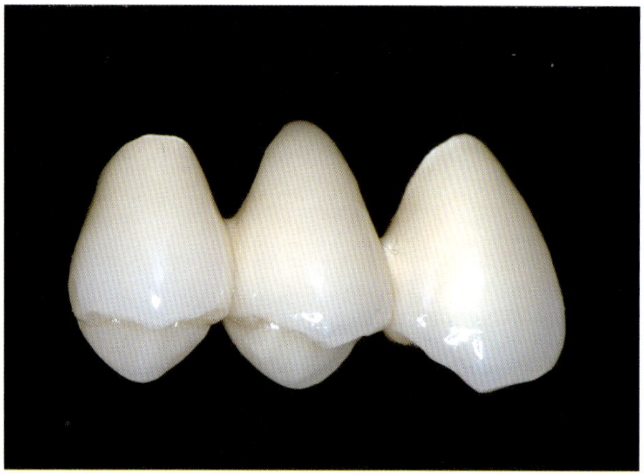

그림 5-1. P-나노ZR을 이용한 3본 브릿지.

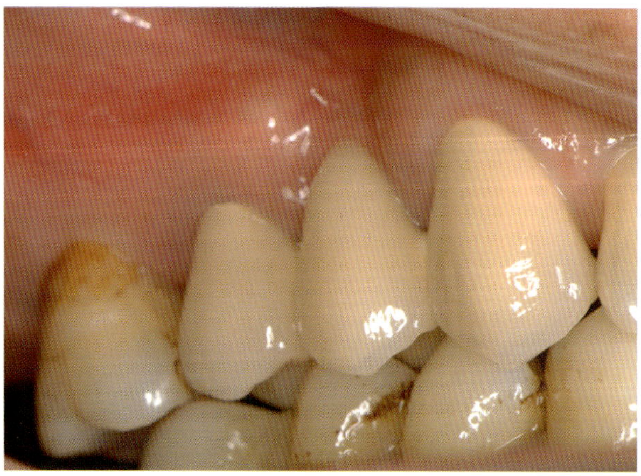

그림 5-2. P-나노ZR을 이용한 3본 브릿지의 구강내 사진.

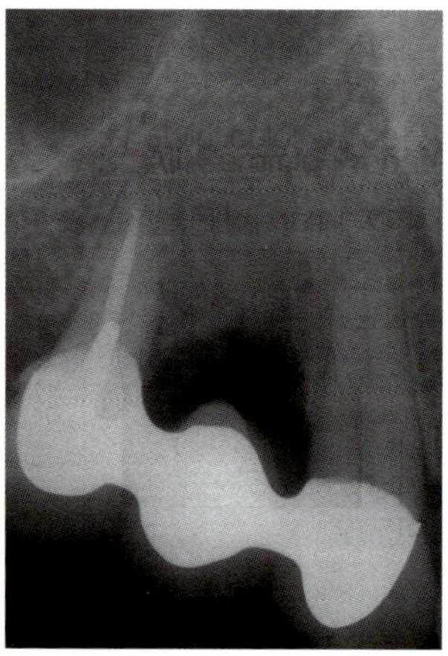

그림 5-3. 같은 부위의 방사선사진.

6 세균 부착성

澤田 智慈, 澤田 智史

CAD/CAM 기술의 발달로 올세라믹 제작에 많은 지르코니아가 임상적으로 응용되고 있다.[1] 지르코니아 크라운이나 브릿지가 장기적으로 기능하고 보철치료 후의 관리를 위해서 지르코니아 표면의 세균 부착 정도를 아는 것이 중요하다. 그 예후에 영향을 주는 요인의 하나로 치태를 들 수 있다. 치태는 세균과 그 대사물로 이루어져 있으며, 우식이나 치주질환을 일으키기 때문에, 2차 우식이나 치은퇴축을 방지하기 위해서 지르코니아 표면에서 일어나는 세균의 부착 정도를 알고 관리해 나가는 것이 임상적으로 의의가 있다고 할 수 있다.

임상에서는 지르코니아 프레임의 일부가 구강 내에 노출되는 경우(그림 6-1)가 있다. 기존의 이트리아계 지르코니아보다 이공학적 특성이 향상된 세리아계 P-나노ZR은 대구치 부위의 악간 거리가 적은 경우나 교합력이 강한 전치부에도 응용이 가능하다. 저온열화현상이 일어나지 않기 때문에 심미적으로 문제가 없는 부분은 프레임을 구강 내에 직접 노출시킬 수도 있다.

지르코니아를 포함하여 세라믹은 일반적으로 치태나 오염 부착 및 착색이 일어나기 어려우며, 이트리아계 지르코니아에서는 구강내 세균의 부착이 티타늄보다도 적은 것으로 보고되어 있다.[2] P-나노ZR에 대해 우식 원인균인 S. mutans의 부착성에 대해서도 평가해 보았는데, 타액의 유무와 관계없이 아크릴릭 레진이나 티타늄에 비하여 S. mutans의 부착량이 확연히 적다는 것을 알 수 있었다(그림 6-2, 6-3, 6-4). 또 이트리아계 지르코니아와 비교해도 부착량에 차이가 없으며, 2차 우식이나 치은퇴축의 위험성이 감소되는 것으로 생각할 수 있다.

이러한 점에서 세균 부착성이 낮은 지르코니아는 구강위생학적인 관점에서 보아도 뛰어난 재료이며, 장착 후에 환자가 스스로 관리하거나 치과의사나 치과위생사가 관리함에 있어서도 유리하다는 것을 알 수 있다.

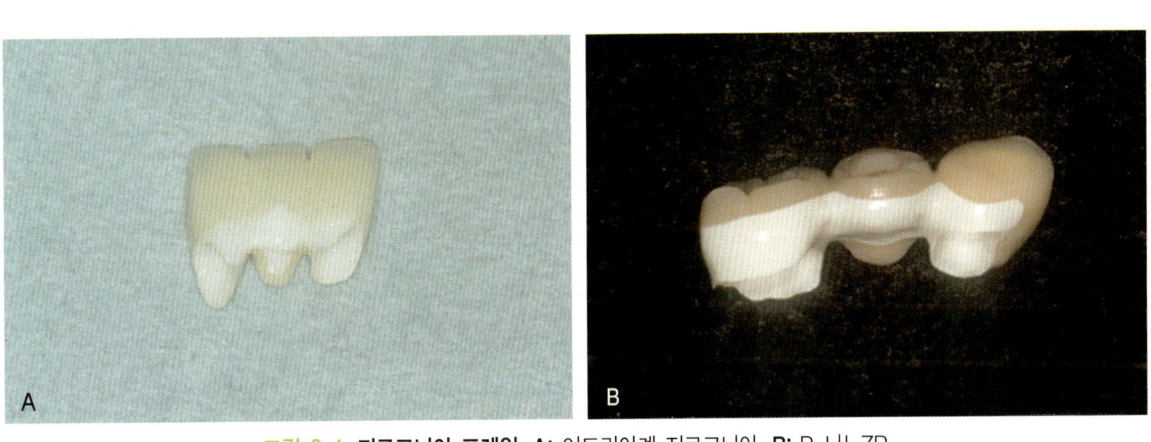

그림 6-1. **지르코니아 프레임. A:** 이트리아계 지르코니아, **B:** P-나노ZR.

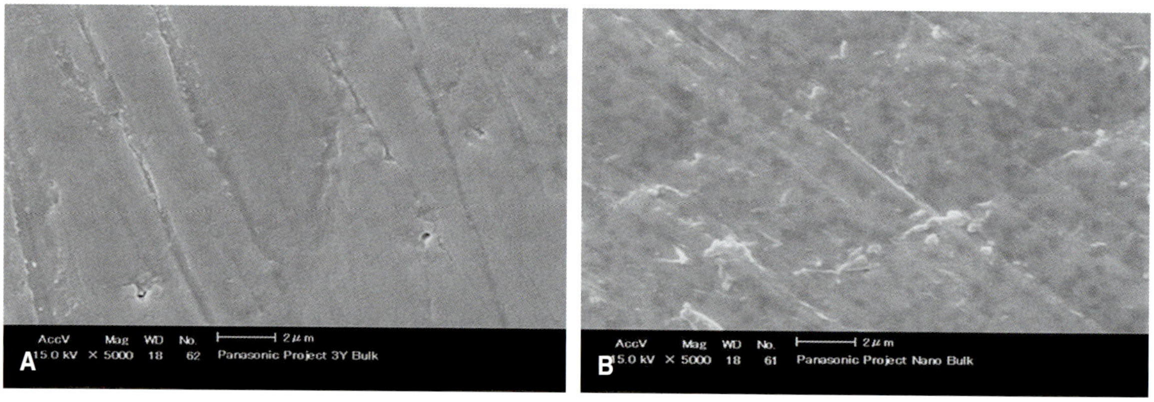

그림 6-2. **세균 부착 실험 전의 시편 표면(SEM상: 5,000배). A:** 이트리아계 지르코니아, **B:** P-나노ZR.

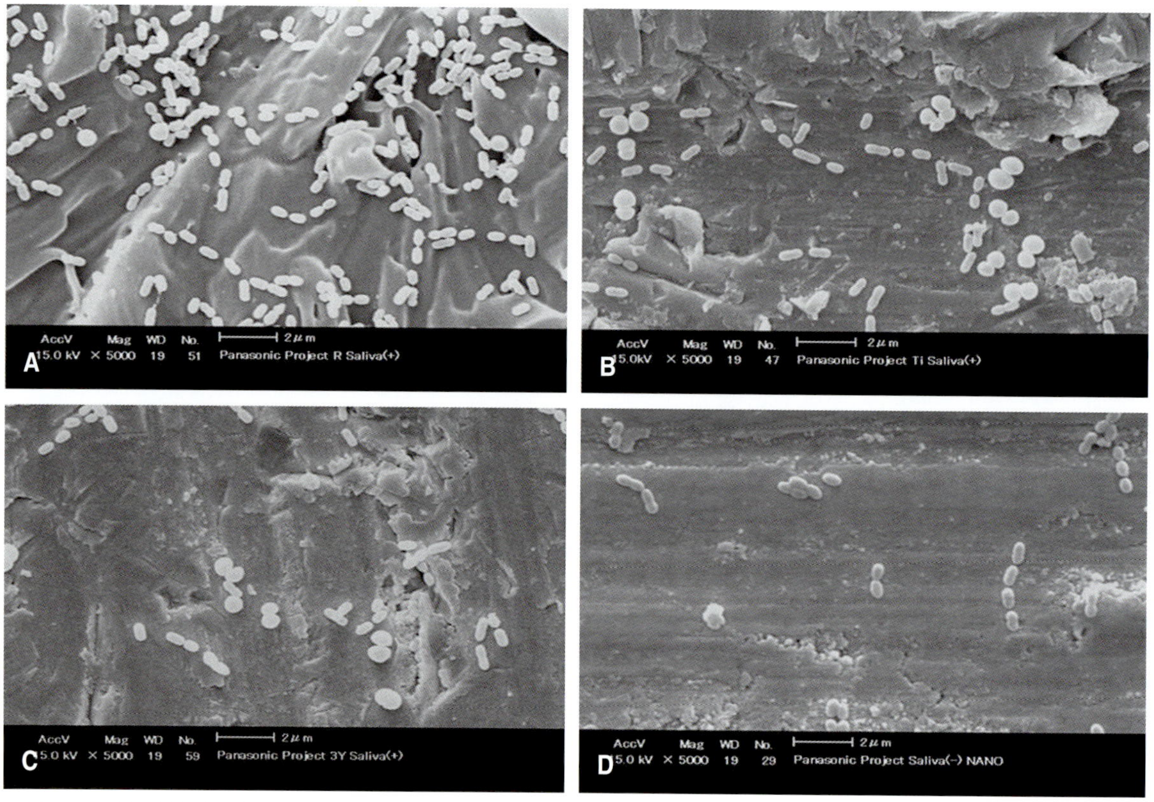

그림 6-3. **세균 부착 실험 후의 시편 표면(SEM상: 5,000배). A:** 아크릴릭 레진, **B:** 티타늄, **C:** 이트리아계 지르코니아, **D:** P-나노ZR.

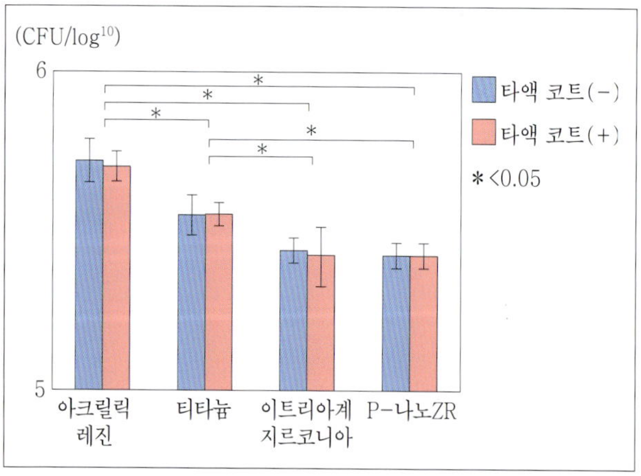

그림 6-4. **각 시편에서 S. mutans의 부착량.**

Part2

보철물 제작 과정

여기에서는 P-나노ZR을 사용한 프레임 제작 시스템인 C-Pro 시스템에 의한 보철물 제작 과정에 대하여 살펴보도록 하겠다.

CAD/CAM으로 제작되는 P-나노ZR 프레임은 주조에 의한 것과는 달리 균일하고 고품질의 블록으로 절삭,

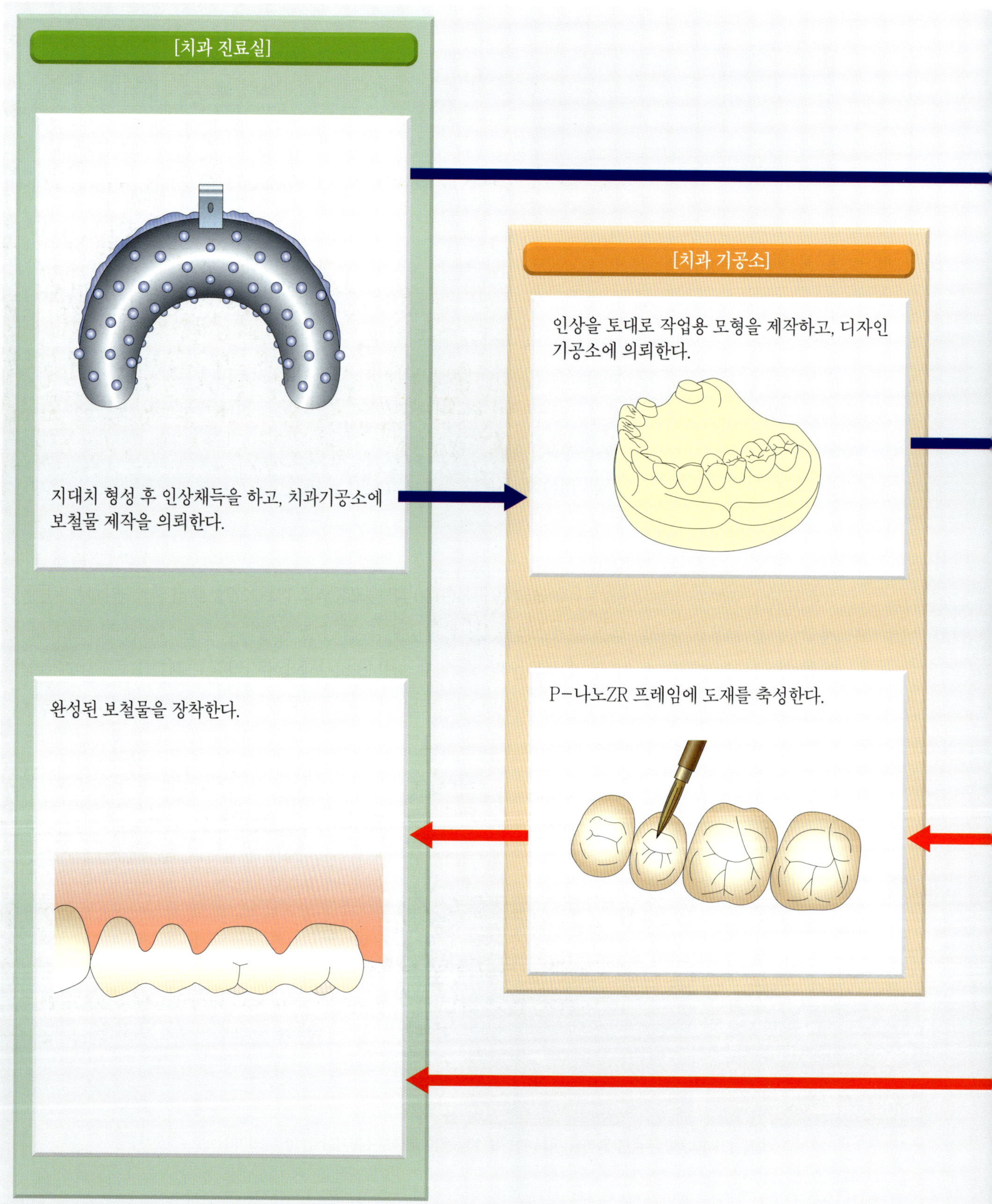

가공되기 때문에 재료가 본래 가지고 있는 고품질의 물성을 살릴 수 있다. 또 CAD에 의한 디자인 데이터를 밀링 센터에 보내면 밀링 센터에서 프레임이 제작되어 치과 기공소로 보내지기 때문에 치과 기공소에서는 프레임 제작의 수고가 덜어져 도재축성에 주력할 수 있다.

[디자인 기공소]

디자인 센터

치과의원에서 직접 의뢰가 있는 경우 작업용 모형을 제작한다. CAD 장치로 작업용 모형에 대한 3차원 영상을 불러와서 컴퓨터상에서 디자인 데이터를 완성시킨다.

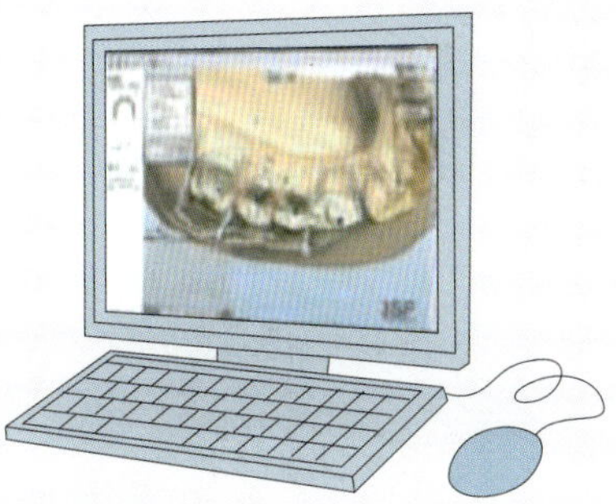

밀링 센터

디자인 센터가 제작한 디자인 데이터를 기준으로 CAM 장치를 사용해서 P-나노ZR을 가공하고 프레임을 제작한다.

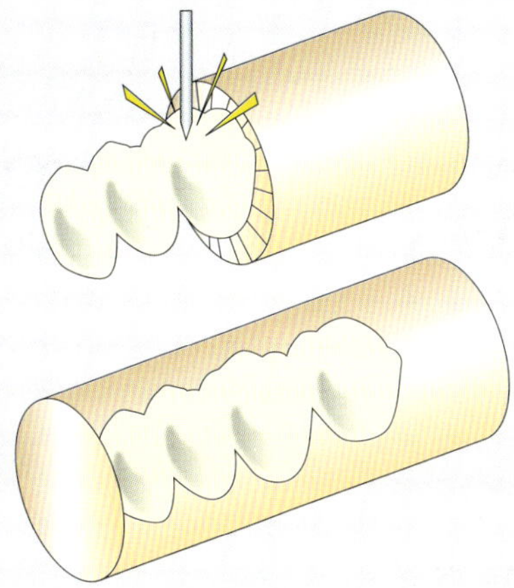

제작한 P-나노ZR 프레임을 디자인 센터에 보낸다.

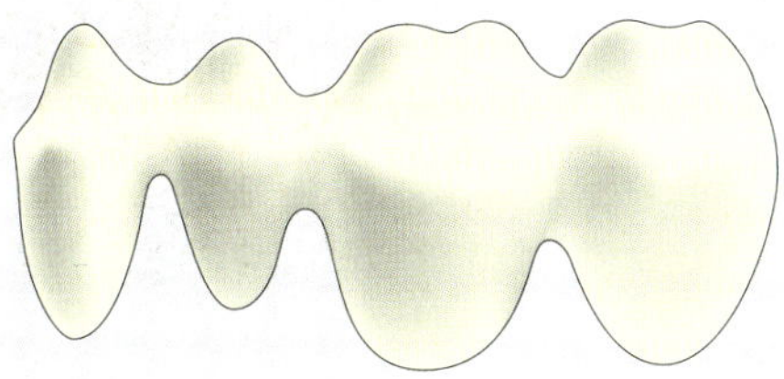

치과 기공소로 보내는 경우에는 P-나노ZR 프레임을 확인한 상태에서 보낸다. 치과의원에 직접 보내는 경우는 가공된 프레임에 도재축성을 하고, 보철물을 완성한다.

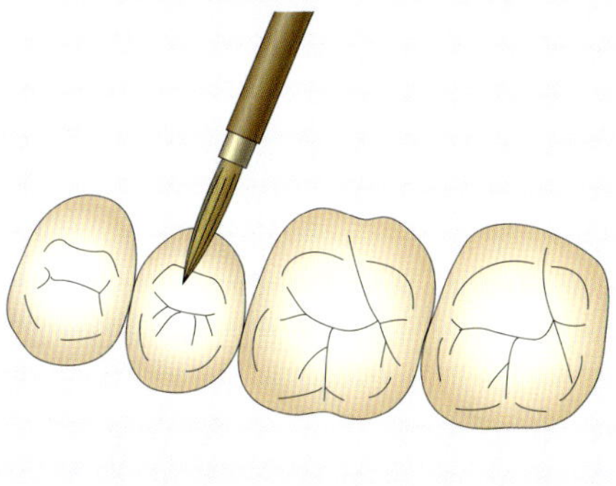

Part3

치과 진료실에서의 요점

1 지대치 형성 三浦 宏之

금속이 없는 보철물로 수복하는 경우에 발생하는 문제점을 방지하기 위해 적절하게 지대치를 형성하는 것과 확실한 접착에 의하여 보철물과 치질을 일체화시키는 것이 중요하다. 지대치 형성에서 발생될 수 있는 문제점은 대부분이 삭제 부족에 의한 것(공간 부족, 변연 부분의 폭 부족, 와동 형성의 깊이 또는 폭의 부족)으로서, 최소한의 삭제량은 확보할 필요가 있다. 단 과도한 삭제는 치수 노출이나 유지력 저하를 초래하므로 주의해야 한다.

그 외에 아래와 같은 점에 주의하여 지대치를 형성하도록 한다.

① 삭제된 면을 매끄럽게 하고, 언더컷이 생기지 않도록 한다. 삭제면이 거칠면 도재가 쉽게 파절 또는 chipping되기 때문에, FG contra(그림 1-1)를 사용하여 마무리 연마를 한다. FG contra는 에어 터빈용 포인트를 마이크로 모터에 장착하여 사용하기 위한 증속 contra이며, 기어 비율이 1:5이기 때문에 '5배 증속' 등으로 불리고 있다. 일반적으로 같은 입자도를 가진 포인트를 사용해도, 절삭속도가 느린 것으로 절삭하는 것이 표면의 거칠기가 적어지는 것으로 알려져 있으며, FG contra를 사용해 마무리 연마를 실시하면 에어 터빈을 사용하는 경우에 비해 더 매끄러운 삭제면을 얻을 수 있다.

② 우각부를 곡면으로 완성하고, 지대치에 예리한 부분이 남지 않도록 한다.

③ 변연은 곡면으로 이행되는 rounded shoulder 또는 deep chamfer 형태로 한다.

④ 도재의 두께가 균일해지도록 한다. 도재의 chipping을 방지하기 위해서 도재의 두께를 균일하게 하는 것이 중요하다.

P-나노ZR의 경우, 이트리아계 지르코니아와 달리 저온열화현상이 일어나지 않으며(Part 1-2 참조), 표면 성상이 매우 매끄럽고 생체친화성이 높기 때문에 심미적으로 문제가 되지 않는 설측치경부는 구강 내로 노출시켜도 문제가 없다. 또 파괴인성이 이트리아계 지르코니아보다 약 2-3배 높기 때문에 코핑의 두께를 금속과 같은 0.3mm로 할 수 있다(Part 1-3 참조). 따라서 변연과 축면이 만나는 부위가 곡면으로 이행되도록 형성

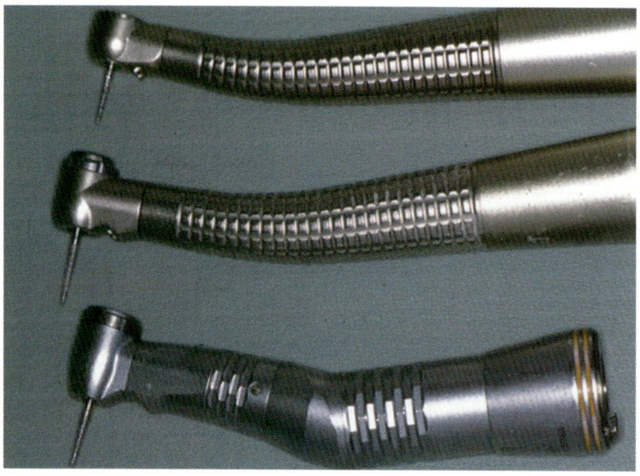

그림 1-1. 에어 터빈(상 · 중)과 FG contra(하).

하는 것 이외에 설측변연은 light chamfer로 형성하는 것이 좋으며, 금속-도재관과 동일한 지대치 형성이 가능한 것으로 판단되고 있다.

금속이 없는 보철물로 수복하는 경우, 지대치 형성을 위해 각 회사에서 편리하게 사용할 수 있는 세트가 판매되고 있으므로 사용하면 좋을 것이다(그림 1-2).

1) 전치부 지대치 형성에 중요한 점

① 변연은 폭 0.8(인접면)-1.0(순설측)mm의 rounded shoulder 또는 deep chamfer 형태로 한다(그림 1-3). 변연과 축면이 만나는 부위가 곡면으로 이행되도록 하여 응력집중을 방지한다.

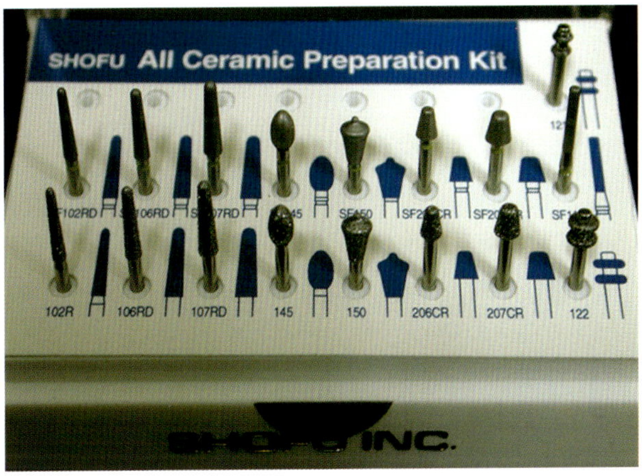

그림 1-2. 지대치 형성용 포인트 세트(All Ceramic Preparation Kit: Shofu).

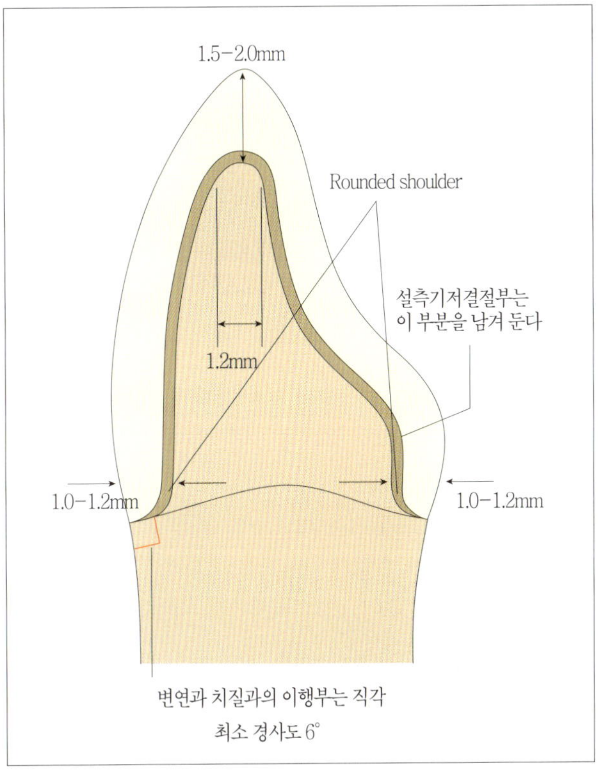

그림 1-3. 전치부 지대치 형성 형태.

② 순설측의 삭제량은 1.0-1.2mm로 한다(그림 1-3). 순측의 정확한 삭제를 위해서, 유도구(guide groove) 형성용 포인트(그림 1-4)를 사용하여 1.0mm의 유도구를 형성하면 좋다(그림 1-5). 원주 모양의 포인트로 유도구를 형성하면 그 유도구를 없앨 때 포인트가 유도구에 들어가서 구가 깊어지거나 삭제면이 울퉁불퉁해질 수 있지만, 이 유도구 형성용 포인트는 치축에 대하여 가로로 유도구를 형성하기 때문에 순면 형성 시에 포인트가 유도구에 들어가지 않으며 매끄러운 삭제면을 형성할 수 있다(그림 1-6).

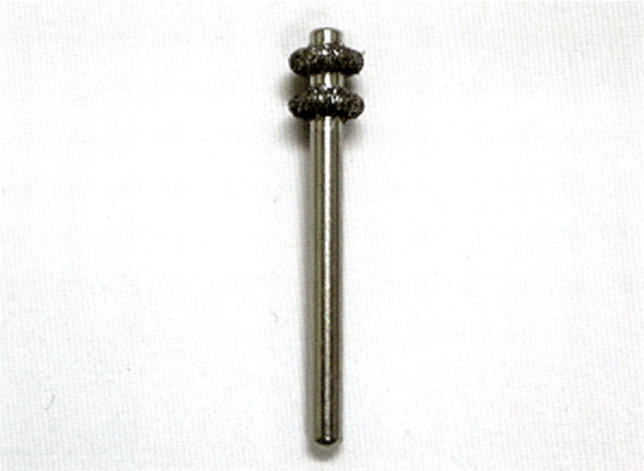

그림 1-4. **유도구 형성용 포인트(All Ceramic Preparation Kit No.122: Shofu).**

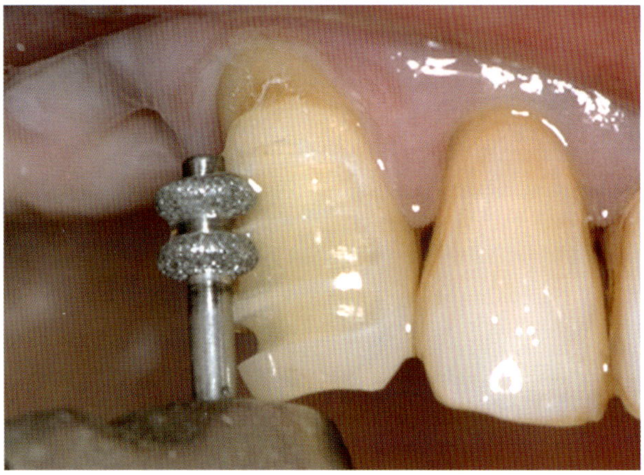

그림 1-5. **유도구 형성.**

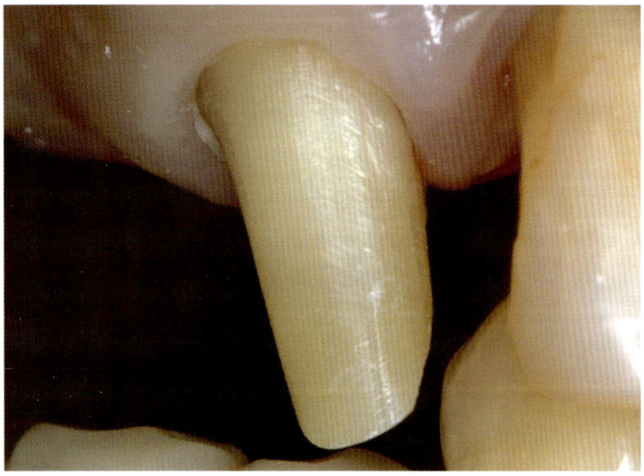

그림 1-6. **지대치 형성 완료.**

③ 설측은 그림 1-3과 같이 축벽 시작 부분을 남겨 둔다(그림 1-3). 이 부분은 보철물의 유지에 중요하다.

④ 절단부는 1.5-2.0mm 삭제한다(그림 1-3). 또 CAD/CAM으로 보철물을 제작하는 경우, 밀링 버를 이용하여 지르코니아 블록을 삭제하고 코핑을 제작하기 때문에 절단부의 두께가 밀링 버 끝부분의 지름보다도 작으면 정확하게 삭제할 수 없어서 코핑의 적합이 불량하게 된다. C-Pro 시스템에서는 완성용 밀링 버의 끝부분 지름이 1.2mm이기 때문에 절단부 두께를 1.2mm 이하로 해서는 안 된다.

⑤ 레이저 스캔에서는 축면의 경사도가 너무 작으면 읽을 수 없으므로, 일반적인 경우보다는 약간 크게 하고 편측 6° 이하로 하지 않는다. 단, 근원심의 경사가 너무 크면 우각 부분의 치수 노출을 일으키거나 유지력 저하를 초래하므로 주의해야 한다.

⑥ 선각은 반드시 둥글게 하여 응력집중을 피한다.

⑦ 변연은 치은연상 또는 치은연하 0.5-0.8mm의 치은열구 내에 두고, 유리 법랑질이 남지 않도록 하여 치질과의 이행부가 직각이 되도록 형성한다(그림 1-3).

2) 구치부 지대치 형성에 중요한 점

① 변연은 폭 0.8(인접면)-1.0(순설측)mm의 rounded shoulder 또는 deep chamfer 형태로 한다(그림 1-7). 변연과 축면이 만나는 부위는 곡면으로 이행되도록 한다.

② 교합면의 전개각은 120-140°로 한다(그림 1-7).

③ 축면의 삭제량은 1.0-1.2mm로 한다. 경사도는 일반적인 경우보다 약간 더 크게 하고, 편측 6° 이하로 하지 않는다(그림 1-7).

④ 교합면의 삭제량은 1.5(비기능교두)-2.0(기능교두)mm로 한다(그림 1-8).

⑤ 선각은 반드시 둥글게 하여 응력집중을 피한다.

⑥ 변연은 치은연상 또는 치은연하 0.5-0.8mm의 치은열구 내에 두고, 유리 법랑질이 남지 않도록 하여 치질과의 이행부가 직각이 되도록 형성한다(그림 1-7).

⑦ 브릿지의 경우는 기본적으로 위에 기술한 방법에 따라 각 지대치 간의 평행성에 주의하여 형성한다(그림 1-9). 3본 브릿지의 경우는 양 지대치의 치축이 이루는 각도의 이등분선 방향을 보철물의 착탈 방향으로 하고, 다이아몬드 포인트의 회전축을 착탈 방향과 일치시키면서 포인트를 평행 이동시켜 형성하면 좋다.

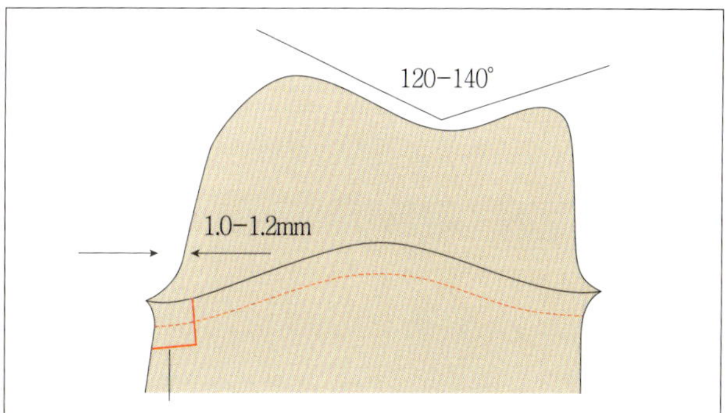

그림 1-7. 구치부 지대치 형성 형태.

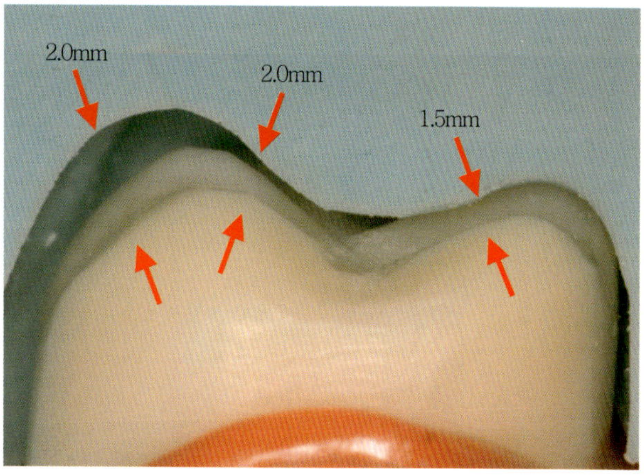

그림 1-8. 구치부 삭제량.

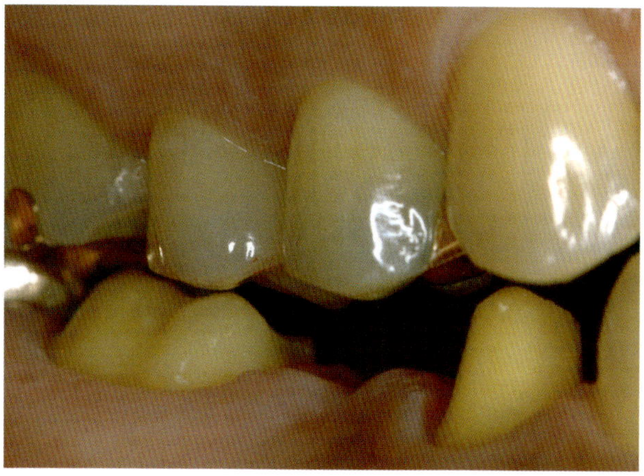

그림 1-9. 브릿지의 지대치 형성 완료.

3) 금지 형태

다음과 같은 형태로 하면 안 된다(그림 1-10). 이러한 형태는 스캐닝을 할 때 데이터가 부정확하게 되어 적합 정밀도에 큰 영향을 주게 된다.

① 부적절한 변연(축면 부분에 각이 있으면 밀링 버로 정확하게 삭제할 수 없고, 또 균열의 시작점이 된다)

② 유리 법랑질(적합 불량의 원인이 된다)

③ Knife edge(비니어링 도재가 얇아져서 chipping 되기 쉽다)

④ 톱니 모양(적합 불량의 원인이 되고 동시에 치주조직에 대해서도 유해하다)

⑤ 울퉁불퉁한 면(형성면이 거칠거나 요철이 있으면 적합 불량의 원인이 된다)

⑥ 경사되지 않은 축면

⑦ 언더컷(적합 불량의 원인이 된다)

⑧ 구, 유지구(밀링 버로 정확하게 삭제할 수 없고, 또 각진 곳이 있으면 균열의 시작점이 된다)

⑨ 높낮이 차이가 있는 변연(적합 불량의 원인이 된다)

⑩ 예리한 선각(각이 있으면 밀링 버로 정확하게 삭제할 수 없고, 또 각진 곳이 있으면 균열의 시작점이 된다)

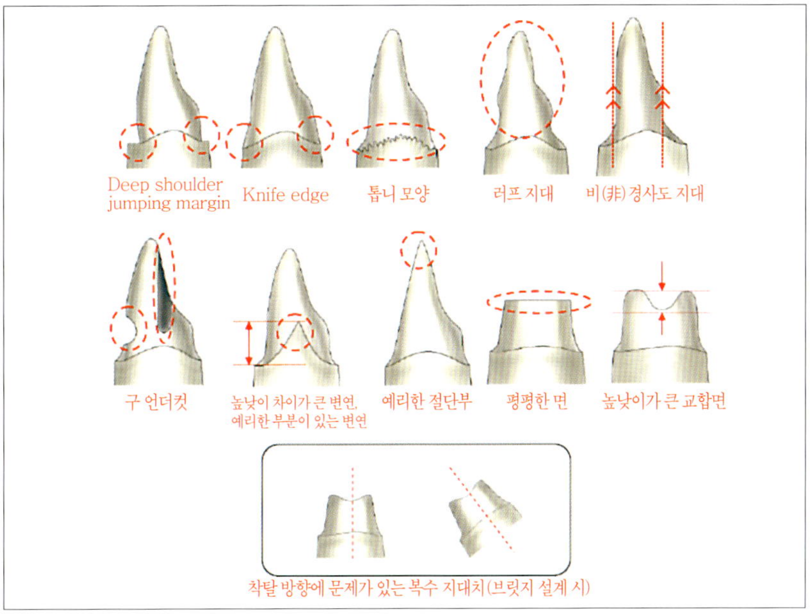

그림 1-10. 지대치의 금지 형태.

⑪ 높낮이 차이가 있는 교합면 형태

⑫ 브릿지에서 평행성이 없는 지대치(적합 불량의 원인이 된다)

4) CAD/CAM 시스템에서 가공 시의 제약

C-Pro 시스템은 직경 18×58mm의 완전 소결체 블록을 삭제해서 프레임을 제작하기 때문에, 현재는 높이와 폭 모두 18mm, 길이 58mm 이상의 프레임은 만들 수 없다(그림 1-11).

따라서 적응 증례는 1-4본 브릿지까지 하고, 캔틸레버 가공치는 임상적인 근거가 아직 확립되어 있지 않기 때문에 피하는 것이 좋다.

작업용 모형으로 초경질석고를 사용한다. 레진이 함유되어 있고 빛을 반사하기 쉬운 재료를 사용하면 스캐닝을 할 때 오류가 생길 수 있으므로 주의한다. 또 석고의 색조는 갈색, 아이보리색, 회색, 노란색, 흰색 등 밝은 것을 선택할 필요가 있다. Dowel pin을 지대치부, 인접치부, 점막결손부 등에 위치하고, 분할복위식 모형을 제작한 뒤 치열 모형에서 착탈할 수 있도록 한다. 변연은 명확해지도록 트리밍하고, 변연 아래쪽은 너무 많이 움푹 파이지 않도록 주의한다(그림 1-12).

작업용 모형을 교합기에 장착할 때에는 split cast법 등으로 교합기에서 착탈이 가능하도록 하는데, 스캐닝하는 부분의 공간적인 제한이 있으므로 교합기에서 제거한 작업용 모형은 그 기저부에서 교합면까지의 높이가 60mm 이내, 직경 80mm 이내가 되도록 제작한다.

지대치 보호 등을 목적으로 석고 모형 표면경화재를 사용하는 경우는 침투성이 뛰어난 제품을 사용한다. 표면경화재가 막으로 잔류하게 되면 스캐닝을 할 때 반사되어 데이터로 사용할 수 없는 경우가 발생한다. 또 시멘트 스페이서 재료, 석고 모형 리페어 재료 등을 사용한 모형도 스캐닝할 때 오류가 생길 수 있으며, 반사방지재의 사용 또한 적합 정밀도에 영향을 주게 되므로 주의해야 한다(Part 4-5 참조).

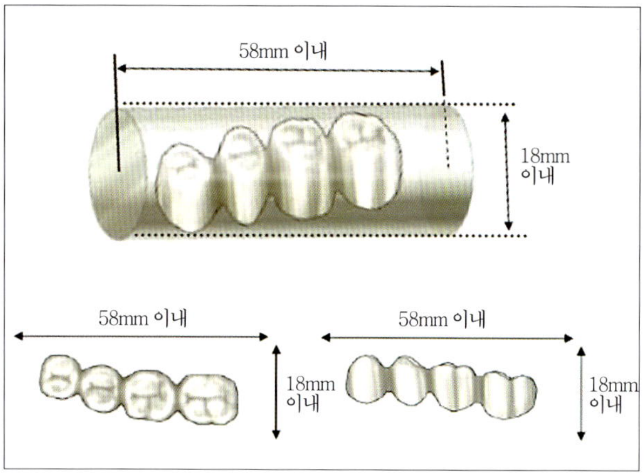

그림 1-11. P-나노ZR 프레임의 적용 크기.

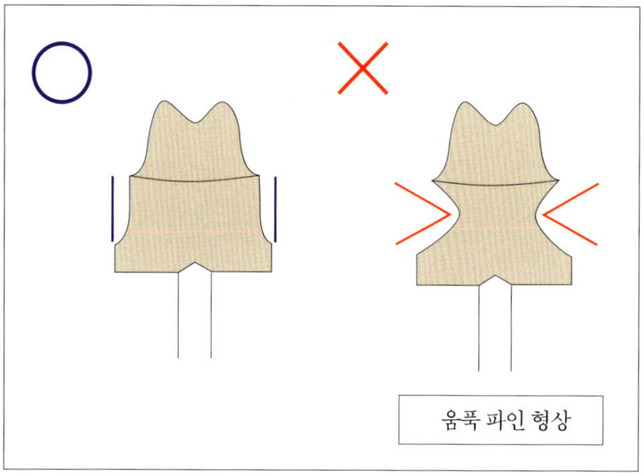

그림 1-12. 지대치 모형의 트리밍.

2 치면 처리 澤田 智慈

심미적이고 기능적인 회복에 보철물의 역할은 중요하다. 그 중에서 CAD/CAM 시스템[1]으로 제작되는 올세라믹은 지대치 형성과 접착 방법이 중요하며, 확실하게 접착하는 것이 임상에서의 성공으로 이어진다.

CAD/CAM 시스템에 의한 올세라믹의 제작법[2]으로는 세라믹 블록을 치관 형태로 삭제하는 방법(machinable ceramic)과 세라믹 블록에서 프레임[3]을 만들고, 그 위에 도재를 축성 및 소성하여 올세라믹을 완성시키는 방법이 있다. 세라믹 블록에서 프레임을 만들고 올세라믹을 만드는 방법이 색조 면에서 뛰어나기 때문에 현재 많이 사용되고 있다.

지르코니아를 사용하는 보철물의 경우도 마찬가지로 CAD/CAM 과정을 거쳐 프레임이 제작되며, 그 위에 도재를 축성한다. 이 보철물을 확실하게 접착하기 위해서는 기계적 유지와 화학적 접착의 2개 인자[4]를 고려해야 한다. 기계적 유지라는 것은 지대치의 표면성상과 프레임 내면의 표면성상에서 얻어지는 유지이며, 화학적 접착이란 것은 '접착제'에 의한 화학적 결합이다. 이를 위해서는 정확한 '표면 처리'가 필요하며, 지대치 면이나 코핑 내면의 상태에 따라 적절한 처리 방법을 선택할 필요가 있다.

표면 처리는 치면 처리(지대치의 삭제면 처리)와 코핑 내면 처리로 나뉘는데, 여기에서는 우선 치면 처리에 대하여 설명해 보기로 한다.

1) 기계적 유지(물리적 표면 처리)

기계적 유지에는 지대치 형성면의 표면 거칠기가 영향을 주며, 다이아몬드 포인트에 의한 삭제나 샌드블라스트로 치면을 처리하는 것이 중요하다.

(1) 다이아몬드 포인트에 의한 삭제

지대치 형성에 사용되는 버(다이아몬드 포인트)는 표면에 있는 다이아몬드 입자 크기에 따라 레귤러, 파인, 슈퍼파인의 3종류(다이아몬드 포인트 FG: Shofu, 그림 2-1)가 있다. 올세라믹의 지대치 형성 전용 All Ceramic Preparation Kit(Shofu, 그림 2-2)나 All Ceramic Preparation Bur Set(GC, 그림 2-3) 등도 있다.

다이아몬드의 입자 크기는 형성면의 표면성상(표면 거칠기)에 영향을 끼치며, 지대치가 법랑질 및 상아질이거나 또는 금속, 경질레진, 세라믹으로 보강된 치질인가에 따라서도 형성면의 표면 거칠기가 바뀌게 된다. 레귤러 타입으로 형성한 경우의 표면 거칠기는 3.62-5.46㎛, 파인 타입으로 형성한 경우는 2.02-3.77㎛, 슈퍼파인으로 형성한 경우는 0.54-1.21㎛ 정도이며, 지대치의 상태에 따라 평균 거칠기에도 차이가 있으므로, 지대치의 상태에 따라 버를 선택하여 사용할 필요가 있다(그림 2-4).

(2) 샌드블라스트 처리

샌드블라스트 처리에는 그림 2-5에 나와 있는 기계를 사용한다. 산화알루미나를 분사할 때에는 구강 내에 사방으로 분산되는 경우가 있으므로(그림 2-6), 노즐 선단에 샌드 캐처(Sand Catcher: 에이코, 별매 부속품, 그림 2-7)를 장착하고, 진공흡입을 동시에 함으로써 사방으로 분산되는 것을 방지한다.

다이아몬드 포인트로 완성된 불규칙한 표면에 샌드블라스트 처리를 함으로써 지대치는 보다 거칠어지고, 접촉면이 증대되어 접착력이 증가된다.[5,6] 지대치 표면을 적절하게 거칠게 하는 것은 중요한 요소 중 하나이다.

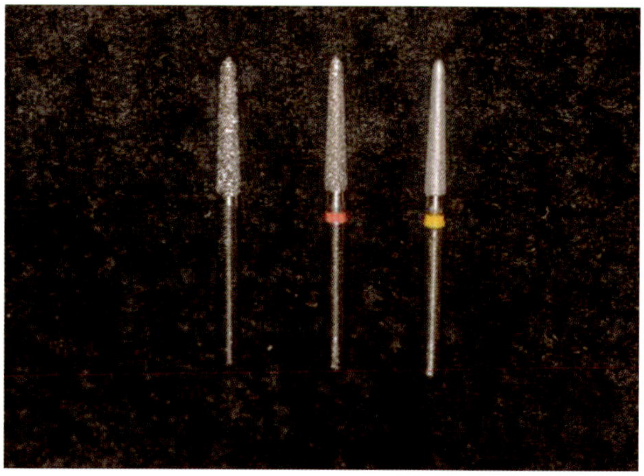

그림 2-1. **지대치 형성용 버(다이아몬드 포인트 FG: Shofu).** 좌측부터 레귤러(형태 수정용), 파인(중간 완성용), 슈퍼파인(연마 완성용).

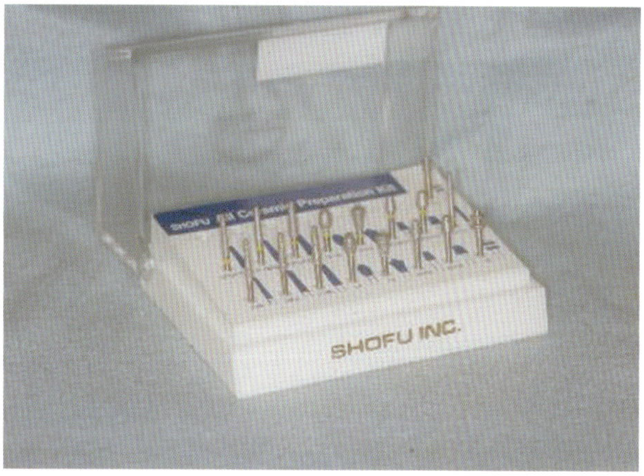

그림 2-2. All Ceramic Preparation Kit (Shofu).

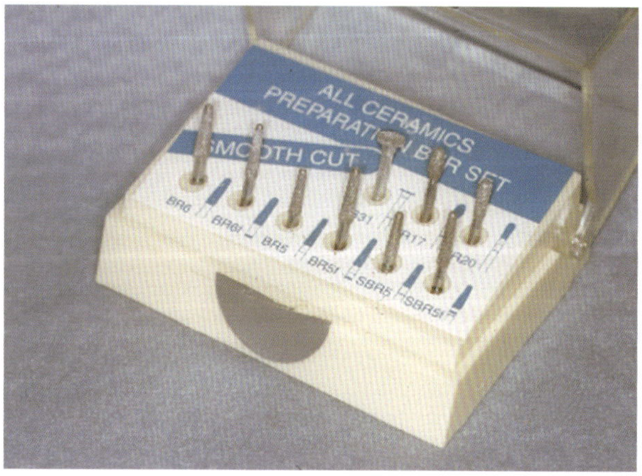

그림 2-3. All Ceramic Preparation Bur Set (GC).

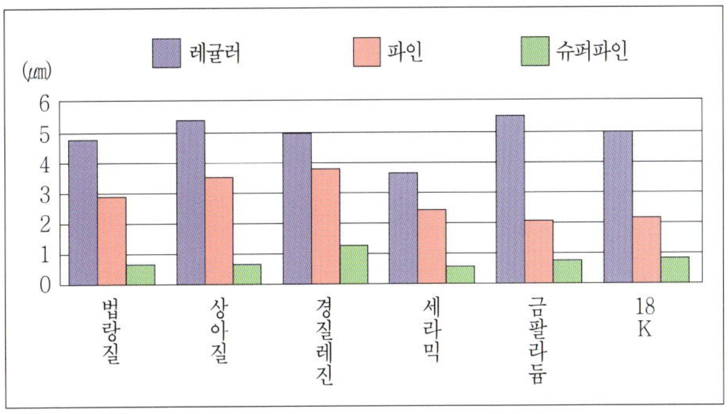

그림 2-4. **버(다이아몬드 포인트)에 따라 나타나는 표면 거칠기의 차이.**

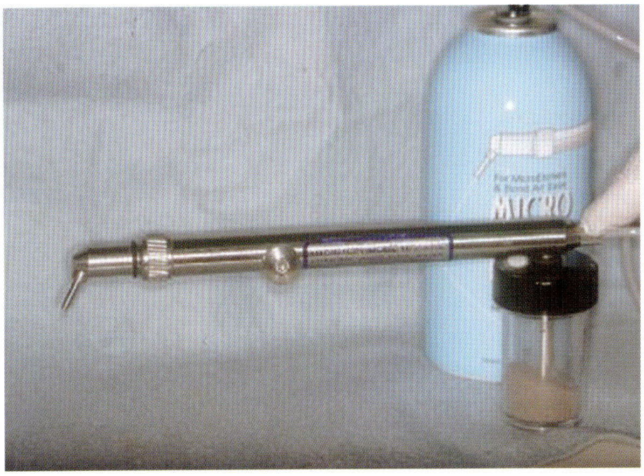

그림 2-5. **샌드블라스트 처리에 사용하는 기계.** 마이크로 에처 II(에이코). 노즐의 지름: 0.48inch, 분사압: 0.3MPa. 파우더로 산화알루미나(50㎛, 90㎛: 에이코, 30㎛: 코제트 샌드, 70㎛: Shofu)를 사용한다.

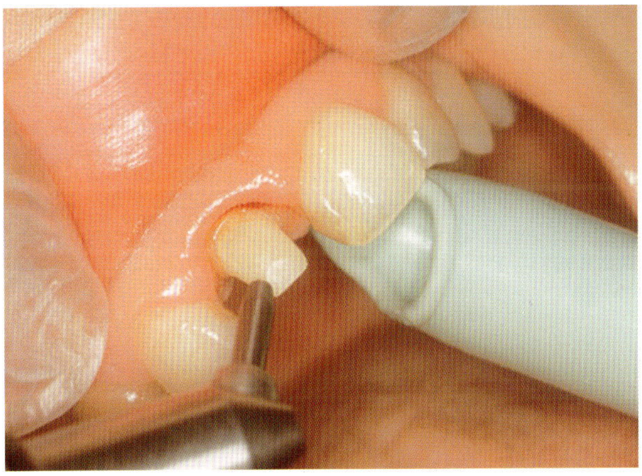

그림 2-6. **샌드블라스트 처리(구강 내에서의 분사).**

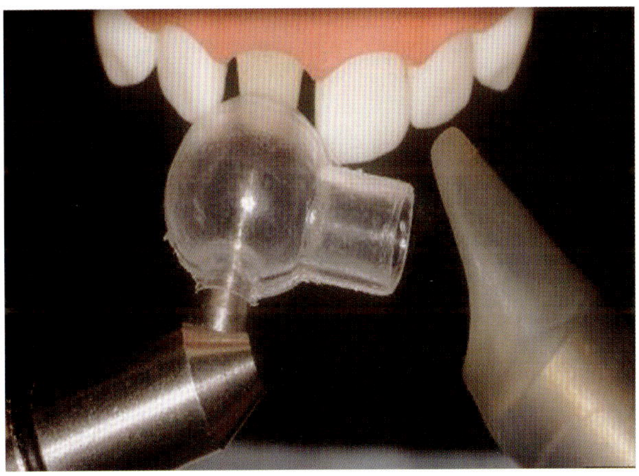

그림 2-7. **샌드 캐처(에이코).**

2) 화학적 접착(화학적 표면 처리)

치과에서의 접착 기술은 현저하게 발전하였으며, 각종 접착 재료는 올세라믹의 접착에 있어서 필수적이다. 확실한 접착에 의하여 지대치와 올세라믹이 하나가 됨으로써 교합력에 충분히 견딜 수 있게 된다.

일반적으로 접착제로 사용되고 있는 것의 대부분은 접착성 레진 시멘트이다(그림 2-8). 따라서 올세라믹과 레진 시멘트, 지대치(법랑질, 상아질, 지대축조체 등)와 레진 시멘트와의 접착에 대한 특징을 충분히 이해한 상태에서 사용해야 한다.

지대치의 표면 처리나 코핑 내면의 표면 처리 방법에 대해서는 많은 시스템들이 소개되어 있으므로 참고하기 바란다.

(1) 치면처리제

치아의 접착면, 즉 지대치 표면이 법랑질인지 상아질인지, 아니면 법랑질과 상아질이 혼재되어 있는지, 또는 각종 재료로 충전된 지대치인지에 따라 치면 처리 방법이 달라지므로 치면처리제의 역할이 중요하다(그림 2-9).

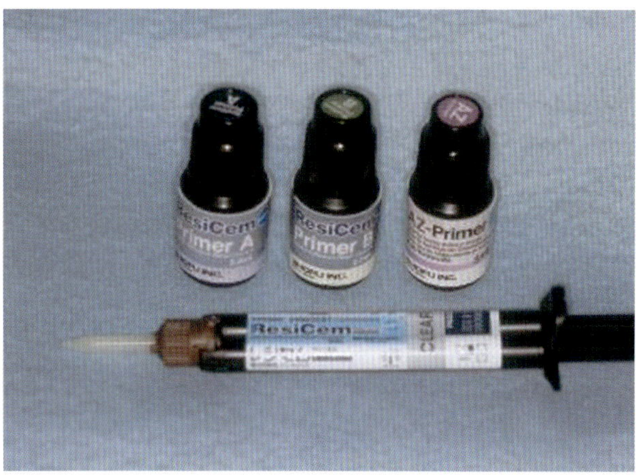

그림 2-8. 레진 시멘트 시스템(ResiCem: Shofu).

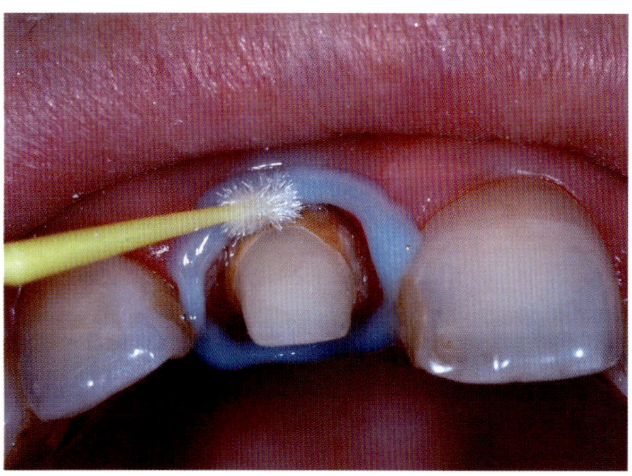

그림 2-9. 치면 처리(프라이머 도포).

표 2-1에 있는 것처럼 치면처리제는 각종 제품이 있으므로, 지대치의 상태에 따라 선택해서 사용하는 것이 중요하다.

(2) 치과용 접착성 레진 시멘트

접착성 레진 시멘트에는 광중합형, 화학중합형 또는 광 · 화학중합형(이원중합형)이 있다. 시판되고 있는 주요 접착성 레진 시멘트를 표 2-2에 제시하였는데, 현재는 어떤 것이라도 충분한 접착강도를 보이므로, 술자가 사용하기 좋고 편한 타입(광중합형, 화학중합형, 광 · 화학중합형)을 선택해서 사용하면 된다.

표 2-1. 치면처리제

구분	내용	제품
인산		
프라이머	**치질용 프라이머** 치질(법랑질, 상아질)과의 견고한 접착을 얻기 위하여 치질의 탈회나 접착 촉진 모노머의 확산 침투 작용을 위하여 이용한다.	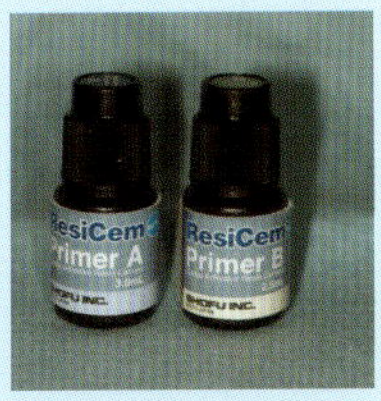 ResiCem Primer A, B (Shofu)
	세라믹용 프라이머 · 경질레진용 프라이머 접착성 레진 시멘트는 무기질이 주성분인 세라믹 등에 접착되지 않기 때문에 화학적으로 접착시키기 위하여 세라믹과 유기질 레진을 연결시켜 주는 실란 처리(silane coupling agent)가 필요하다. 실란 처리용 약제는 각 회사에서 프라이머로 나오고 있다. 경질레진인 경우도 그 속에 포함되어 있는 무기질 필러에 실란 처리를 하고 접착성 레진 시멘트와 접착시킨다.	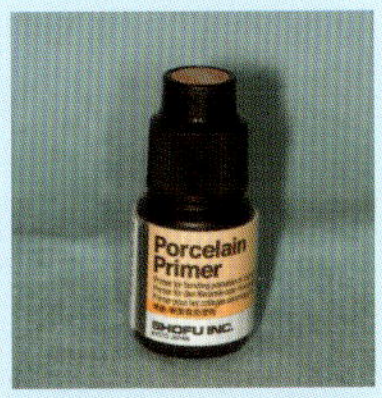 Porcelain Primer (Shofu)
	알루미나, 지르코니아용 프라이머 알루미나, 지르코니아계 세라믹의 접착에 이용하는 전용 프라이머이며, 6-메타크리록시헥실 포스포노아세테이트와 아세톤이 주성분이며, 지르코니아에는 필수 불가결한 프라이머이다.	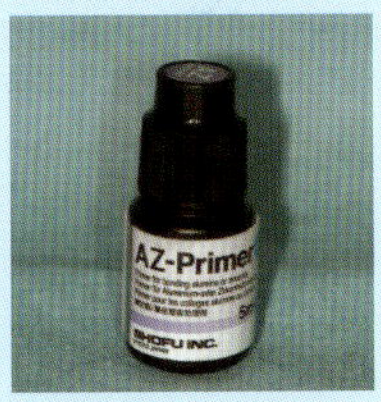 AZ Primer (Shofu)
	금속용 프라이머 지대치가 금속 재료로 축조되어 있는 경우에는 금속용 프라이머를 사용하는 것이 중요하며, 접착성 레진 시멘트와 금속의 접착력에 대한 내구성을 향상시키고 있다. 비금속용 프라이머, 비귀금속용 프라이머, 귀금속 · 비귀금속 프라이머가 있다.	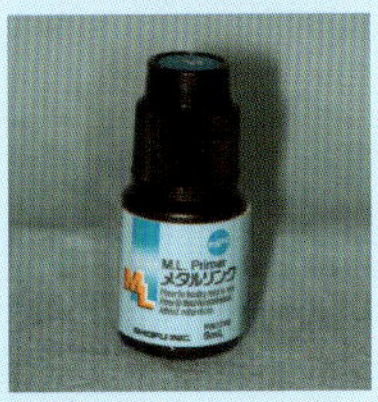 Metalink (Shofu) 귀금속, 비귀금속, 티타늄에 사용할 수 있다
본딩제		

표 2-2. 레진 시멘트의 종류

콤포지트계	ResiCem (Shofu) Panavia (큐라레 메디컬) Clearfil Esthetic Cement (큐라레 메디컬) Bistite II (도쿠야마 덴탈) LinkMax (GC) Rely-X ARC (3M ESPE) Nexus 2 (Kerr) Variolink (Ivoclar Vivadent) 
PMMA계	SuperBond C&B (썬 메디컬) MultiBond (도쿠야마 덴탈)

3) 지대치 종류별 접착강도

각 지대치의 상태에 대한 접착성 레진 시멘트의 접착강도에 대해 알아보기 위해 실험하였다. 삭제에 사용한 버는 다이아몬드 포인트의 레귤러 타입, 파인 타입, 슈퍼파인 타입의 3종류를 사용했고, 지대치로는 법랑질(우치), 상아질(우치), 경질레진 코어, 세라믹 코어, 금-은-팔라듐 합금 코어, 18K 코어를 준비했다. 형성면(피착면)에 대한 치면 처리는 한쪽은 화학적 처리(각각의 치면에 맞는 전용 프라이머)만 하였고, 다른 한쪽은 물리적 처리(샌드블라스트 처리: 산화알루미나 90㎛, 0.3MPa, 10초 분사)와 화학적 처리(프라이머)를 병용했다.

(1) 법랑질

레귤러 타입을 이용한 형성면에서의 접착강도는 34.0MPa, 파인 타입에서는 38.5MPa, 슈퍼파인 타입에서는 35.4MPa로 상당히 높은 수치를 보였다. 또 각 형성면에 샌드블라스트 처리를 실시한 경우의 접착강도는 레귤러 타입에서 41.4MPa, 파인 타입에서 48.6MPa, 슈퍼파인 타입에서 49.1MPa로 어떤 버를 이용한 경우라도 높은 접착강도를 보였으며(그림 2-10, 2-11), 샌드블라스트 처리의 효과는 충분히 기대할 수 있다는 것을 알았다. 법랑질의 경우, 다이아몬드 입자가 클수록 표면 요철의 굴곡이 극대화되며 접착제와의 접착면이 감소되기 때문에 접착강도가 낮아지는 것으로 판단할 수 있다.

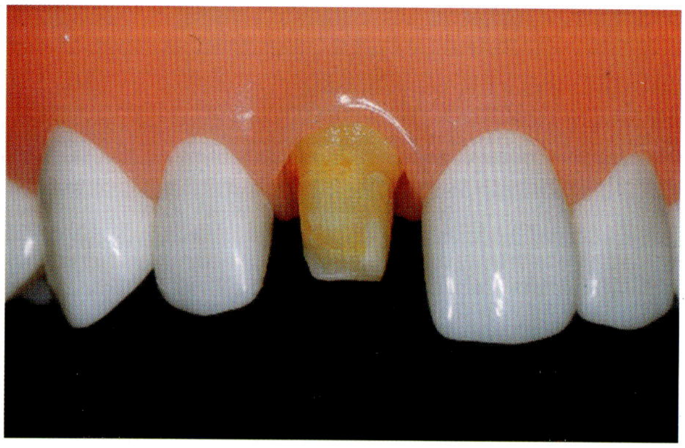

그림 2-10. 법랑질 지대치.

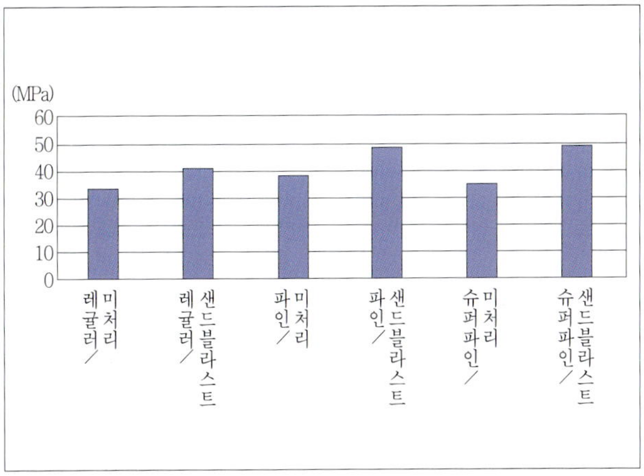

그림 2-11. **법랑질에 대한 접착강도.**

(2) 상아질

레귤러 타입을 이용한 형성면에서의 접착강도는 19.2MPa, 파인 타입에서는 19.5MPa, 슈퍼파인 타입에서는 18.5MPa가 되며, 법랑질과 비교하면 약간 낮은 수치였다. 샌드블라스트 처리를 한 형성면에서는 레귤러 타입에서 23.3MPa, 파인 타입에서 17.2MPa, 슈퍼파인 타입에서 20.8MPa로, 샌드블라스트 처리 효과는 레귤러 타입과 슈퍼파인 타입에서 기대할 수 있다는 것을 알았다(그림 2-12). 상아질에서는 표면에 끈적임이 있기 때문에 특히 파인 타입에 의한 형성면은 샌드블라스트 처리를 하여도 요철의 굴곡이 개선되지 않아 효과를 기대할 수 없는 것으로 생각할 수 있다.

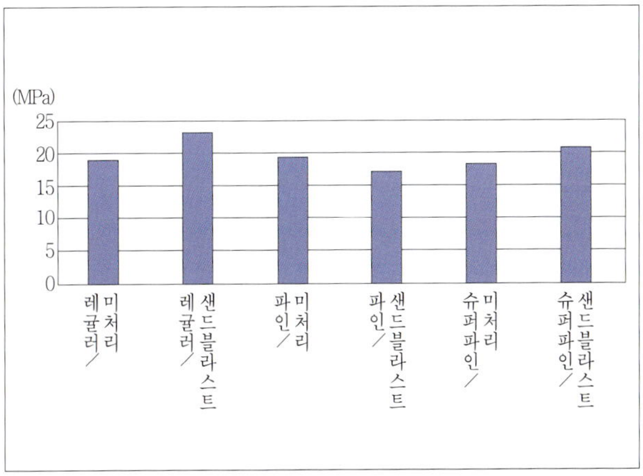

그림 2-12. **상아질에 대한 접착강도.**

(3) 경질레진 코어

경질레진 코어(유니필코어 EX: GC)에 의한 지대치(그림 2-13)에서는 레귤러 타입을 이용한 형성면에서의 접착강도는 36.1MPa, 파인 타입에서는 38.9MPa, 슈퍼파인 타입에서는 39.8MPa로 높은 접착강도가 얻어졌다. 샌드블라스트 처리면(그림 2-14)에서의 접착강도는 레귤러 타입에서 43.4MPa, 파인 타입에서 45.0MPa, 슈퍼파인 타입에서 43.3MPa로 샌드블라스트 처리 효과를 충분히 기대할 수 있다는 것을 알 수 있다(그림 2-15).

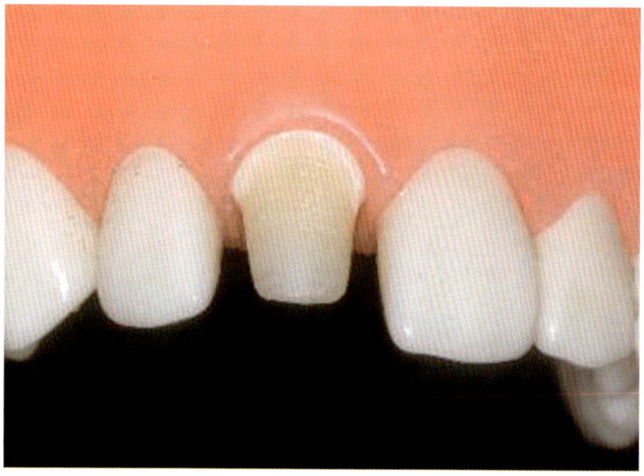

그림 2-13. **경질레진 코어.**

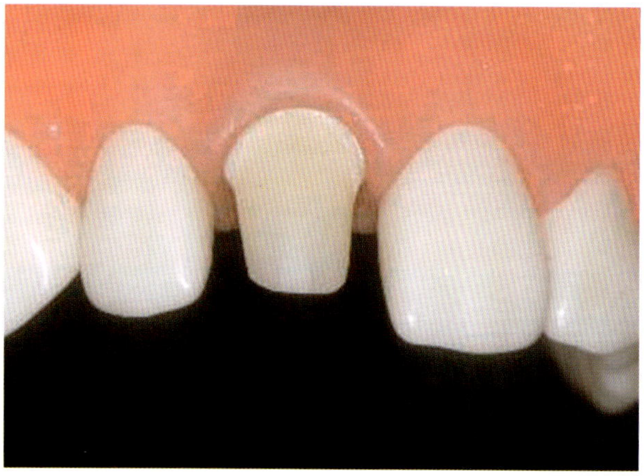

그림 2-14. **경질레진 코어의 샌드블라스트 처리 후.**

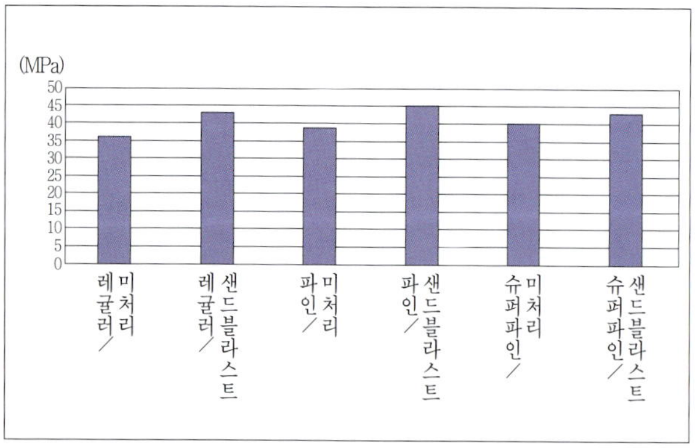

그림 2-15. **경질레진 코어에 대한 접착강도.**

(4) 세라믹 코어

세라믹 코어(클리세라: 큐타이 덴트)에 의한 지대치(그림 2-16)에서는 파인 타입에 의한 형성면에서 접착강도가 24.0MPa, 슈퍼파인 타입에서는 24.3MPa였으며, 샌드블라스트 처리면(그림 2-17)에서는 파인 타입에서 23.5MPa, 슈퍼파인 타입에서 26.6MPa로 슈퍼파인 타입에서 샌드블라스트 처리에 의한 효과를 기대할 수 있다는 것을 알 수 있다(그림 2-18).

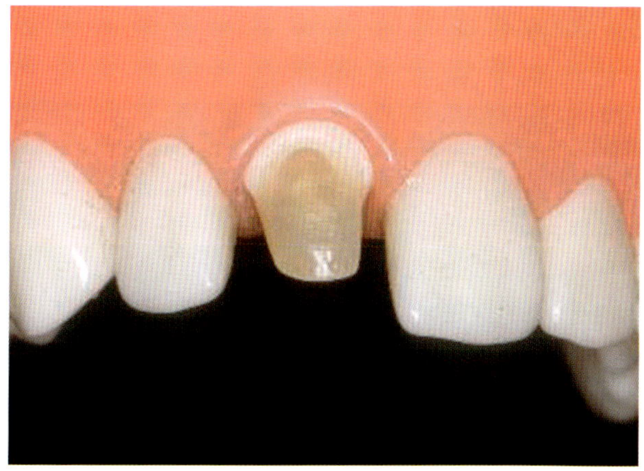

그림 2-16. 세라믹 코어.

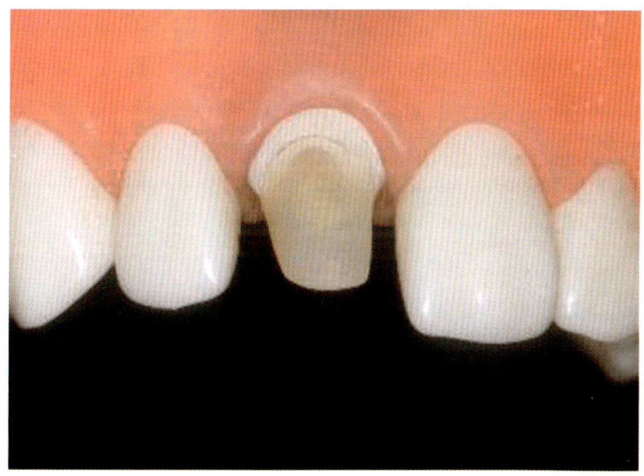

그림 2-17. 세라믹 코어의 샌드블라스트 처리 후.

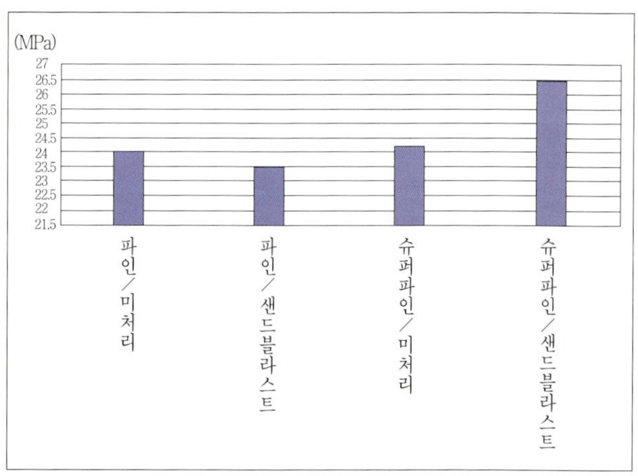

그림 2-18. 세라믹 코어에 대한 접착강도.

(5) 금-은-팔라듐 합금 코어

금-은-팔라듐 합금 코어(캐스트웰 MC: GC)에 의한 지대치(그림 2-19)에서는 레귤러 타입에 의한 형성면에서의 접착강도가 31.0MPa, 파인 타입에서는 32.1MPa, 슈퍼파인 타입에서는 41.3MPa로 높은 접착강도가 얻어졌다. 샌드블라스트 처리면(그림 2-20)에서는 레귤러 타입에서 43.1MPa, 파인 타입에서 38.6MPa, 슈퍼파인 타입에서 29.6MPa였으며, 레귤러 타입과 파인 타입에서 샌드블라스트 처리에 의한 효과를 기대할 수 있었다(그림 2-21). 이것은 샌드블라스트 처리에 의하여 표면의 금속 산화물이 제거되고, 기계적 유지 효과가 증대되었기 때문인 것으로 생각된다.

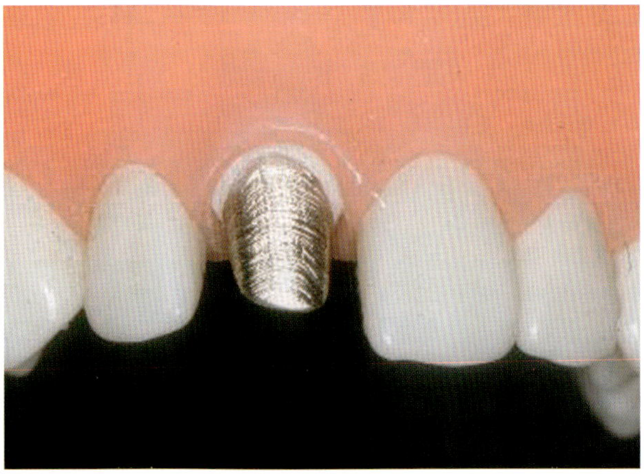

그림 2-19. 금-은-팔라듐 코어.

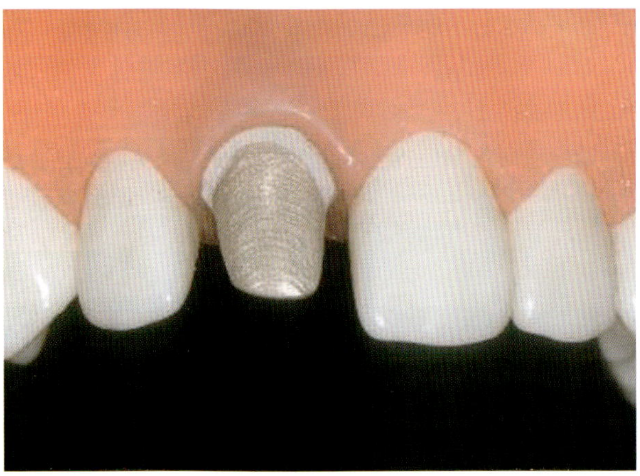

그림 2-20. 금-은-팔라듐 코어의 샌드블라스트 처리 후.

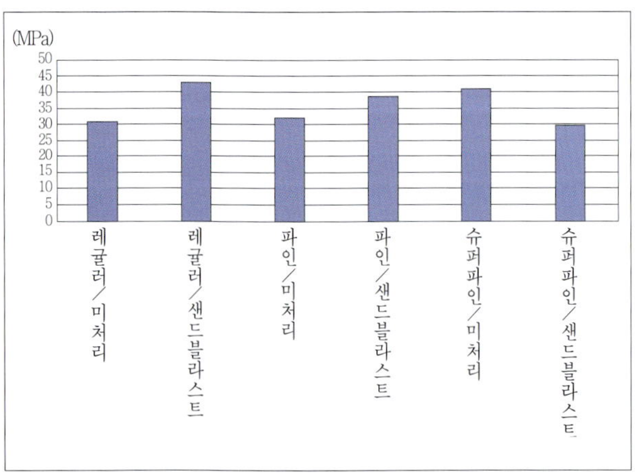

그림 2-21. 금-은-팔라듐 코어에 대한 접착강도.

(6) 18K 금 합금 코어

18K 금 합금 코어(K18: 이시후쿠)에 의한 지대치(그림 2-22)에서는 레귤러 타입에서 형성면의 접착강도가 33.8MPa, 파인 타입에서는 29.2MPa, 슈퍼파인 타입에서는 28.4MPa였으며, 샌드블라스트 처리면(그림 2-23)에서는 레귤러 타입에서 31.1MPa, 파인 타입에서 21.5MPa, 슈퍼파인 타입에서 23.3MPa로 어떤 버에서도 샌드블라스트 처리 효과가 확인되지 않았다(그림 2-24). 표면 요철의 굴곡이 증대화되어 접착면이 감소되고, 접착강도가 저하된 것으로 판단할 수 있다.

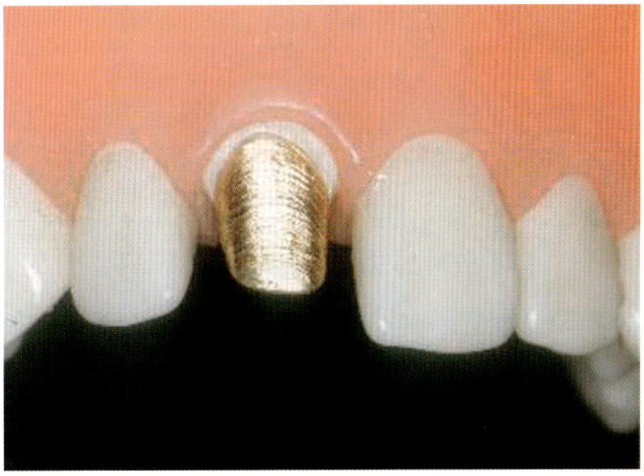

그림 2-22. 18K 코어.

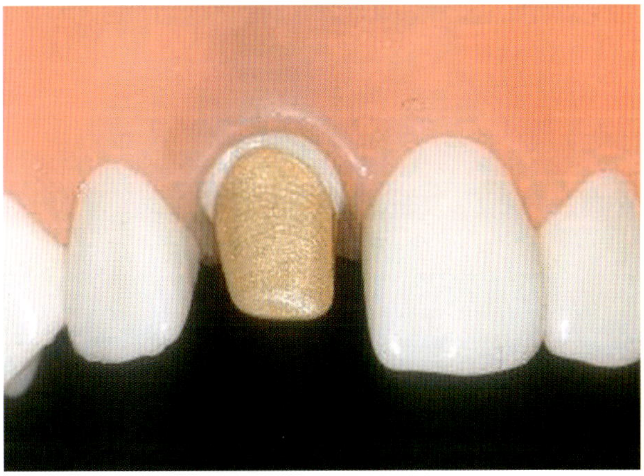

그림 2-23. 18K 코어의 샌드블라스트 처리 후.

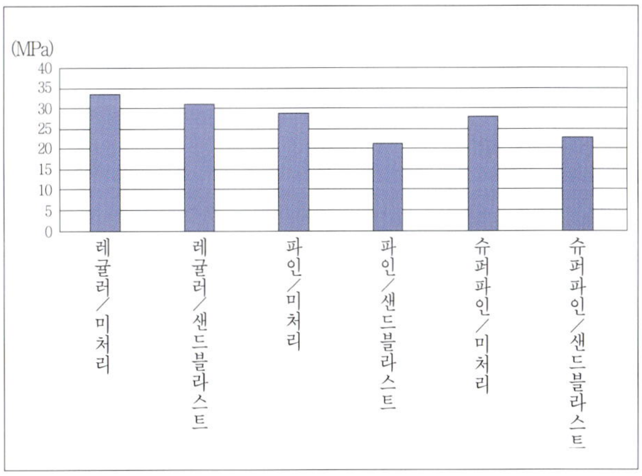

그림 2-24. 18K 코어에 대한 접착강도.

(7) 티타늄

현재 지대치에 티타늄을 이용하여 코어를 하는 경우는 적으나, 임플란트의 지대주(그림 2-25, 2-26) 등에 사용되는 경우는 많다. 시멘트 유지 타입의 임플란트에서는 보철물이 지대주에 대해 확실한 접착이 이루어져야 한다. 티타늄(JIS 2급)에 대한 접착강도는 20.7MPa, 샌드블라스트 처리 후에는 37.5MPa로, 샌드블라스트 처리가 효과적인 것으로 나타났다(그림 2-27).

이상으로 볼 때 지대치에 물리적 처리(샌드블라스트) 및 화학적 처리(프라이머)를 병용함으로써 보다 확실한 접착을 기대할 수 있다는 것을 알 수 있다.

4) CAD/CAM 시스템에서 지대치의 표면성상

실제로 지대치의 상태에 따라 형성면의 표면성상(표면 거칠기, 그림 2-4 참조)은 달라진다. 이전에 설명한 것처럼 형성면의 표면성상이 접착강도에 주는 영향은 적으므로 CAD/CAM 시스템으로 제작하는 경우는 지대치의 표면을 가능한 한 매끄럽게 완성시킴으로써 CAD 장치가 정확히 읽을 수 있게 되고 적합성을 높일 수 있게 되는 것이다.

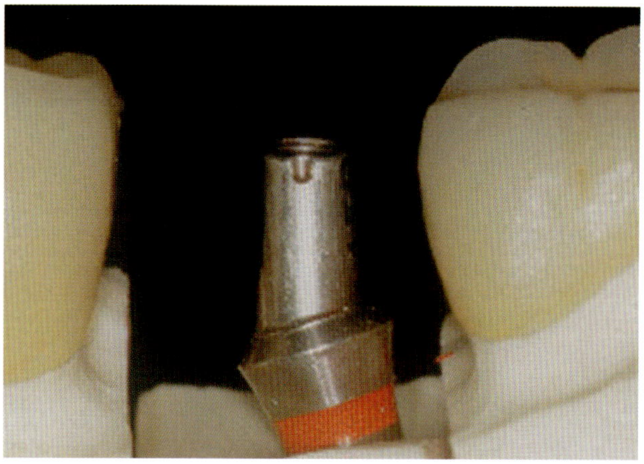

그림 2-25. 티타늄 지대주.

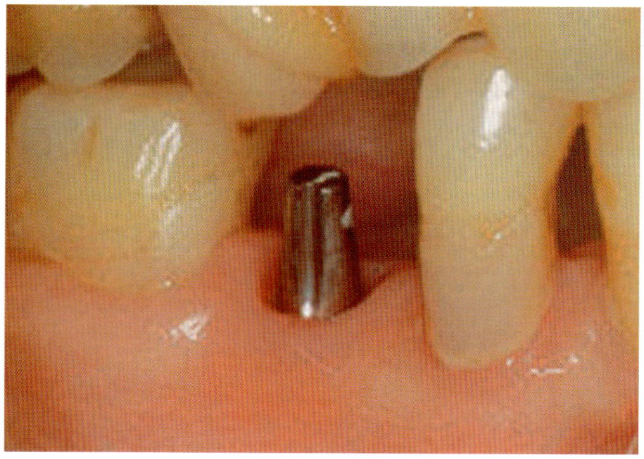

그림 2-26. 티타늄 지대주.

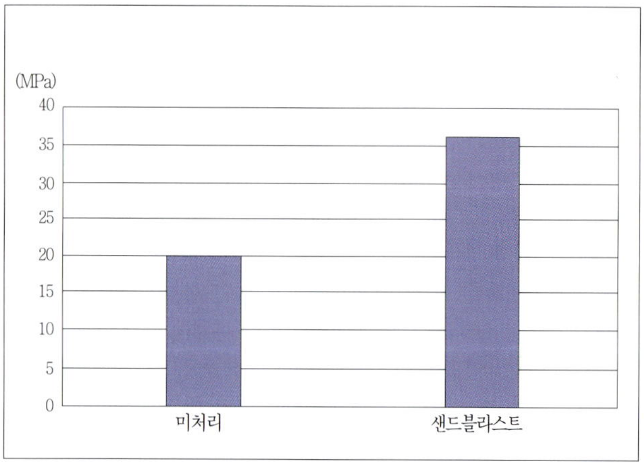

그림 2-27. 티타늄에 대한 접착강도.

3 코핑의 내면 처리 澤田 智慈

이론적으로는 내면 조정이 필요 없는 부분이지만, 인상재나 모형재의 변형 등에 따라 약간의 조정이 필요한 경우가 있다. 지르코니아의 조정에 있어서 일반적인 카보런덤 포인트(carborundum point) 등의 절삭재나 연마재는 곤란하므로, 지르코니아 전용 실리콘 포인트(그림 3-1) 또는 다이아몬드 포인트(그림 3-2)를 사용한다. 과도한 가열이나 미세균열의 발생을 방지하기 위해 반드시 물을 뿌리면서 시행한다.

적합 시험제(Fit Checker II: GC, 그림 3-3)를 이용하여 적합 검사를 실시하고, 앞에서 기술했던 포인트 등을 이용해서 필요한 부분에 대한 조정을 한다(그림 3-4). 마지막으로 치과 기공실에서 샌드블라스트 처리(50㎛ 산화알루미나를 3-5초 정도 분사), 초음파 세정을 하고, 진료실에서 프라이머(AZ Primer: Shofu)를 바른다.

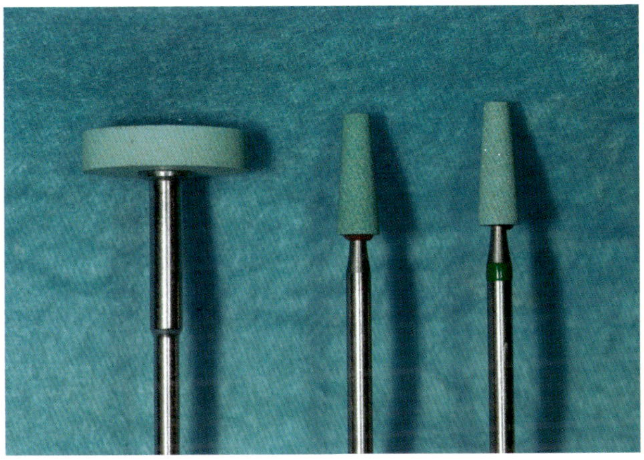

그림 3-1. 지르코니아 전용 실리콘 포인트(프로세라: 모리타).

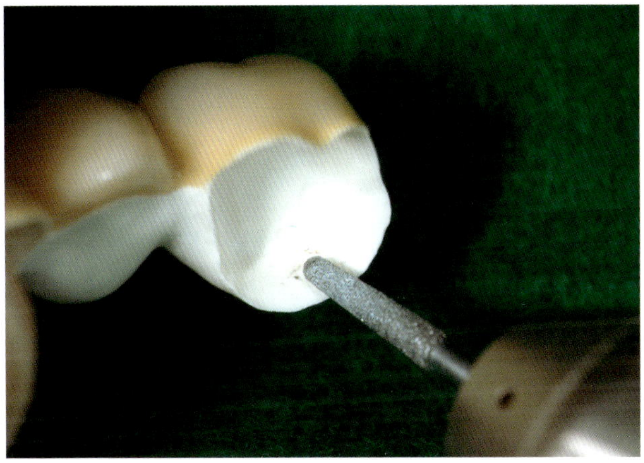

그림 3-2. 다이아몬드 포인트에 의한 조정.

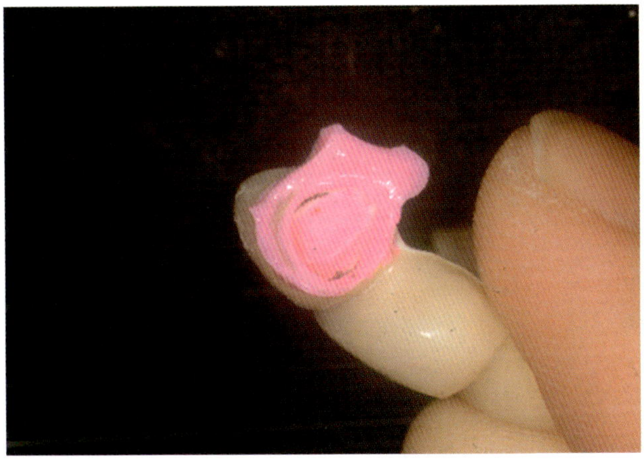

그림 3-3. 적합 시험재에 의한 적합 검사.

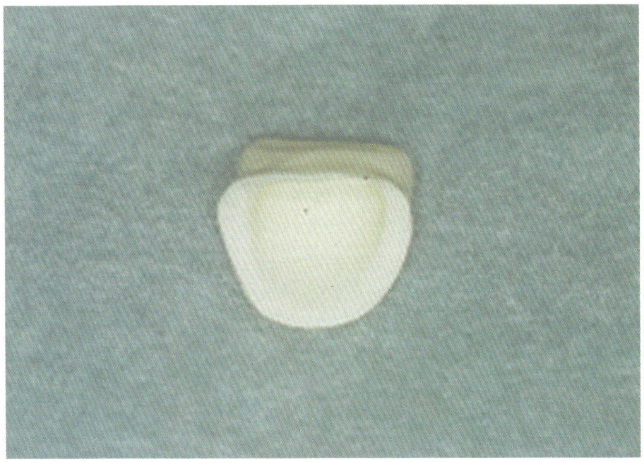

그림 3-4. 조정 후의 프레임 내면.

4 교합 확인과 조정 방법 澤田 智慈

교합접촉 상태는 기본의 방법, 즉 교합지, 교합인기용 왁스(occlusal indicator wax), 실리콘 인상재 등(그림 4-1)으로 검사하는 것이면 충분하다.

일반적인 올세라믹은 접착성 레진 시멘트로 지대치에 접착하여 치아와 일체화를 시키고 난 뒤 교합조정을 실시하는데, 지르코니아 올세라믹의 경우에는 금속-도재관과 마찬가지로 시적한 상태에서 교합조정을 할 수 있다. 따라서 그 후의 연마 조작이 매우 쉬운 장점이 있다. 필요하다면 글레이징을 실시할 수도 있다. 교합지로 인기가 된 부분(그림 4-2)을 카보런덤 포인트 등으로 삭제하고, 보철물이 장착되지 않은 상태와 보철물이 장착된 상태에서 인접치아의 교합접촉 상태가 같아지도록 한다(그림 4-3). 교합조정이 끝나면 실리콘 포인트 등으로 연마한다.

지르코니아 면이 직접 교합에 관여하는 경우에는 프레임을 시적할 때 검사하고(그림 4-4), 필요하다면 교합간 기록을 채득하여 교합기에 재장착하고 교합조정을 한다.

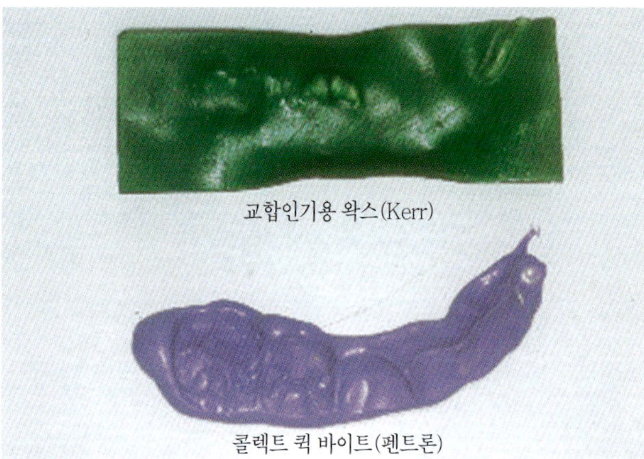

그림 4-1. **교합간 기록용 재료.**

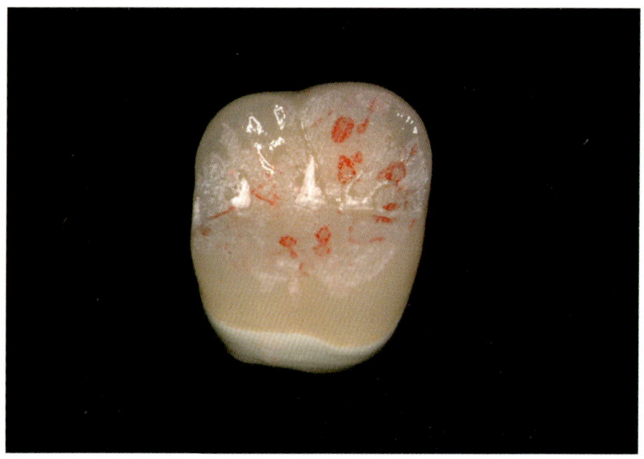

그림 4-2. **교합접촉부가 인기된 올세라믹 크라운.**

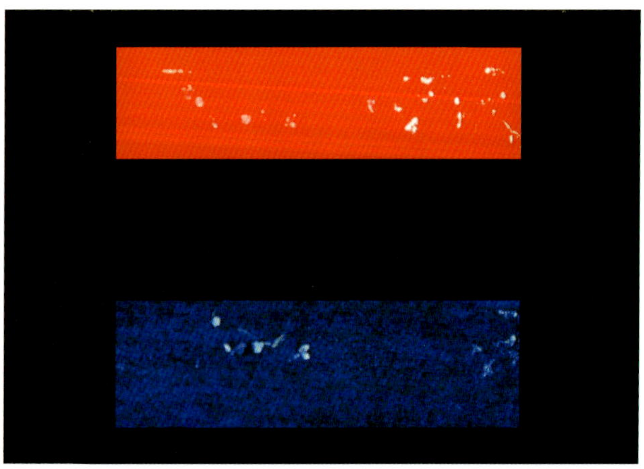

그림 4-3. **교합지에 의한 교합 검사.** (청색: 보철물이 장착되지 않은 상태의 교합접촉, 적색: 교합조정이 끝난 보철물을 장착한 상태에서의 교합접촉.)

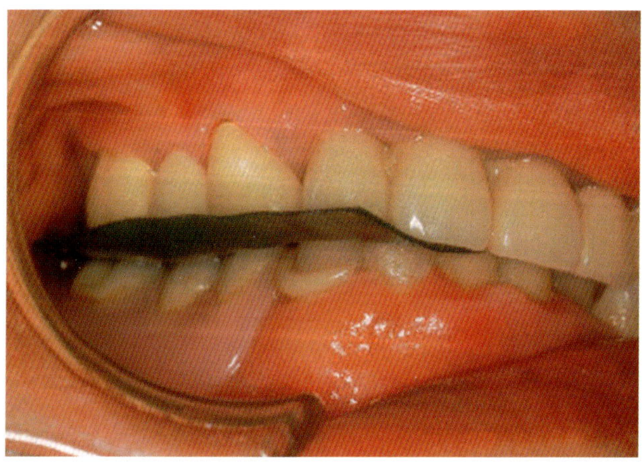

그림 4-4. **교합인기용 왁스에 의한 교합 체크.**

5 장착의 실제 三浦 宏之

완성된 보철물을 구강 내에 장착하는 순서를 살펴보자.
여기에서는 레진 시멘트 시스템으로 ResiCem(Shofu)을 사용하고 있다.

주의사항

1. 프라이머가 치은에 닿지 않도록 주의한다.
2. 프라이머 처리 후에 그 면이 오염되지 않도록 주의한다.
3. 레진 시멘트는 지대치에 도포하지 말고 보철물에 도포한 뒤, 신속하게 장착한다(지대치에 레진 시멘트를 도포해서 레진 시멘트가 프라이머와 접촉하면 경화가 시작되기 때문에 보철물이 들뜨는 원인이 된다).
4. 레진 시멘트가 치간부, 치은연하에 남지 않도록 주의한다.

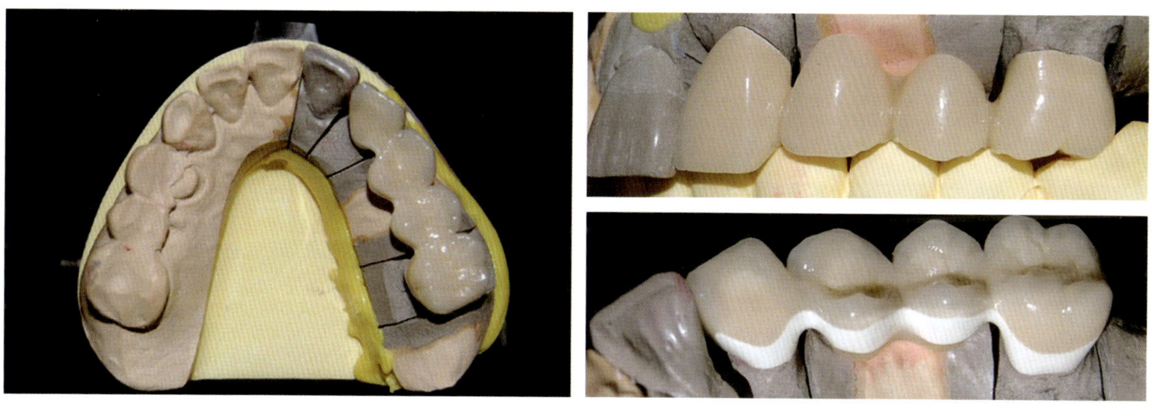

완성된 보철물. 설측면은 지르코니아를 노출시키고 도재의 강도를 보강한 설계로 되어 있다. 세리아계 P-나노ZR은 저온열화현상이 없기 때문에 구강 내에 노출시켜도 문제없다.

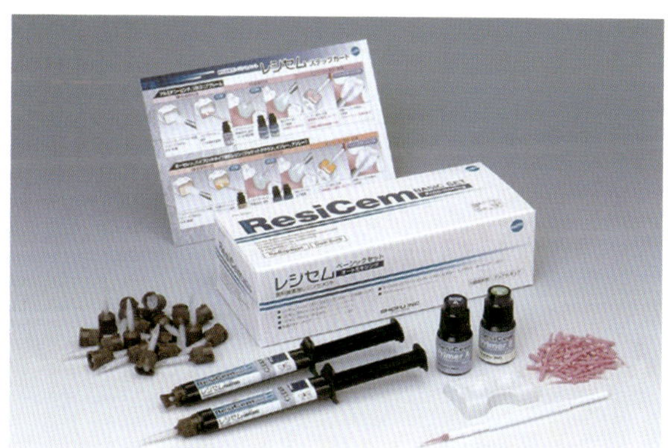

레진 시멘트 시스템(ResiCem: Shofu).

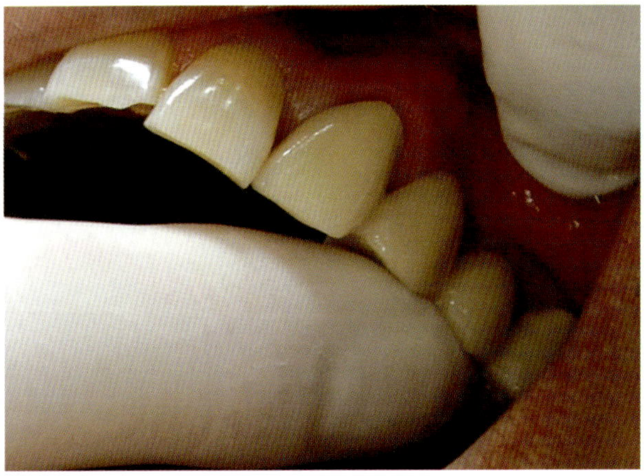

1 시적
보철물을 시적하고, 인접면과 내면 적합을 확인한다.

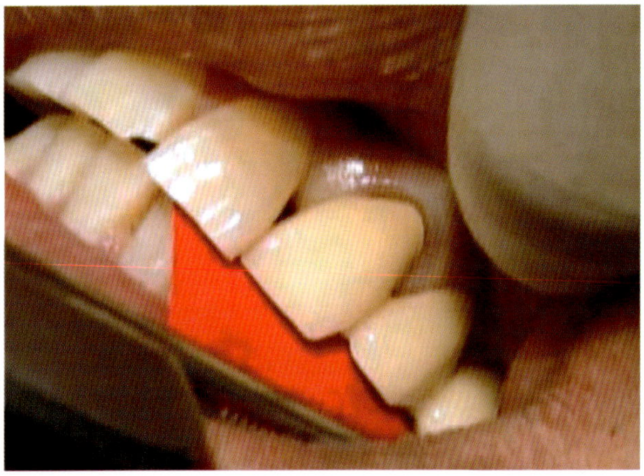

2 교합조정
교합조정을 신중하게 한다.

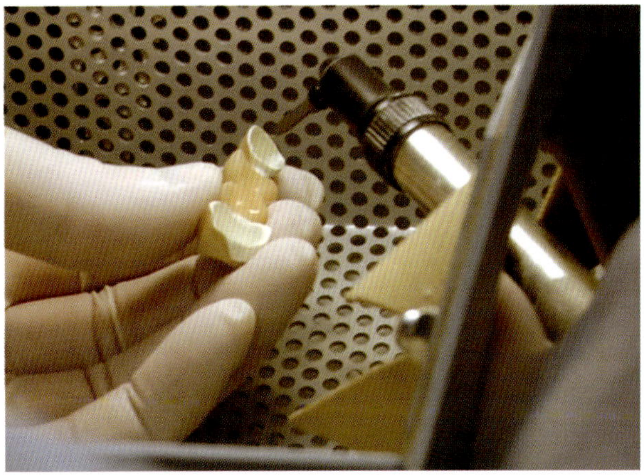

3 샌드블라스트 처리
프레임 내면에 샌드블라스트 처리를 하고, 물로 세정한 후 건조시킨다.

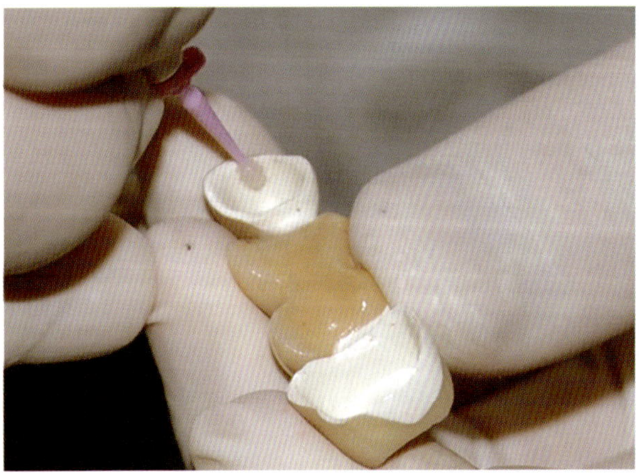

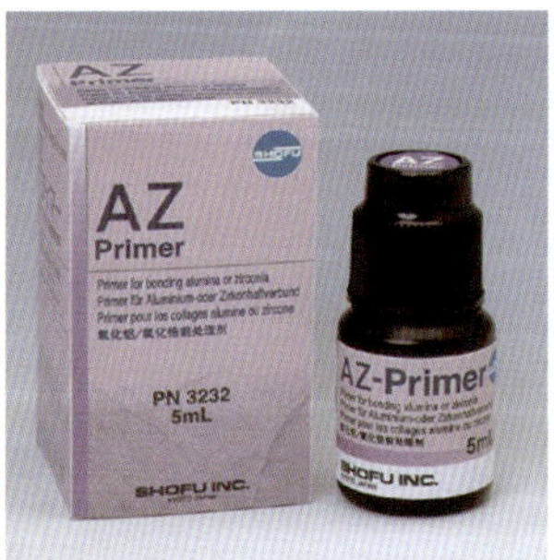

4 내면에 프라이머 도포
프레임 내면에 지르코니아용 프라이머(AZ Primer: Shofu)를 도포하고, 10초간 자연건조시킨다.

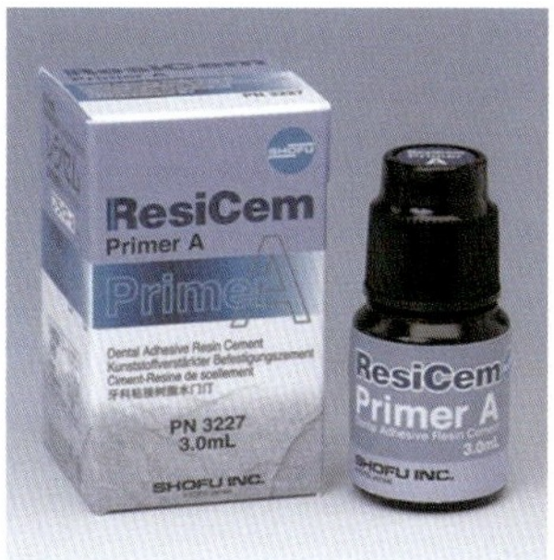

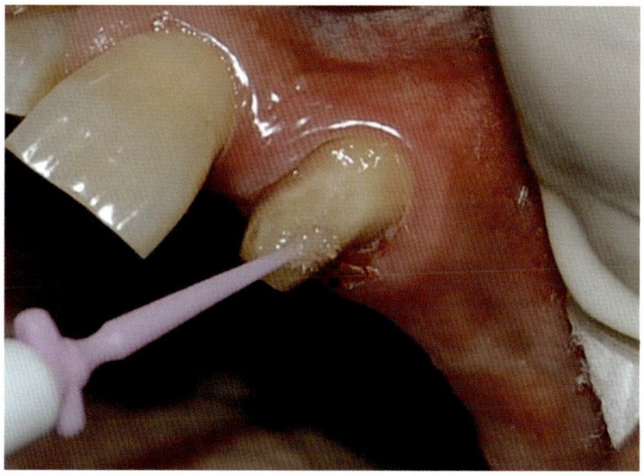

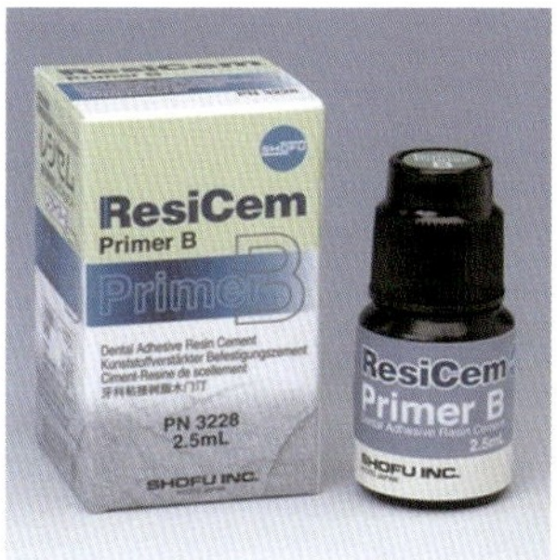

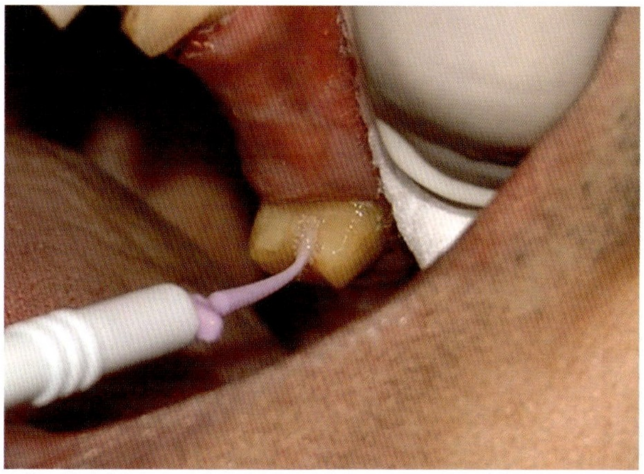

5 **치면 처리**
지대치에 프라이머(ResiCem Primer A, B: Shofu, 같은 양으로 혼합)를 도포한다.

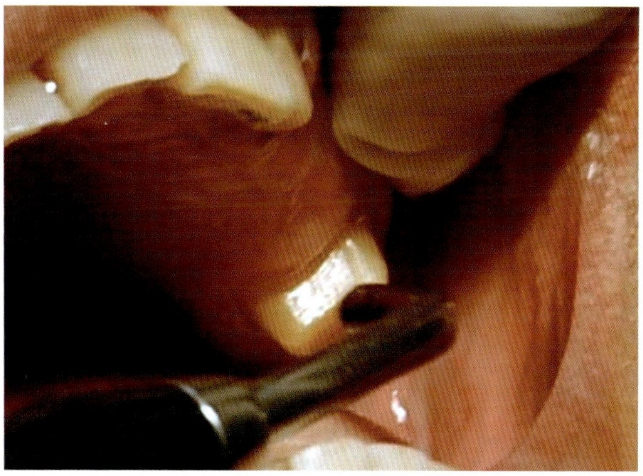

6 **지대치의 건조**
프라이머를 도포한 후, 20초간 방치하고 약한 압력의 압축공기로 충분히 건조시킨다. 이때 물을 이용한 세정은 하지 않는다.

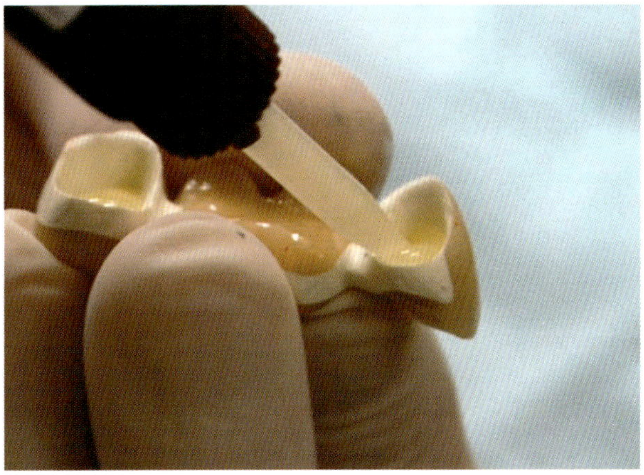

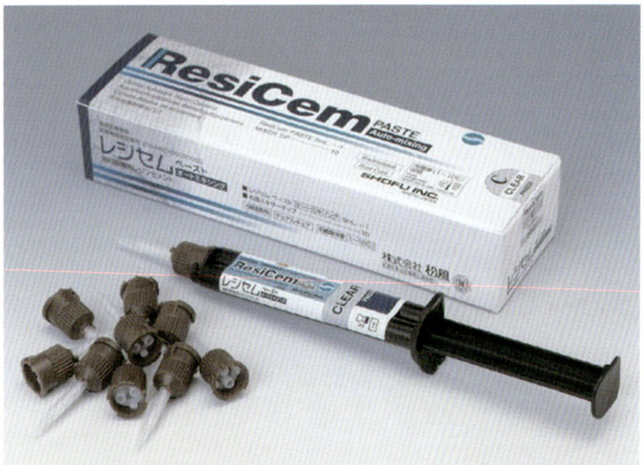

7 **내면에 레진 시멘트 도포**

기포가 혼입되지 않도록 레진 시멘트(ResiCem: Shofu)를 도포한다. 이때 지대치에는 도포하지 않는다.

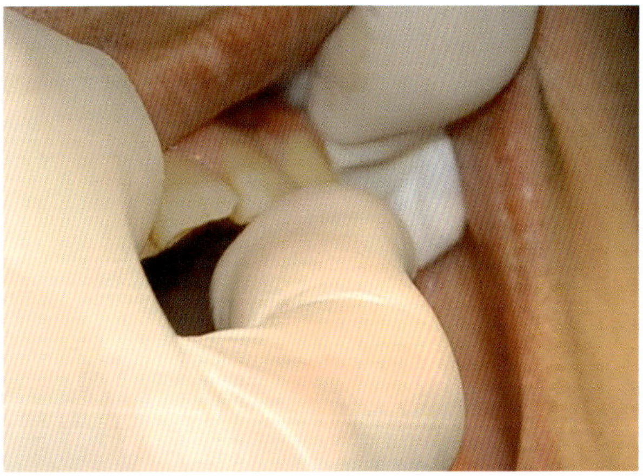

8 **보철물 장착**

보철물을 신속하게 지대치에 압접한다.

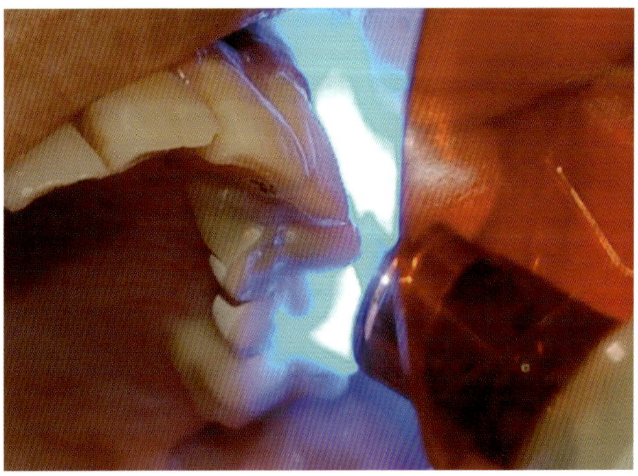

9 **짧은 광중합**

광조사를 2-3초간 한다.

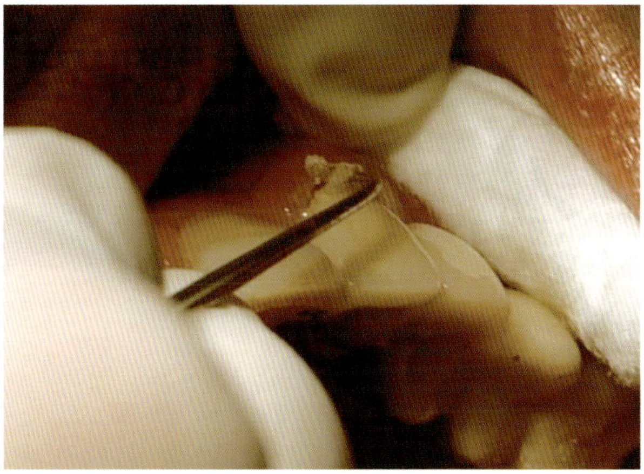

10 잉여 시멘트의 제거

반 경화된 잉여 시멘트를 제거한다. 특히 인접치간부, 치은연하에 시멘트가 남아 있지 않도록 한다.

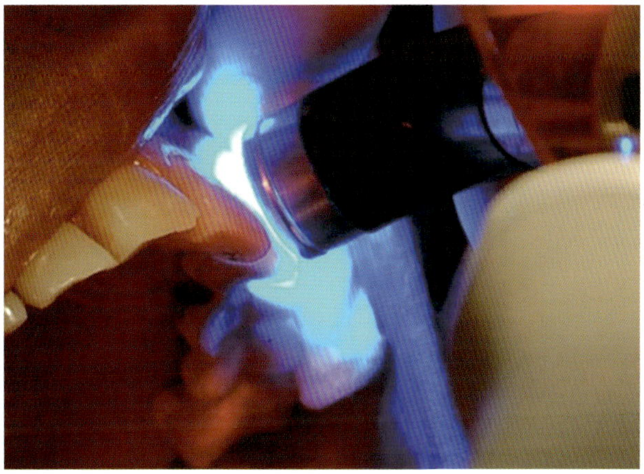

11 광중합

광중합조사기를 이용하여 광조사를 한다. 조사 시간은 사용하는 광중합조사기에 따른다.

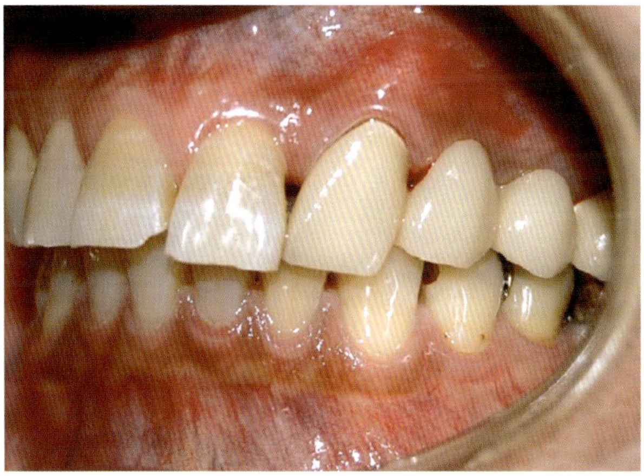

12 장착 완료

- 칼 럼 -

P-나노ZR에 적합한 접착재는?

접착성 레진 시멘트로서 ResiCem(Shofu), Multilink Automix(Ivoclar Vivadent), Clearfil Esthetic Cement(큐라레 메디컬), Panavia F2.0(큐라레 메디컬), Bistite II(도쿠야마 덴탈)의 5종류를 P-나노ZR에 대한 인장접착강도에 대하여 비교, 검토하였다.

우선, 각 피착체의 표면을 #600 내수 연마지로 연마하고, 1cm의 거리에서 샌드블라스트 처리(70㎛ 하이 알루미나: Shofu, 1kgf/cm^2)를 한 후, 정제수로 초음파 세정을 실시하였다(5분간 2회). 접착면은 마스킹 테이프에 의하여 직경 3mm, 두께 100㎛로 규정하고, 각 제조회사에서 지정한 대로 표면 처리를 각각 실시한 후 인장 시험용 스테인리스 봉에 레진 시멘트를 도포하고, 피착체에 압접하여 4방향에서 광조사를 실시했다. 시간은 각 제조회사에서 지정한 지시에 따랐다.

광조사를 한 후, 각 시편을 37℃, 습도 100%의 항온조 내에서 1시간 동안 보관하고, 37℃의 정제수 속에 24시간 동안 침적시켰다. 그 후 수중 열순환 처리(5℃/55℃에 각 30초간 침적)를 10,000회 하였고, 만능시험기(AUTOGRAPH AGS-H: 시마즈제작소)를 이용하여 크로스 헤드의 속도를 분당 1mm로 인장접착강도를 측정했다(각 N=8). 얻어진 결과에 대해 2원배치 분산분석 및 t-test를 이용하여 유의수준 5%로 검증했다.

인장접착 실험에 대한 결과가 표에 나타나 있다. Panavia F2.0이 ResiCem, Multilink Automix, Clearfil Esthetic Cement보다 유의하게 높았다. 인산에스텔계 모노머인 MDP는 법랑질, 비귀금속 합금, 지르코니아 등에 견고하게 접착되는 것으로 보고되어 있는데, Panavia F2.0은 MDP가 첨가된 시멘트와 실란 처리제의 병용에 의하여 지르코니아에 대한 접착의 유효성이 보고되어 있으며,[1] 본 실험에서도 양호한 접착력을 보였다고 생각할 수 있다.

표. P-나노ZR에 대한 각종 레진 시멘트의 인장접착강도

	ResiCem	Multilink Automix	Clearfil Esthetic Cement	Panavia F2.0	Bistite II
정제수 24시간 침적 후	11.7(1.6)^a	10.9(1.6)^a	9.5(3.8)^a	27.4(8.1)^b	13.6(5.9)^a
t-test	NS	NS	NS	$P < 0.05$	NS
수중 열순환 처리	11.0(4.3)^c	10.7(1.6)^c	11.4(2.1)^c	19.8(7.0)^d	12.3(4.3)^c

(단위: MPa)

참고문헌

1) Blatz MB, Sadan A, Martin J, Lang B. In vitro evaluation of shear bond strengths of resin to densely-sintered high-purity zirconium-oxide ceramic after long-term storage and thermal cycling. J Prosthet Dent 2004;91:356-62.

(三浦 宏之, 植田 洋二, 大竹 志保)

–칼럼–

P-나노ZR의 적합성에 대하여

P-나노ZR 프레임 내면에 블랙 실리콘(바이트체커: GC)을 주입하고 지대치에 압접하여 경화된 후 지대치에서 제거하여(그림 1), 내면에 다시 화이트 실리콘(피트 체커: GC)을 넣었다(그림 2). P-나노ZR 프레임에서 실리콘을 제거하고, 중앙부에서 근원심 및 협설 방향으로 분할한 뒤(그림 3), 마이크론 측정기(깊이와 높이를 측정: 닛쇼정밀기기)로 적합도를 측정하였다.

전치부 지대치에 대한 P-나노ZR 프레임의 적합도는 순측변연 부분, 순측중앙부, 절단부, 설측중앙부, 설측변연부에서 각기 32.0±1.0㎛, 43.3±1.5㎛, 286.7±1.5㎛, 25.6±1.2㎛, 140.3±1.2㎛였다. 또 근심변연 부분, 근심축면중앙부, 원심축면중앙부, 원심변연 부분에서 각각 34.7±1.5㎛, 41.3±0.6㎛, 32.1±1.7㎛, 35.3±1.2㎛였다.

소구치부 지대치에 대한 P-나노ZR 프레임의 적합도는 협측변연 부분, 협측축면중앙부, 교합면중앙부, 설측축면중앙부, 설측변연 부분에서 각각 24.7±0.6㎛, 84.3±0.6㎛, 114.7±0.6㎛, 48.7±0.6㎛, 37.3±0.6㎛였다. 또 근심변연 부분, 근심축면중앙부, 원심축면중앙부, 원심변연 부분에서 각각 40.7±0.6㎛, 21.0±1.0㎛, 37.3±0.6㎛, 39.0±1.0㎛였다.

대구치부 지대치에 대한 P-나노ZR 프레임의 적합도는 협측변연 부분, 협측축면중앙부, 교합면중앙부, 설측축면중앙부, 설측변연 부분에서 각각 26.0±1.0㎛, 43.7±1.2㎛, 97.0±1.0㎛, 27.7±1.5㎛, 24.7±0.6㎛였다. 또 근심변연 부분, 근심축면중앙부, 원심축면중앙부, 원심변연 부분에서 각기 44.3±1.5㎛, 30.0±1.7㎛, 40.3±1.2㎛, 39.3±0.6㎛였다.

이와 같이 C-Pro 시스템으로 제작된 P-나노ZR 프레임은 매우 양호한 적합성을 나타내고 있음을 알 수 있다.

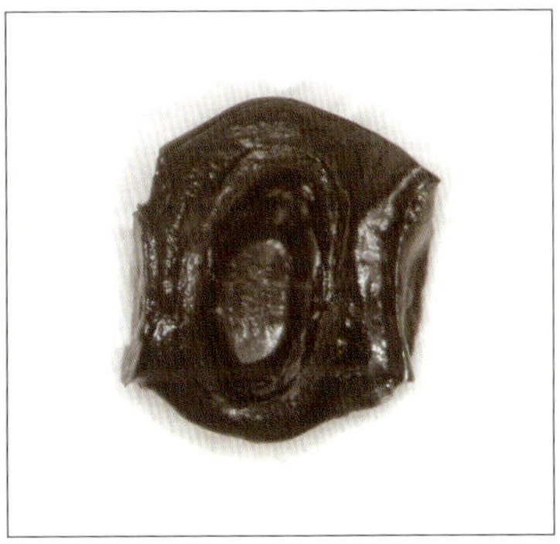

그림 1. 내면에 블랙 실리콘을 주입하고 지대치에 압접한다. 경화가 된 후 지대치에서 제거한 P-나노ZR 프레임.

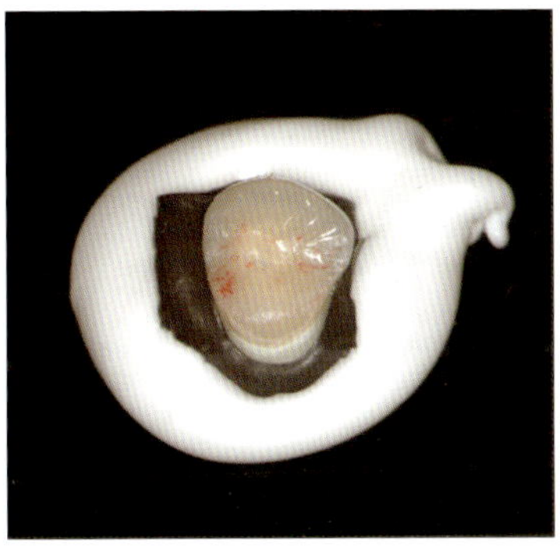

그림 2. 내면에 화이트 실리콘을 충전시킨 P-나노ZR 프레임.

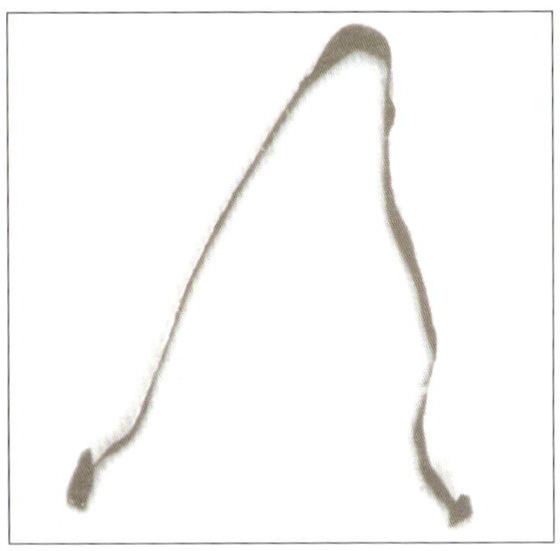

그림 3. P-나노ZR 프레임의 적합도(전치부 지대치).

(三浦 宏之)

6 주위 조직의 보호 방법 澤田 智慈, 岡田 周策

1) 샌드블라스트의 영향

'2. 치면 처리'에서 설명한 것처럼 보철물을 장착할 때 지대치의 표면 처리는 필수적이다. 치면 처리를 할 때 인접치나 치주조직을 보호하는 것이 중요하다.

치면의 샌드블라스트 처리(그림 6-1)나 프라이머 처리는 접착력 향상에 도움이 되는 수단이다. 그렇지만 알러지 환자와 같이 점막이 약한 환자에게는 위해작용[1,2]이 있다고 볼 수 있다. 치은의 피해가 어느 정도인지를 관찰할 목적으로, 실험적으로 돼지의 하악 설측치은에 샌드블라스트 처리를 했다. 치은에 대해 산화알루미나 50㎛, 70㎛를 5초간 및 10초간 분사한 후, 흐르는 물로 충분히 세정했다. 그리고 전자선 프로브 마이크로 애널라이저(EPMA)로 치은 표면에 잔존된 알루미나의 검출을 시도했다(그림 6-2). 육안으로는 변화가 보이지 않지만, 분사 시간 10초가 경과할 즈음 표면에 수 ㎛의 미세한 알루미나 입자가 다수 검출되었고, 분사 시간 5초인 경우에도 10초 정도는 아니었지만 다소의 입자가 존재하고 있음을 알 수 있었다. 따라서 건강한 치은의 경우라도 이러한 손상을 받을 가능성이 있으므로, 손상을 피하는 의미에서도 치은에 대한 보호를 하는 것이 추천되고 있다.

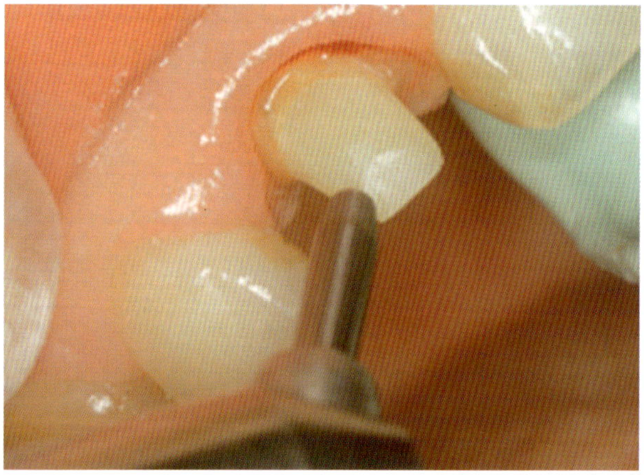

그림 6-1. 샌드블라스트 처리.

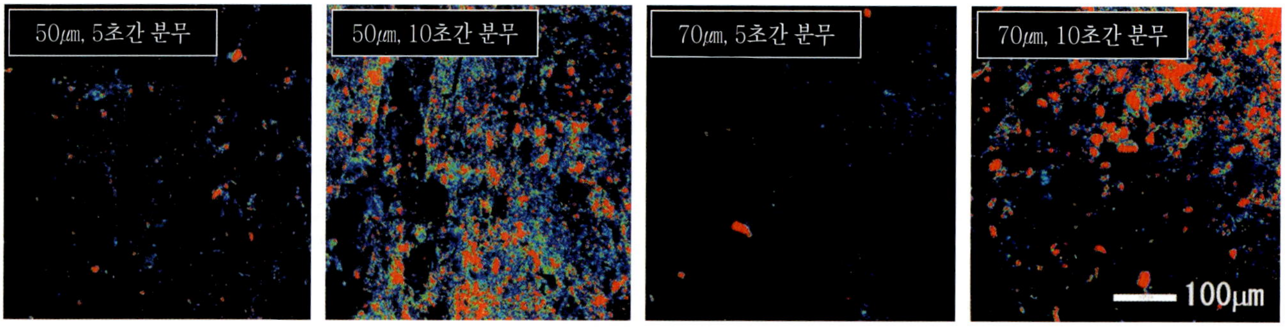

그림 6-2. 전자선 프로브 마이크로 애널라이저(EPMA)를 이용하여 촬영한 치은 표면에 잔존된 알루미나의 검출.

2) 프라이머의 영향

접착성 레진 시멘트를 조작할 때에 프라이머 처리에 의해서도 주위 치은에 백탁 등의 증상이 보이는 경우가 있다(그림 6-3).

특히 약물에 대한 알러지의 기왕력이 있는 환자에서는 HEMA에 대한 알러지 반응[3]을 일으키는 경우도 있으며, 때로는 치은의 괴사 등과 같은 중증 증상도 우려된다.

3) 주위 조직의 보호 방법

치은의 보호법으로 추천되는 것은 치과 진료실 내에서 미백할 때 이용되는 MMA 레진계 치은보호격리재이다. 실제로는 치은보호격리재를 주위 치은에 도포하고, 광중합조사기로 20초간 광조사하여 경화시키면 지대치에 대한 치면 처리를 할 때 치은이 보호된다(그림 6-4).

치은 표면에 프라이머 등의 침투 상태를 확인하기 위해 프라이머 대신에 치은열구염색액을 이용해서 치은보호격리재의 밀착성을 확인해 보니 물로 세정한 직후의 표면에는 다소 염색액의 부착이 보였지만, 내면에는 염색액이 침투되지 않은 것으로 확인되므로 보호 효과를 충분히 기대할 수 있다(그림 6-5).

또 샌드블라스트의 영향을 고려하면 치은보호격리재는 다소 폭넓게 바르는 것이 중요하다(그림 6-6).

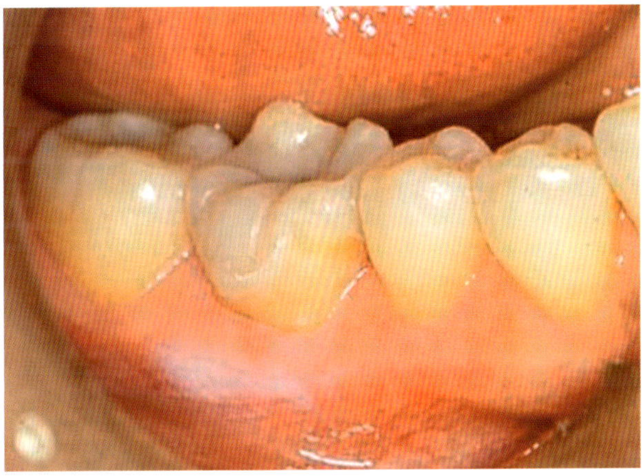

그림 6-3. **프라이머 처리에 의한 주위 치은의 백탁.**

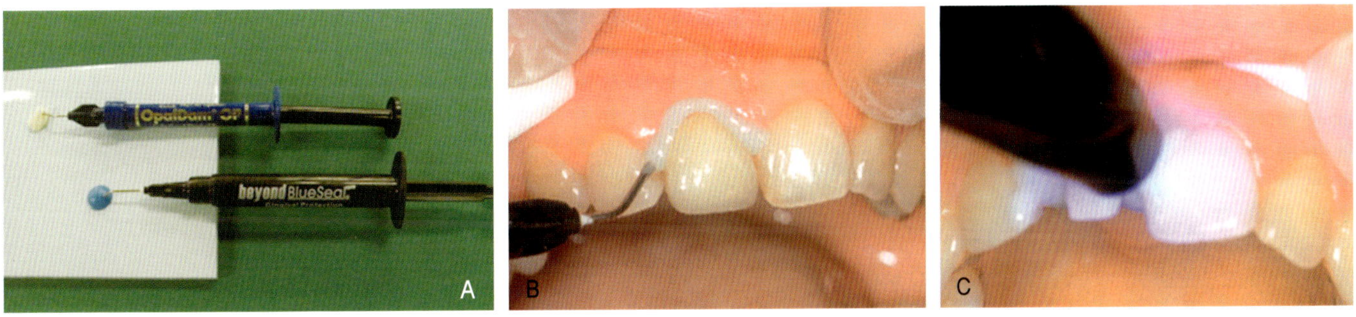

그림 6-4. **주위 조직의 보호 대책.** A: 시판되고 있는 치은보호격리재(OpalDam OP: 울트라덴트, Beyond BlueSeal: JBA) B: 치은보호격리재를 치은 주위에 도포한다. C: 광중합조사기로 20초간 광조사를 하고 치은보호격리재를 경화시킨다.

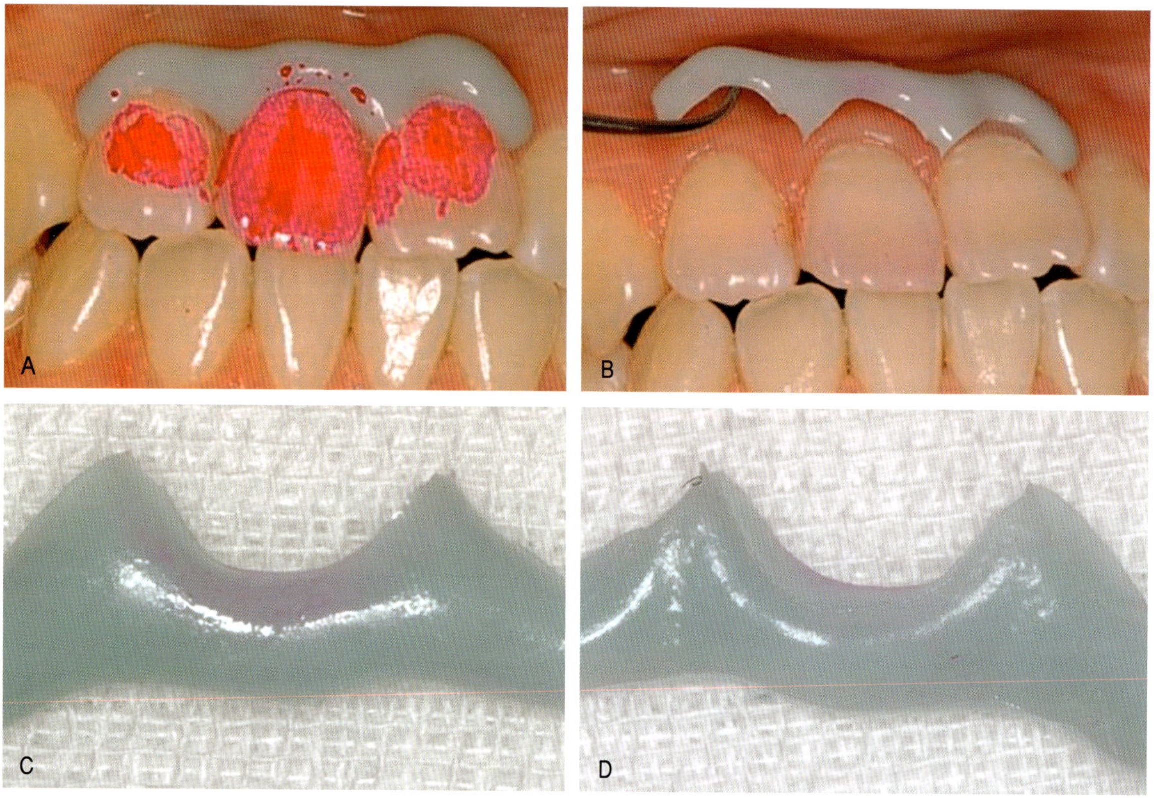

그림 6-5. **치은보호격리재의 밀착성을 확인.**
A: 프라이머 대신에 치면에 치은열구염색액을 도포한다.
B: 치은열구염색액을 도포하고 30초 후, 치은보호격리재를 제거한다.
C: 물로 세정한 후의 치은보호격리재 표면. 치은열구염색액의 부착이 다소 보인다.
D: 물로 세정한 후의 치은보호격리재 내면. 치은열구염색액이 침투되어 있지 않다.

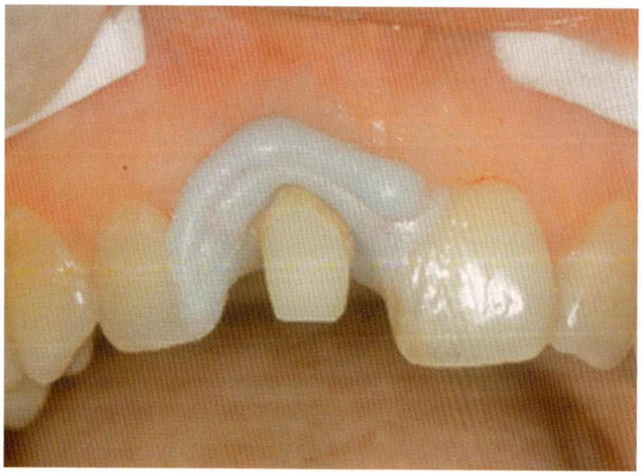

그림 6-6. **치은보호격리재의 범위.** 치은보호격리재는 폭을 다소 넓게 하여 도포한다.

7 알러지 환자의 대처 방법 澤田 智慈

치관 수복재료로서 지르코니아는 이온화되지 않는 매우 안정된 재료이므로 알러지 증상 등은 일어나기 어려운 것으로 생각되고 있으며, 금속 알러지 환자에게 안전하게 사용할 수 있는 수복재료이다.

그렇지만 알러지 환자 또는 알러지 아토피 체질 환자에서는 그것만으로 치과치료가 안전하다고 할 수는 없을 것이다. 예를 들면 접착에 이용하는 접착성 레진 시멘트나 프라이머 등에는 많은 화학물질이 들어 있으며, 특히 HEMA나 아세톤 등은 알러지 증상을 야기하는 물질로 이미 보고되고 있다. 따라서 초진 시 아토피성 피부염이나 그 외의 알러지 질환 등, 음식물이나 약물에 대한 알러지 유무 등, 기왕력을 들어 보는 것이 중요하다. 또 일상생활품이나 장식품 등에 대한 피부염, 집먼지, 애완 동물의 털에 대한 알러지, 화학물질과민증 등에 대하여 문진(표 7-1)을 꼼꼼히 실시하는 것이 중요하다.

구강내 검사에서 주의해야 하는 점은 여러 종류의 금속이 구강 내에 공존하고 있는지의 여부(그림 7-1), 구강 내의 금속 수복물이 부식되어 있는지의 여부(그림 7-2), 그리고 구강 내에서 금속 이온이 발생하기 쉬운 환경에 있는지의 여부를 정밀 검사하는 것이다. 금속 알러지의 특징은 여러 가지가 있으며(표 7-2), 화학물질과민증 등은 해명되어 있지 않은 부분도 많지만, 반드시 증상이 나타나기 이전에 원인(항원침입, 그림 7-3)을 규명하는 것이 중요하다.

교환치료 시에는 일반적으로 모든 알러지 환자에게 올세라믹을 적용시킬 수 있는 것이 아니므로, 말할 필요도 없겠지만 치료 시에 고도의 주의를 기울여야 할 것이다. 티타늄이 임플란트 매식체로 사용되기 시작했을 때 티타늄이 생체친화성이 매우 높고 알러지 걱정도 없는 것으로 여겨졌지만, 티타늄과 같은 비귀금속과 귀금속인 금이나 백금을 조합한 상태에서 사용하거나 임플란트 주위에 금속 인레이나 금속 크라운이 장착된 후 그때까지 알러지 증상이 없었던 환자에게도 알러지 질환이 확인된 경우도 있다. 구강 내에 접촉성 피부염 등이 다발하는 환자에게는 충분한 주의를 기울여야 한다.

표 7-1. 알러지나 화학물질과민증 등에 대한 문진 항목

1. 알러지, 아토피 체질
2. 음식물
3. 부가 보조품
4. 약품
5. 세제, 샴푸
6. 잘 낫지 않는 습진은 없는지
7. 입 속에 하얀 반점은 없는지
8. 장신구에 의한 습진이나 발진은 안 생기는지
9. 의류, 가죽 제품 등에 의한 습진이나 발진은 안 생기는지
10. 직업상 금속류에 접촉을 하는지
11. 치과치료 후에 습진이나 입 속 하얀 반점은 안 생기는지
12. 치과치료 후에 입술이나 혀가 따끔따끔했던 적이 있는지

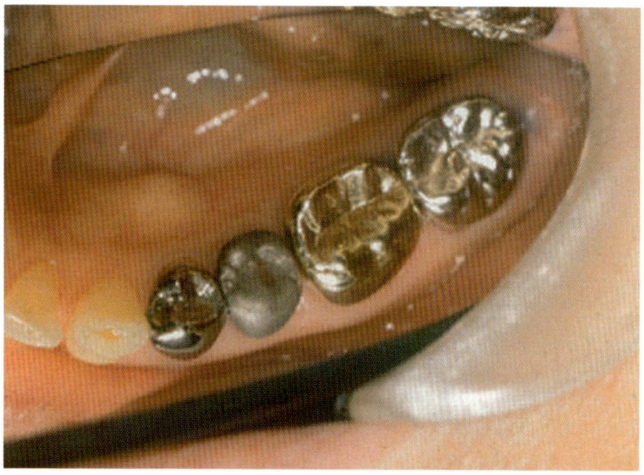

그림 7-1. 구강 내에 공존하는 다종의 금속 수복물.

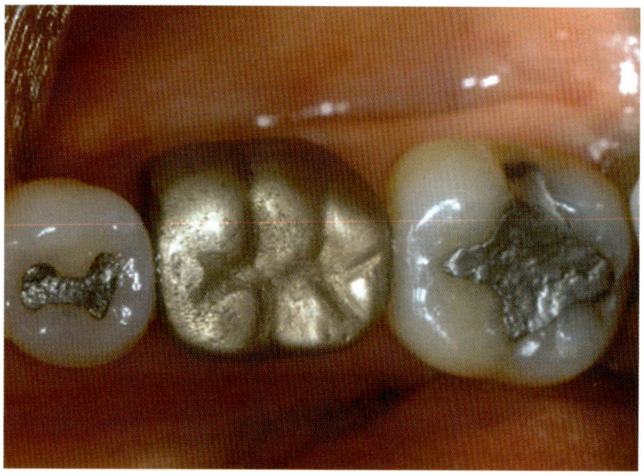

그림 7-2. 구강 내에서 부식된 금속 수복물.

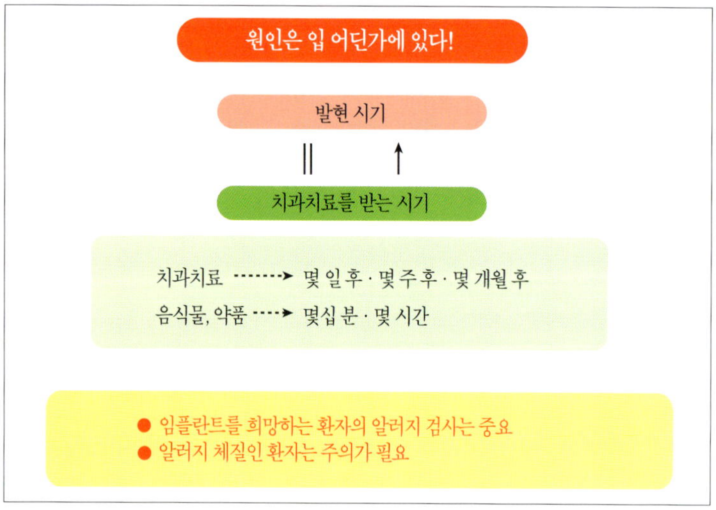

그림 7-3. 항원의 침입 시기와 발현 시기.

표 7-2. 금속 알러지의 특징

1. 증상이 멀리 있는 피부 및 점막에 파급된다
2. 임상 증상이 항상 일정한 것은 아니다
3. 피부 · 전신적 질환과의 감별이 곤란하다
4. 원인(알러겐)을 알기 어렵다
5. 감작 시기를 알기 어렵다
6. 환자의 고통이 장기간 지속되기 쉽다

8 문제점에 대처하는 방법 三浦 宏之, 福井 雄二, 森 浩路

1) 제거 방법

지르코니아는 기계적 강도가 높기 때문에 크라운에서 구치부 브릿지까지 폭넓게 응용이 가능하다. 지르코니아 브릿지를 제거하는 경우, 우선 가공치의 연결부를 창 모양 또는 가는 원기둥 모양의 다이아몬드 포인트로 프레임 위에 축성되어 있는 도재에 세로로 삭제한다. 프레임이 노출되기 시작하면 지대치에 상처를 주지 않도록 세심한 주의를 기울이면서 프레임에 세로로 가는 홈을 만들고 여기에 제거용 드라이버 등을 넣고 비틀면 제거할 수 있다.

지르코니아 브릿지를 제거할 때에는 다이아몬드 입자가 일반적인 것보다 큰 다이아몬드 포인트를 사용하면 절삭효율이 좋다. 다이아몬드 포인트 FG 슈퍼 코스 세트(Shofu, 그림 8-1)는 일반적인 다이아몬드 포인트에 비하여 약 2배에 달하는 크기의 입자를 사용하고 있기 때문에 절삭효율이 1.5-2배이며, 입자의 간격이 크기 때문에 막힘도 적고 매끄러운 삭제를 할 수 있다.

2) 근관치료 방법

지르코니아 보철물을 장착한 후에 근관치료를 해야 하는 경우에는 실제로 개방 확대시키는 와동보다도 약 0.5mm 큰 범위로 도재를 다이아몬드 포인트로 삭제하고, 프레임을 노출시킨다. 이어서 노출된 프레임 부분이 전체 둘레에 걸쳐 0.5mm가 남도록 하면서 다이아몬드 포인트로 프레임에 구멍을 형성한 뒤 근관치료를 한다. 프레임에 구멍을 형성할 때에는 충분히 물을 주입하면서 하고, 발열에 의한 영향이 도재나 프레임에 미치지 않도록 주의하여야 한다. 근관치료 후에는 복합레진으로 충전한다.

3) Chipping에 대한 대응

올세라믹 브릿지와 금속-도재관 브릿지의 생존율에 대해서 Sailer가 메타 분석(Meta-analysis)을 이용하여 검토했는데, 올세라믹 브릿지의 5년 생존율은 88.6%로 금속-도재관 브릿지의 생존율 94.4%에 비하여 유

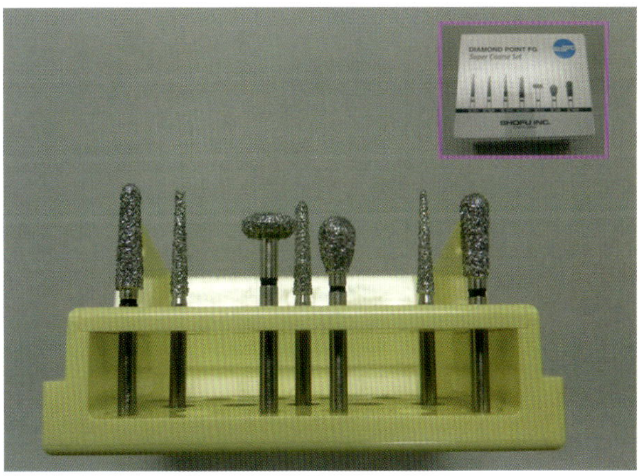

그림 8-1. 다이아몬드 포인트 FG 슈퍼 코스 세트(Shofu).

의하게 낮았다고 보고하고 있다.[1] 이 중 지르코니아에서는 프레임의 파절이 거의 보이지 않았지만, 전장부의 파절이 많았고, 실패율이 높았던 것으로 보고되어 있다. 지르코니아 프레임은 기계적 강도가 높기 때문에 크라운에서 구치부 브릿지까지 폭넓게 응용 가능한데, 그 위에 축성하는 도재는 보통의 저용융 도재이며, 도재의 chipping이나 파절이 일어나는 경우가 있다. 이러한 경우는 기본적으로 다시 제작해야 한다.

도재의 chipping이나 파절 등과 같은 문제점을 피하기 위해서는 프레임의 설계와 교합조정이 특히 중요하다. 프레임을 설계할 때에는 축성하는 도재의 두께가 균일해지도록 한다. 도재의 두께가 균일하지 않으면 파절될 위험성이 높아진다. 그림 8-2는 상악 제2소구치 원심변연융선부가 파절된 증례이며, 그림 8-3은 하악 제2소구치, 제2대구치를 지대로 하는 3본 브릿지의 제1대구치 가공치 근심설측교두의 도재가 파절된 증례이다. 두 증례 모두 지르코니아 프레임에 의한 지지가 없고, 도재로만 두껍게 되어 있던 부분이다. 금속-도재관에서도 마찬가지인데, 이와 같이 프레임에 의한 지지가 없는 설계에서는(그림 8-4의 ②, 그림 8-5의 ②), 도재가 두꺼워지는 부분은 파절이 일어나기가 쉬우므로 프레임을 설계할 때에는 도재의 파절을 방지하기 위해 인접면에서 설측면의 치경부에 지르코니아의 지지 형태를 부여하도록 한다(그림 8-4의 ①, 그림 8-5의 ①, 화살표 부분).

모리(森)[2] 선생은 지르코니아의 프레임 형태가 도재의 파절강도에 미치는 영향에 대하여 보고하였다. 하악 좌측 제2소구치의 멜라민 치아에 1mm의 rounded shoulder를 부여한 지대치를 형성하고, 코발트-크롬으로

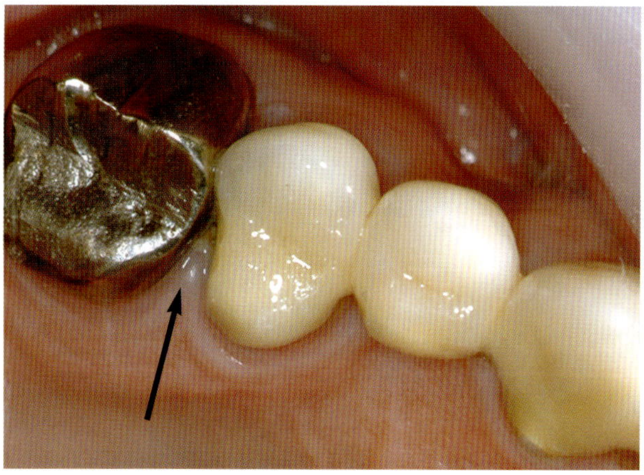

그림 8-2. 도재 파절 증례(원심인접부).

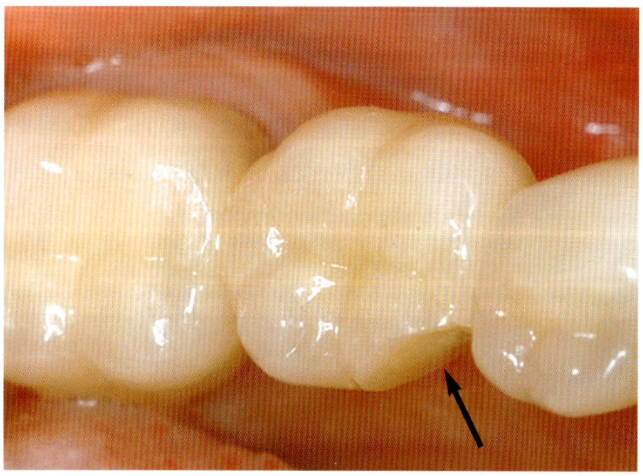

그림 8-3. 도재 파절 증례(가공치의 근심설측부).

만든 지대치 모형을 제작(그림 8-6), 전체 두께가 균일(0.4mm)한 형태의 지르코니아 프레임(그림 8-7A)과 협측 이외의 변연 부분에 지지 형태의 지르코니아 프레임(그림 8-7B)을 각각 6개씩 제작하여 그 위에 도재를 축성하고, 파절강도를 측정한 뒤 비교 검토했다. 사용한 지르코니아는 이트리아계 지르코니아(셀콘벤스카라드: Degudent)이며, 같은 형태의 크라운을 제작하기 위해 지르코니아 프레임 위에 가압성형이 가능한 세라믹(빈티지 ZR 프레스 오버: Shofu, 그림 8-8)을 프레스 작업을 통해 올세라믹으로 제작했다.

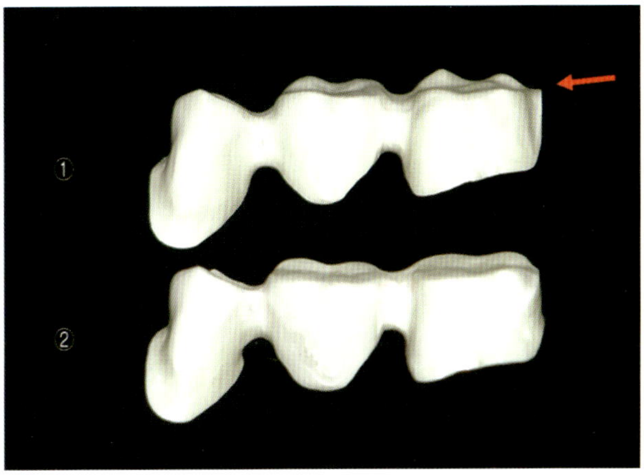

그림 8-4. **지르코니아 프레임의 설계(① 좋은 예, ② 나쁜 예).**

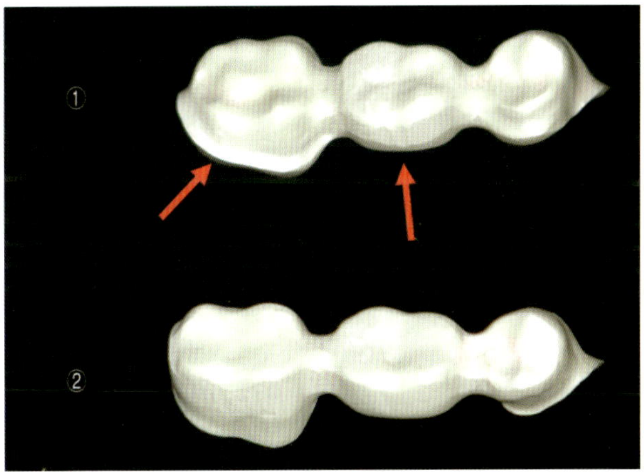

그림 8-5. **지르코니아 프레임의 설계(① 좋은 예, ② 나쁜 예).**

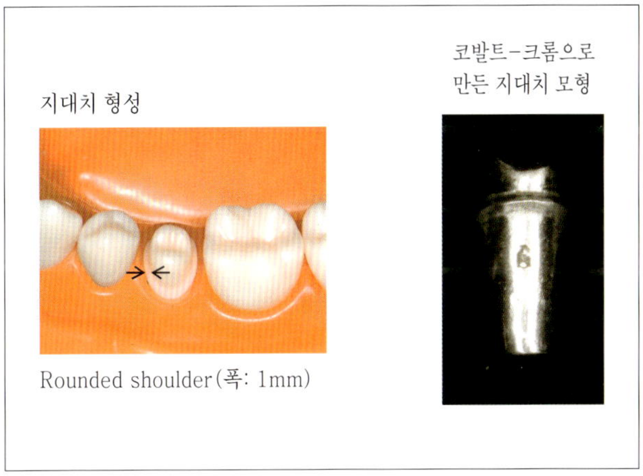

그림 8-6. **실험용 지대치 모형.**

지르코니아 프레임의 내면에 2.5MPa로 50㎛의 알루미나로 샌드블라스트 처리를 하고, 10분간 초음파 세정을 한 후, 제조회사에서 지시한 대로 개시 온도 650℃, 승온 속도 50℃/분, 소성 온도 1,000℃, 계류 시간 5분으로 열처리를 했다. 그리고 opaque liner(빈티지 ZR: Shofu)를 균일한 두께로 도포하고, 개시 온도 450℃, 건조 시간 7분, 진공 개시 온도 450℃, 진공 해제 온도 920℃, 승온 속도 50℃/분, 소성 온도 920℃, 계류 시간 1분간 소성했다. 그 후에 실리콘 코어를 이용하여 12개의 지르코니아 프레임 위에 같은 형태가 되도록 왁스 업을 실시하고, 인산염계 매몰재(Ceravety Press & Cast: Shofu)를 이용하여 제조회사의 지시대로 매몰하고, 가압성형에 의하여 올세라믹을 제작하였다. 올세라믹은 접착성 레진 시멘트(Panavia F2.0: 큐라레 메디컬)를 이용하여 코발트-크롬으로 만든 지대치 모형에 합착하고, 실온에서 12분간 방치한 후, 만능시험기(AUTOGRAPH AGS-H: 시마즈제작소)를 이용해서 직경 2mm의 구 형상 핀으로 원심변연융선부에 분당 1mm의 속도로 하중을 주면서 파절강도 실험을 실시하였다(그림 8-9A).

일반적인 형태의 지르코니아 프레임과 협측 이외의 변연 부분에 지지 형태의 지르코니아 프레임을 가진 올세라믹의 파절강도는 각기 666±142N, 941±175N였으며, 양자 간에 명확한 유의차가 확인되었다(그림 8-9B).

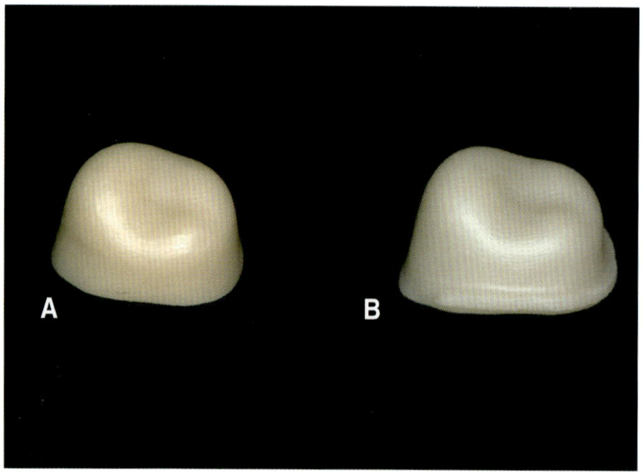

그림 8-7. **지르코니아 프레임.**
A: 일반적인 형태.
B: 인접 · 설측변연 부분에 collar를 부여한 지지 형태.

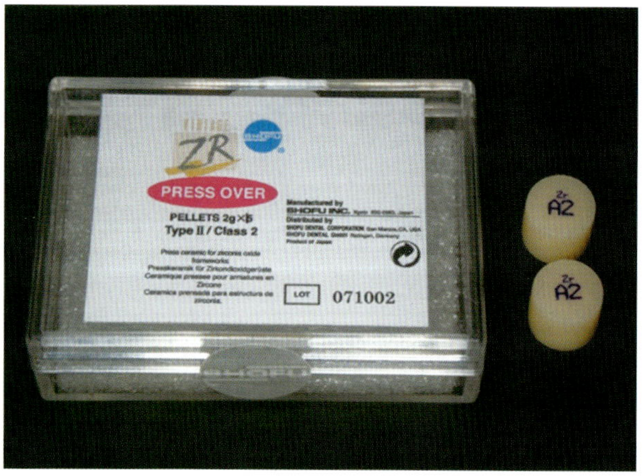

그림 8-8. **빈티지 ZR 프레스 오버(Shofu).**

이트리아계 지르코니아에서는 프레임의 표면을 도재로 덮도록 되어 있는데, P-나노ZR은 이트리아계 지르코니아와 달리 저온열화현상이 일어나지 않으며(Part 1-2 참조), 연마한 P-나노ZR 표면은 매우 매끄러워서 오염도 잘되지 않고 생체친화성도 높기 때문에 심미적으로 문제가 되지 않는 설측치경부는 구강 내에 노출시켜도 문제가 되지 않으므로, 그림 8-10과 같은 설계가 가능하다.

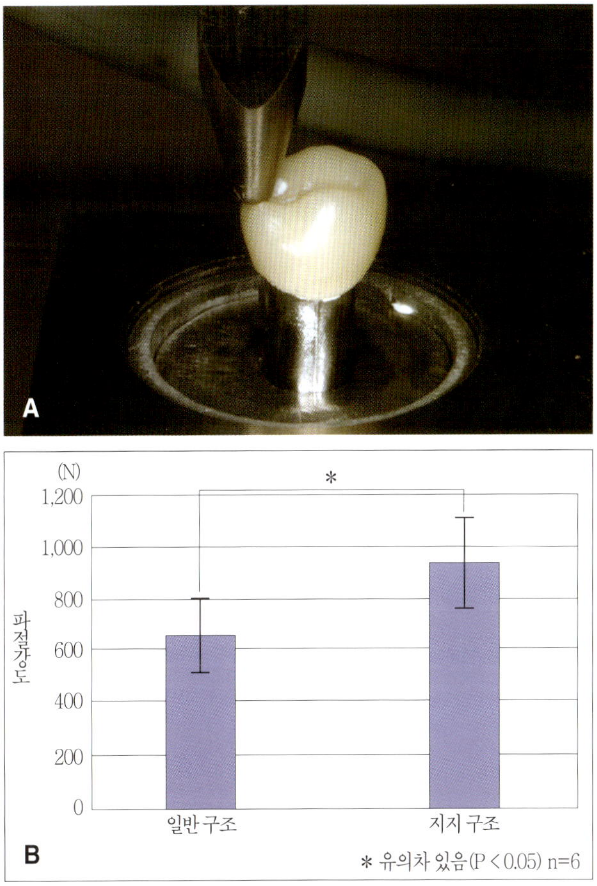

그림 8-9. 지르코니아 프레임에 의한 올세라믹의 파절강도 실험.
A: 만능시험기를 이용하여 압자로 원심변연융선부에 하중을 준다.
B: 파절강도 실험 결과.

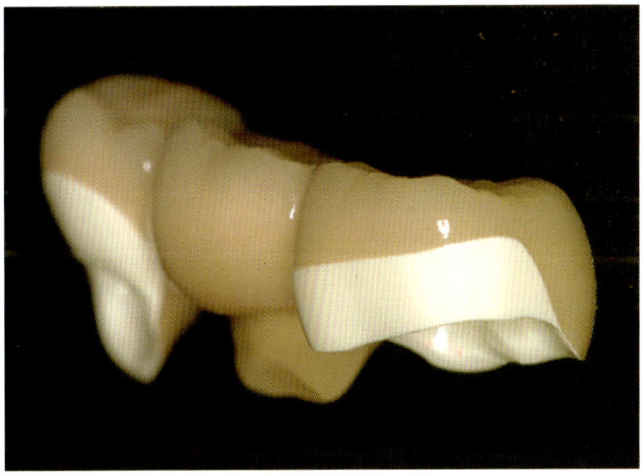

그림 8-10. P-나노ZR 올세라믹의 설측치경부. 표면이 매우 매끄러워서 오염물 부착이 적다. 또한 생체친화성도 높기 때문에 구강 내에 노출을 시켜도 문제가 없다.

Part4

치과 기공실에서의 요점

1 CAD에 의한 설계 시 주의사항

宮﨑 隆, 堀田 康弘

30㎛ 정도의 적합 정밀도를 보이는 CAD/CAM 시스템에서도 설계 오차 때문에 기존과 같이 주조로 제작한 보철물에 비하여 양호한 적합이 얻어지지 않는 경우가 있다. 절삭 가공에서는 가공용 도구의 지름보다 얇은 형상을 재현할 수 없기 때문에 치과의사가 지대치 형성 단계에서부터 가공 후의 적합 상태에 대한 고려를 할 필요가 있을 뿐만 아니라, 치과 기공실에서도 계측되는 모형 표면의 상태에 대해 유의할 필요가 있다(Part 3-1 참조).

현재 P-나노ZR에서는 4본 브릿지까지 가공이 가능한데, 가공용 블록은 직경 18mm, 길이 58mm의 원통 모양이기 때문에 현재는 이 크기까지만 제작이 가능하다(그림 1-1). 또 지르코니아 브릿지의 프레임 설계에서는 연결부의 단면적이 규정되어 있다. Larsson이 4본 브릿지에 의한 지르코니아 프레임의 파절 실험을 실시했는데, 연결부의 직경이 최소 4mm 이상($12.5mm^2$)이면 1,000N에 가까운 파절하중이 필요하다는 것을 토대로, 구치부에서 교합력에 견디기 위해서는 이 정도의 단면적이 필요하다고 보고했다.[1] 그러나 실제로는 심미적인 도재축성을 할 필요가 있기 때문에 연결부를 너무 크게 할 수 없으나, 어느 회사의 지르코니아 프레임이라 하더라도 $9mm^2$ 이상의 단면적을 추천하고 있는 경우가 많다.

이것은 지르코니아에만 한정된 것이 아니다. 연결부에서 도재축성 후의 치은측 형상에 대하여 Besimo는 연결부를 반경 0.25mm와 0.9mm로 설계한 3본 브릿지를 이용하여 파절저항성을 실험하였고, 치은측에서의 치간공극 직경이 클수록 파절에 대한 저항성이 증가한다고 보고했다(그림 1-2).[3]

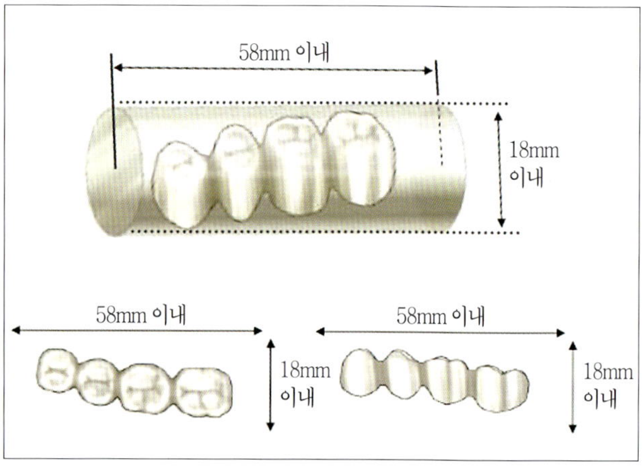

그림 1-1. P-나노ZR 블록 크기와 제작 가능한 프레임의 크기.

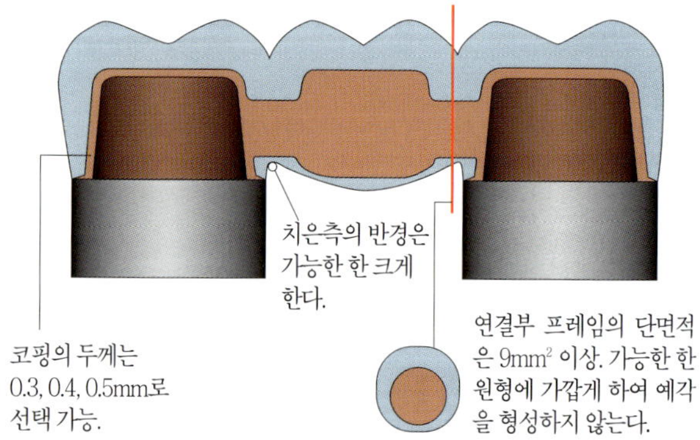

그림 1-2. 지르코니아 프레임에서 연결부의 설계.

2 프레임의 사전 처리 방법

宮﨑 隆, 堀田康弘

CAD/CAM 시스템으로 제작되는 지르코니아 프레임은 지대치의 형태에 따라서는 내면 조정이 필요한 경우가 있다. 또 삭제를 통해 제작되므로, 그 표면에는 삭제 흔적이 남아 있기 때문에 형태 수정이나 연마 등의 작업이 필요한 경우가 있다.

원래 지르코니아는 정방정의 결정 상태에 있는 경우에 높은 인성을 나타내기 때문에 후처리 작업에서 결정 상태가 단사정으로 변화되면 기대되는 강도를 나타낼 수 없게 된다. 그림 2-1, 2-2는 P-나노ZR 프레임의 표면을 기계 연마한 것과 샌드블라스트 처리한 것, 각각을 다시 1,000℃로 5분간 열처리한 후의 SEM상과 표면의 거칠기를 보여주는데, 모두 표면 형상의 변화는 보이지 않았다. 그러나 방사선을 이용하여 그 결정 상태를 조사해 보면 그림 2-3과 같이 결정 상태의 차이가 확연히 관찰되기 때문에 도재축성 전에는 반드시 열처리를 하는 것이 바람직하다고 말할 수 있다.

또 약제에 의한 영향에 관하여 노다(野田) 선생은 불산, 초산, 염산, 유산, 인산을 이용한 침적 실험을 했고, 이트리아계든 세리아계든 불산에서는 쉽게 에칭되는데, 그 외의 무기산에 대한 내식성은 매우 높았다. 그러나 불산으로 에칭되어도 그 결정 상태의 변화는 없었다고 보고했다.[3)]

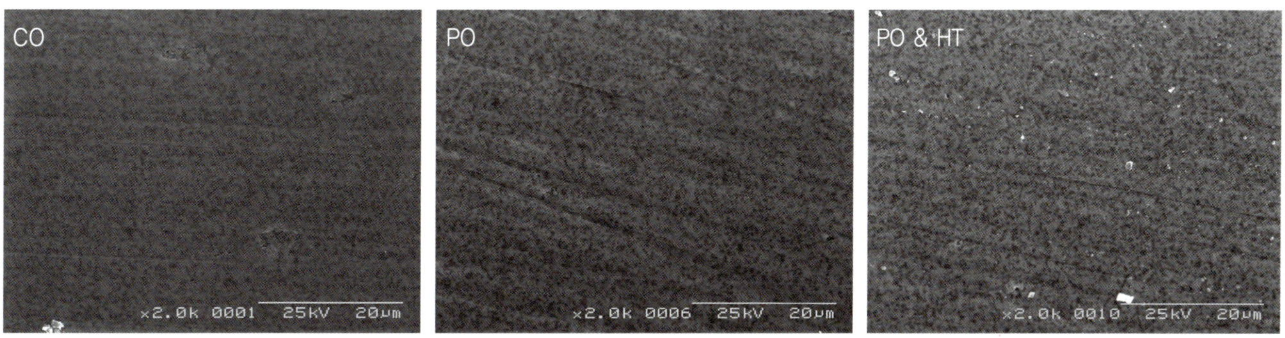

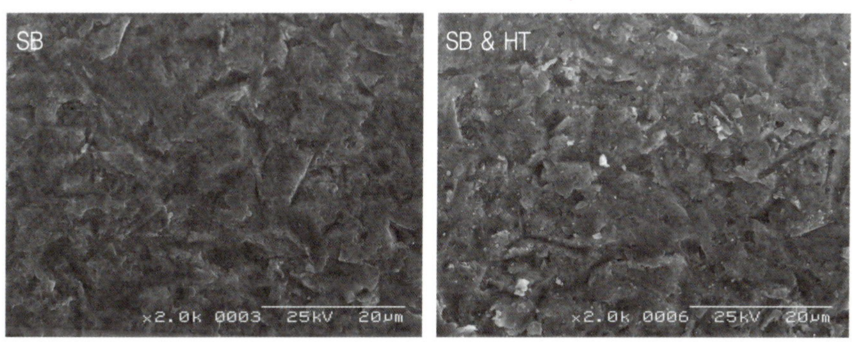

그림 2-1. **각종 표면을 처리한 후의 SEM상.**
CO: CAD/CAM 가공 후
PO: 연마면
PO & HT: 연마 후 열처리
SB: 50㎛, 0.2MPa, 알루미나 샌드블라스트 처리면
SB & HT: 샌드블라스트 후 열처리

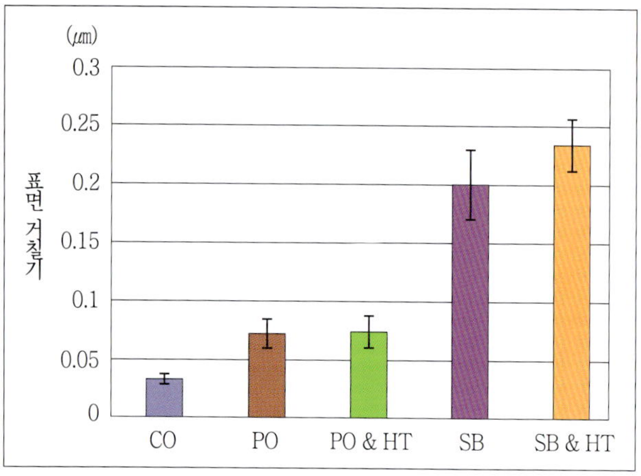

그림 2-2. **각종 표면을 처리한 후 평균 표면 거칠기.**

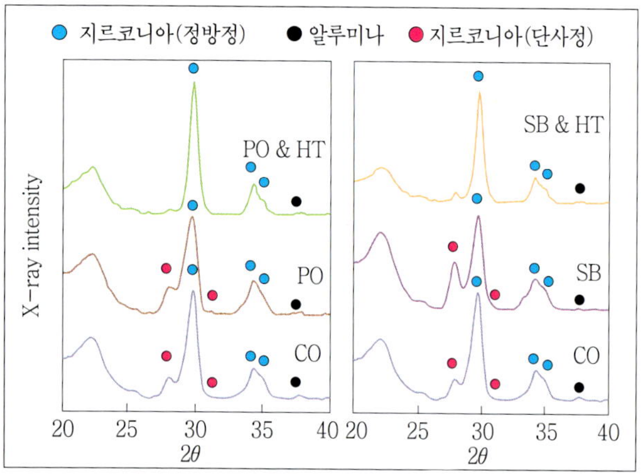

그림 2-3. **각종 표면을 처리한 후, 방사선 회절에 따른 결정 상태를 관찰.**

3 도재 선정 宮﨑 隆, 三浦宏之, 木津喜裕子, 荻原華江

1) 지르코니아와 각종 지르코니아용 도재의 열팽창계수

여러 제조회사에서 지르코니아 전용 축성 도재가 판매되고 있다. 이것은 지르코니아의 열팽창계수가 10-10.5×10^{-6}/℃로 일반적인 금속-도재관의 금속과는 크게 다르기 때문이다. 그 때문에 지르코니아 전장용 도재의 열팽창계수는 표 3-1에 나타낸 것과 같이 8.8-10×10^{-6}/℃로 일반적인 도재와 비교해 낮다. 실제로 P-나노ZR에서 지르코니아 전장용 도재(그림 3-1)를 이용하여 축성하고, ISO 9693에서 규정하고 있는 소부강도 실험을 해보니, 어느 도재에서나 ISO에서 규정하고 있는 25MPa 이상의 강도를 보였기 때문에 이들 도재의 사용이 가능하다(그림 3-2, 3-3).

도재와 지르코니아 사이에는 금속-도재관의 도재와 달리 화학적인 결합은 보이지 않았으며, 샌드블라스트 처리 등 지르코니아 표면의 미세구조를 응용한 도재의 압축응력에 의해서만 결합한다. 그러나 이 압축응력에 대해서 Fischer는 지르코니아의 열팽창계수뿐 아니라, 도재에서 보이는 글래스 전이점에서의 수축량도 소부강도에 관계하고 있다고 보고했다.[1] 또 지르코니아 자체의 열전도율이 표 3-2에 나타낸 것처럼 낮고 축성하는 도재에 가까우므로, 도재소성 시 온도의 증가는 가능한 한 천천히 해야 할 필요가 있다.

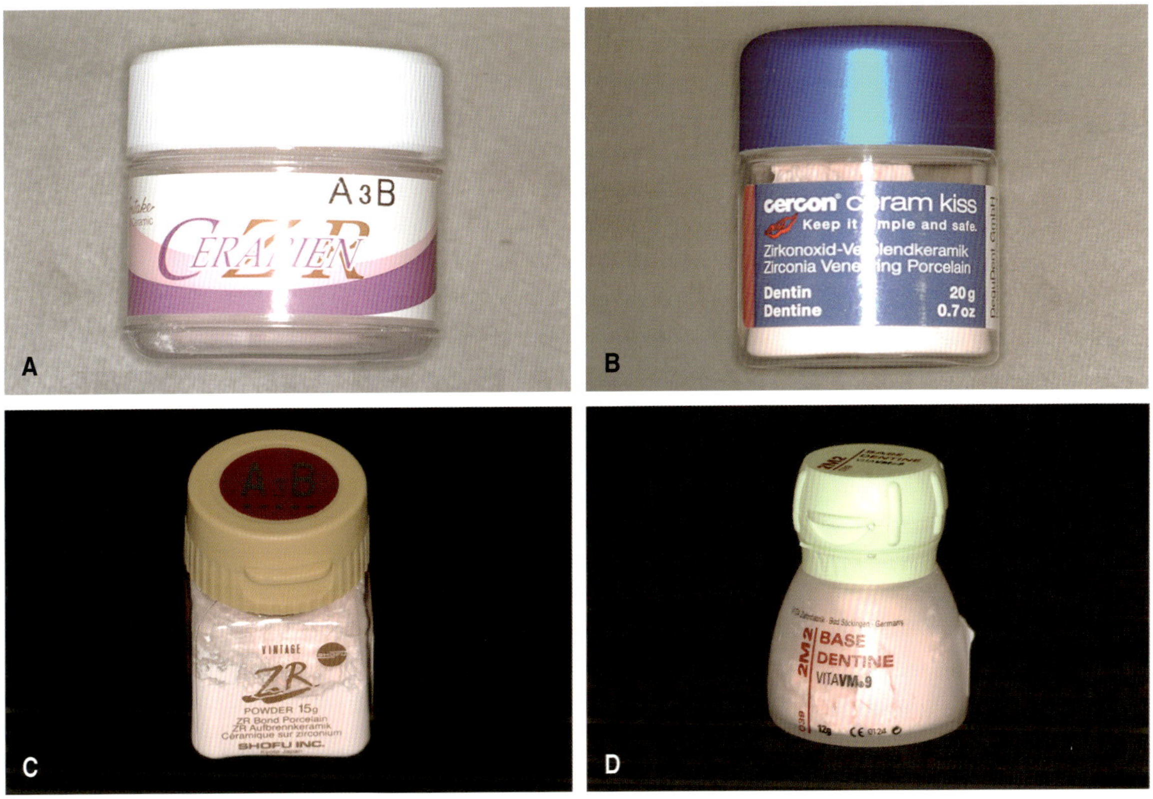

그림 3-1. **각종 지르코니아 전장용 도재.**
A: 세라비앙 ZR(Noridake). **B:** 설콘세람키스(DeguDent). **C:** 빈티지 ZR(Shofu). **D:** VITA VM9(VITA).

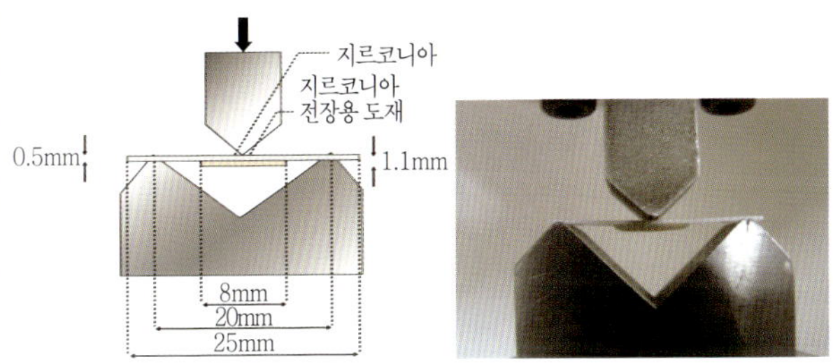

그림 3-2. **ISO 9693에 규정되어 있는 소부강도 실험 방법.**

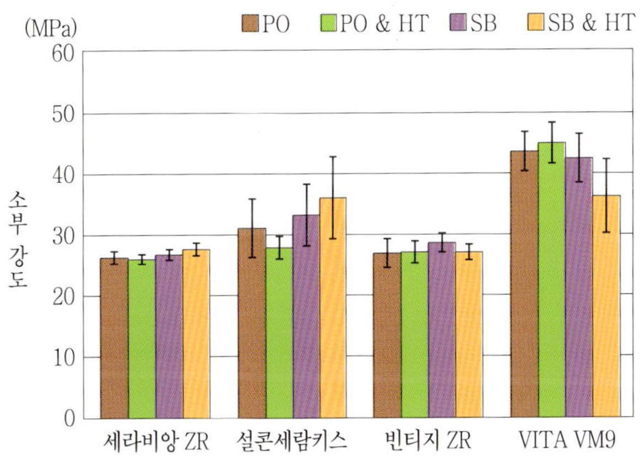

그림 3-3. **P-나노ZR에 대한 각종 지르코니아 전장용 도재의 소부강도 실험(ISO 9693).**

2) 프레스형 도재

프레스형 도재로서 세라비앙 CZR 프레스(Noridake), 설콘세람프레스(DeguDent), 빈티지 ZR 프레스 오버(Shofu), VITA PM9(VITA)를 이용하여(그림 3-4, 표 3-3), ISO 9693에서 규정하고 있는 소부강도 실험을 실시했다. 그 결과, P-나노ZR에 대한 소부강도는 각각 28.8±1.23, 35.7±3.49, 28.9±1.88, 39.8±3.33MPa이며, 실험한 도재는 모두 ISO 9693의 기준치인 25MPa 이상을 보였다(그림 3-5).

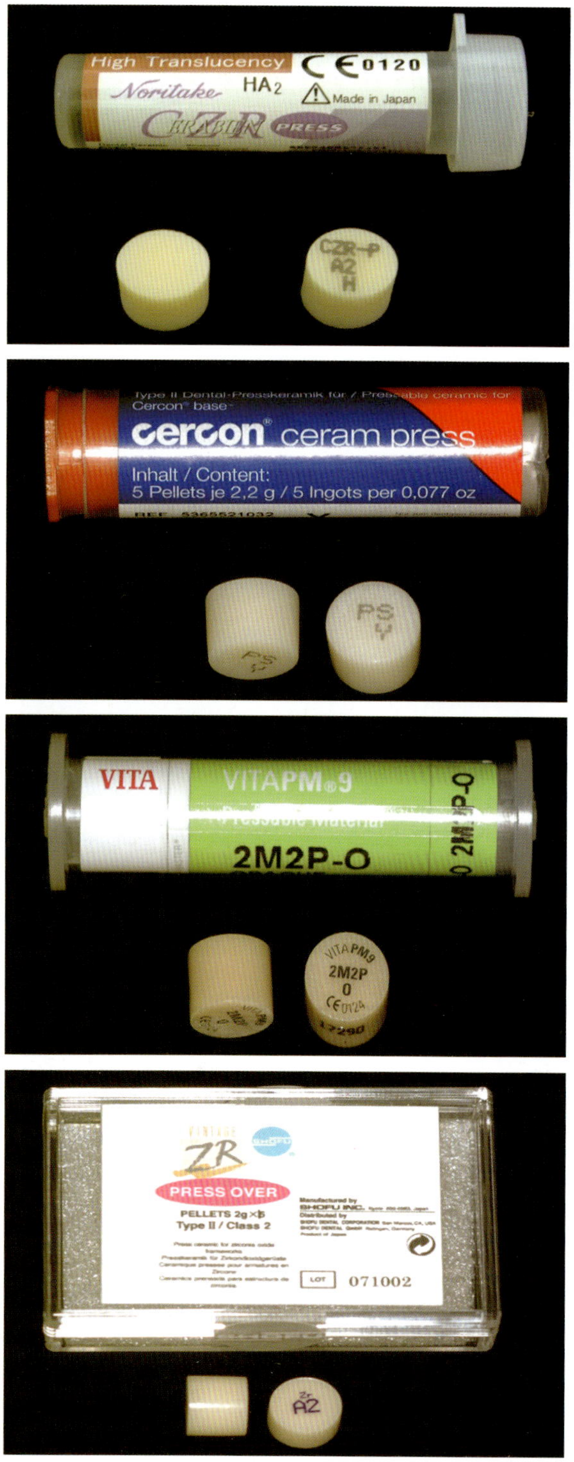

그림 3-4. **각종 프레스형 도재.** 위부터 세라비앙 CZR 프레스(Noridake), 설콘세람프레스(DeguDent), 빈티지 ZR 프레스 오버(Shofu), VITA PM9(VITA).

표 3-1. 지르코니아 전장용 도재

제품명	열팽창계수(10^{-6}/℃)(25-500℃)	소성 온도(℃)	유리 전이 온도(℃)
세라비앙 ZR	9.1	930-940	-
빈티지 ZR	9.3-9.4	820-970	605-635
Initial Zr	9.4	810	550
설콘세람키스	9.2	800-970	-
세람코 PFZ	-	890-930	-
라바	10	810	-
VITA VM9	8.8-9.2	900-940	-
노벨 로드 지르코니아	9.3	890-980	570
IPS e.max 세람	9.5 (100-400℃)	800	490
IPS e.max 질라이너	9.8 (100-400℃)	960	645
지록스	10	890-980	680
크리에이션 ZI	9.5	810	550

표 3-2. 치과재료의 열전도율

열전도율	W/m · K
금	319
은	428
티타늄	21.9
알루미나	31.2
지르코니아	3
도재	1.02
다이아몬드	1,000-2,000

표 3-3. 프레스형 도재의 열팽창계수

- 세라비앙 CZR 프레스
  $10.1 \times 10^{-6} \cdot K^{-1}$
- 설콘세람프레스
  $10.5 \times 10^{-6} \cdot K^{-1}$
- 빈티지 ZR 프레스 오버
  $9.4 \times 10^{-6} \cdot K^{-1}$
- VITA PM9
  $9.5\text{-}9.5 \times 10^{-6} \cdot K^{-1}$

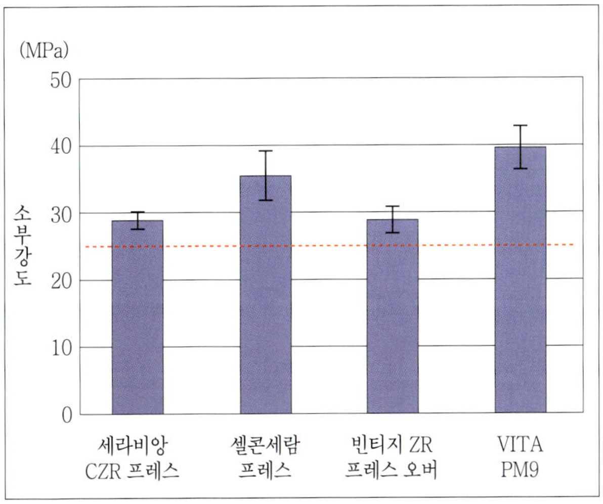

그림 3-5. **P-나노ZR에 대한 각종 프레스형 도재의 소부강도.**

4 프레임의 내면 처리 澤田 智慈, 淸宮 一秀

1) 프레임의 내면 조정

지르코니아 프레임의 적합 검사를 하는 경우, 적합 시험재(Fit Checker II: GC)에 치은열구염색액을 몇 방울 혼합하여 프레임 내면의 적합 상태를 확인한다(그림 4-1). 조정 필요성이 생기면 다이아몬드 포인트를 이용하여 과열되지 않도록 물을 뿌려 냉각시키면서 주의 깊게 조정한다(그림 4-2).

2) 프레임의 표면 조정

지지 형태 부위나 노출된 지르코니아의 조정이 필요한 경우는 다이아몬드가 함유된 실리콘 포인트(스터그로스, 세라프로: 모리타, 코어마스터, 신터 다이야 HP: Shofu, 그림 4-3) 등을 이용하여 주의 깊게 조정한다(그림 4-4). 카보런덤 포인터 등의 절삭효율이 낮은 포인트를 사용하면 균열이 생길 위험성이 높다.

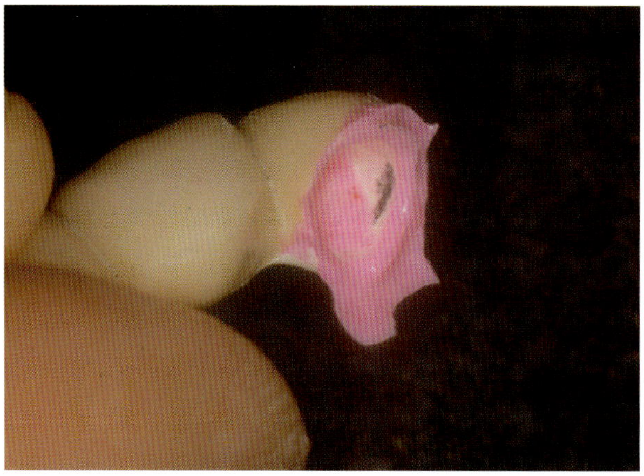

그림 4-1. 적합 시험재(Fit Checker II: GC)에 의한 프레임 내면의 적합 상태 확인.

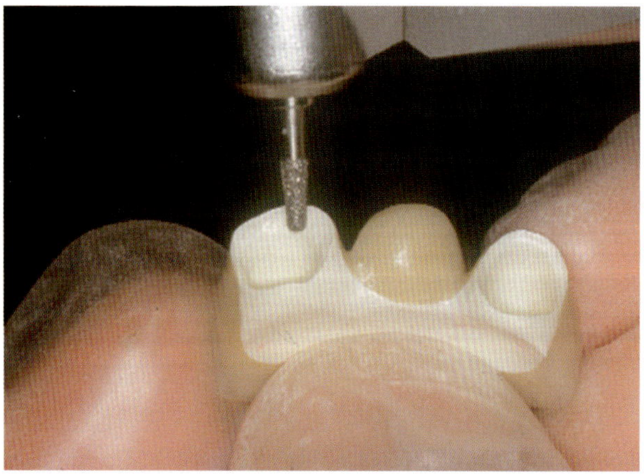

그림 4-2. 다이아몬드 포인트에 의한 프레임 내면의 조정.

3) 프레임에서의 교합채득

지르코니아 프레임의 적합성 확인과 조정이 끝난 후 교합관계를 정확하게 재현하기 위해서 프레임 위에서의 교합채득이 다시 필요하다. 지르코니아 프레임의 교합면에 프라이머(AZ Primer: Shofu)를 도포한 후(그림 4-5), 패턴 레진(GC)에 의하여 교합관계를 유지하면서 기록한다(그림 4-6). 그 후 교합기에 재장착하고 프레임에 도재를 축성할 준비를 한다.

4) 프레임의 최종 내면 조정

모든 조정이 끝나면 접착의 사전 준비로 프레임 내면에 샌드블라스트 처리를 한다. 처리할 때에는 접착면 외는 왁스 등으로 보호하고, 0.2-0.3MPa의 압력으로 산화알루미나(50㎛ 또는 70㎛)를 3-5초 정도 분사한 후(그림 4-7), 초음파 세정기로 세정한다.

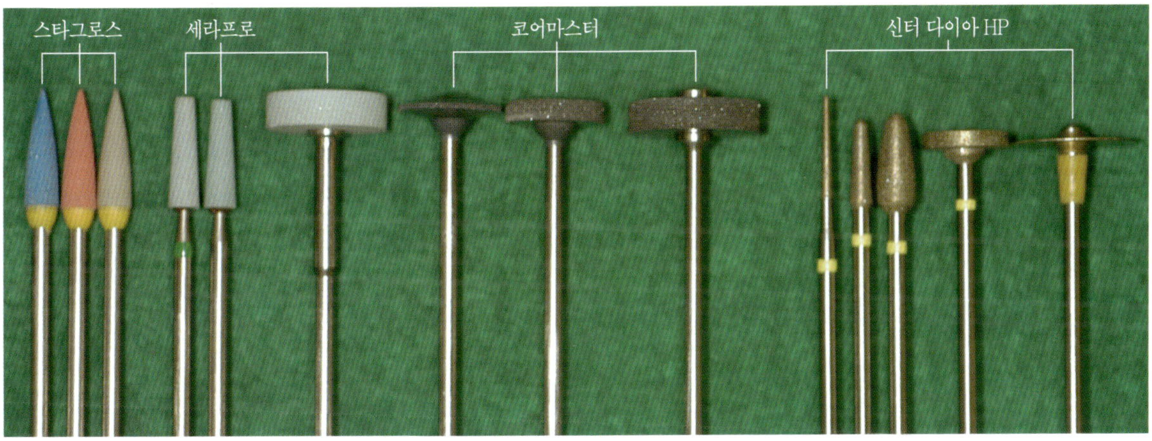

그림 4-3. 다이아몬드 함유계 실리콘 포인트(스타그로스, 세라프로: 모리타. 코어마스터, 신터 다이아 HP: Shofu).

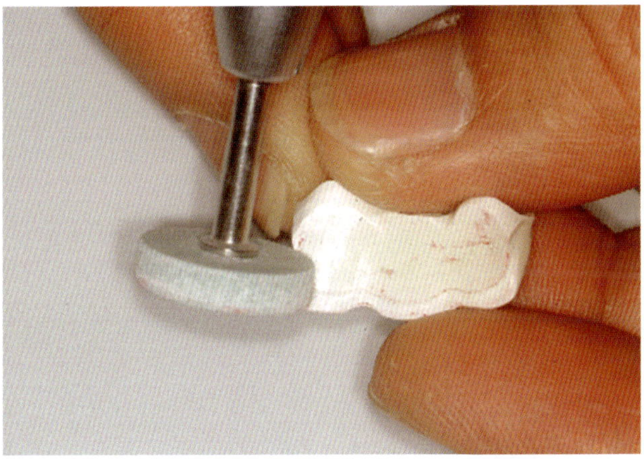

그림 4-4. 프레임의 표면 조정.

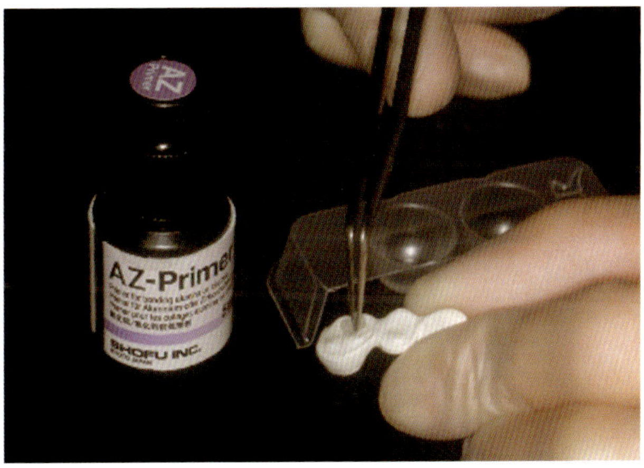

그림 4-5. 지르코니아 프레임에 프라이머를 도포(AZ Primer: Shofu).

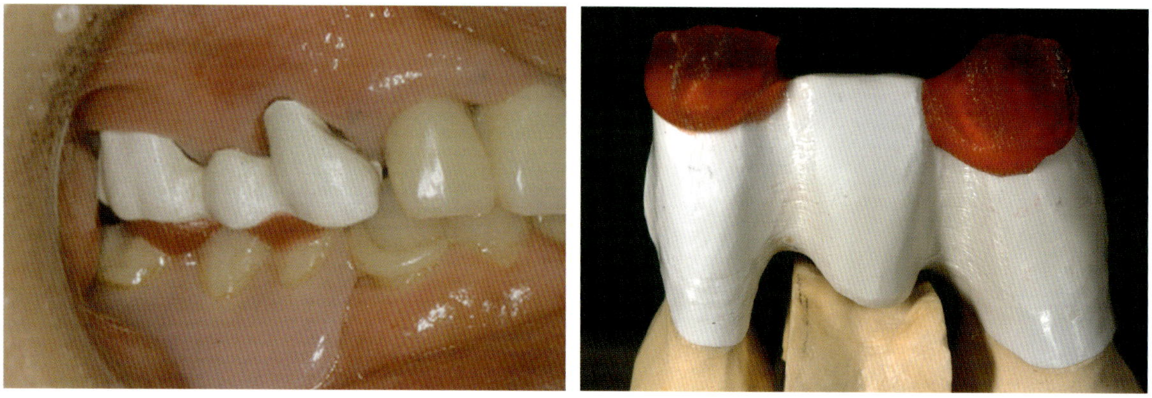

그림 4-6. 교합간 기록채득.

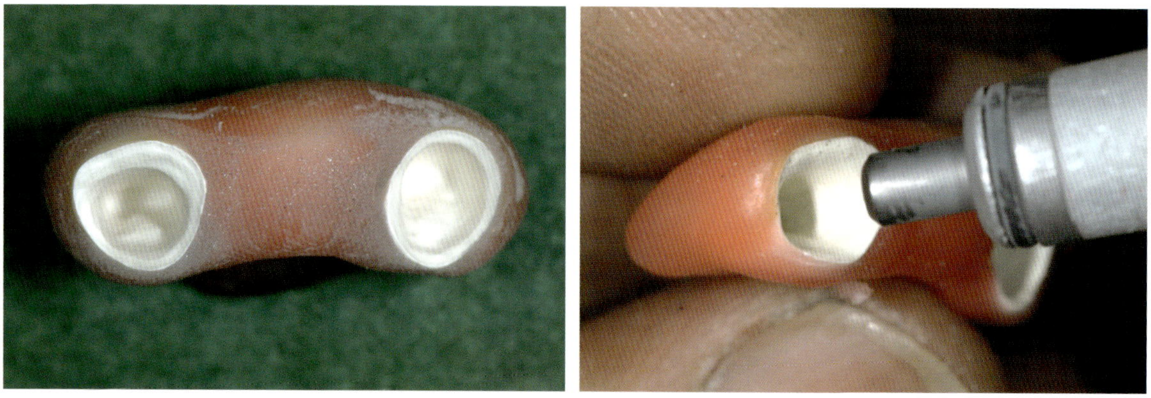

그림 4-7. 샌드블라스트 처리.

5 심미성을 중시한 도재축성 방법 ①

杉山 雅一

C-Pro 시스템에 의한 P-나노ZR 프레임은 다음과 같은 특징을 가진다.

① 기존의 지르코니아에 비하여 약 2-3배의 파절인성을 가진다.

② 완전 소결체를 밀링함으로써 lost wax법에 가까운 적합 정밀도를 가진다.

③ 최저 0.3mm의 두께가 가능하며, 현 시점에서는 4본 브릿지 또는 연결된 4개 치아까지 제작할 수 있다.

④ 금속 알러지가 없으므로 금속-도재관보다 생체친화성이 우수하다.

⑤ 프레임의 투명감이 감소되어 있기 때문에 지대치의 재질이나 색에 의한 영향이 적다.

⑥ 금속-도재관과 같이 치은이나 치관이 어두워지는 경우가 없고 밝게 완성된다.

그러나 이러한 특징을 살리기 위해서 도재축성 방법의 요점을 파악할 필요가 있다. 임상 예를 통하여 그 요점을 보도록 하자.

완전 소결체의 P-나노ZR을 C-Pro 시스템으로 밀링 가공함으로써, 금속 프레임에 대체될 수 있는 보철물을 기대할 수 있다. 두께 0.3mm의 두께로 lost wax technique으로 제작한 것과 유사한 느낌을 얻을 수 있으며, 수작업은 필요하지만 적합이 좋고 기존의 지르코니아에는 없는 점성이 있어 변연 부분의 chipping에 의한 불안으로부터 벗어난다. 또 금속 프레임과 같이 어둡지 않고 지대치의 색에 영향을 받지 않는다.

앞으로 변연의 재현성이라는 점에서도 스캐너의 정밀도, CAD 소프트웨어의 업그레이드를 기대하는 것 외에 프레임 색상의 다양성이나 투명감 있는 프레임, 그리고 직접 교합면에 사용할 수 있는 자연치에 가까운 내마모성을 가진 프레임 등의 개발을 기대한다.

사용 도재: 세라비앙 ZR; Noridake

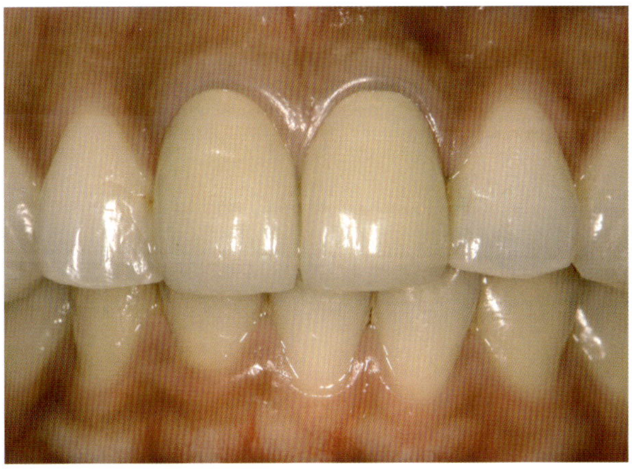

그림 5-1. **초진 시의 구강내 사진.** 환자는 26세의 여성으로 1|1 에 불량 보철물이 들어가 있으며, 심미적인 요구가 커서 보철치료를 희망했다.

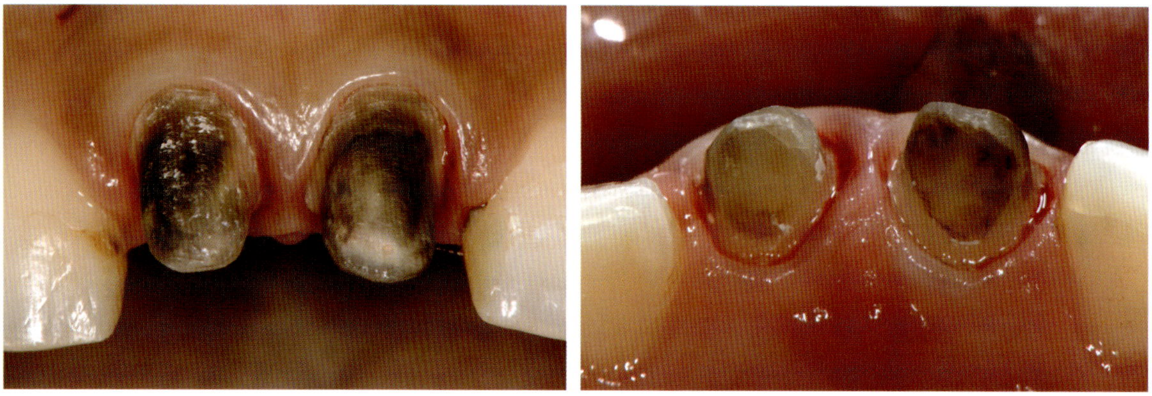

그림 5-2. **지대치 형성 완료.** 불량 보철물을 제거한 후 지대치 형성을 한다. 생활치였지만 전돌 경향이 있었고 변색치였다. 지대치 형성에서는 형성면 전체를 예리하게 하지 않을 것, 절단부는 직경 1.2mm의 두께로 할 것, 변연 형태를 rounded shoulder로 하는 것이 중요하다.

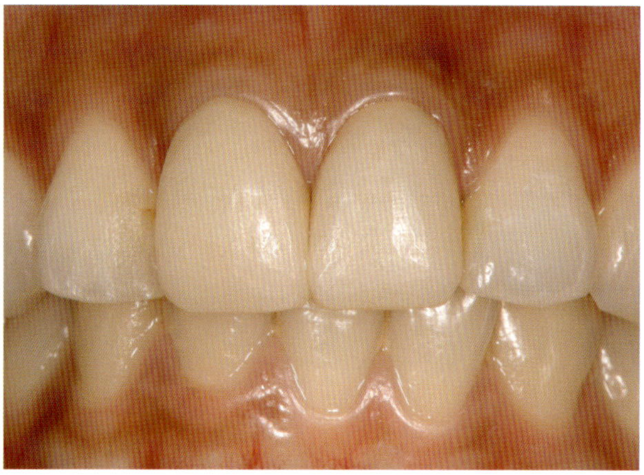

그림 5-3. **임시 수복물 장착.** 진료실에서 임시 수복물 제작.

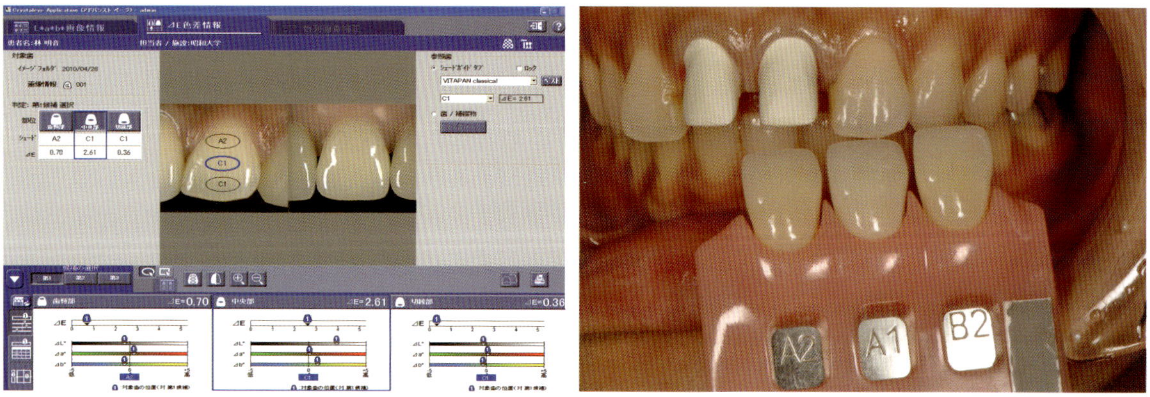

그림 5-4. **색조 선택.** 디지털 측색기기(크리스탈 아이: 펜트론)의 데이터를 기준으로 색조를 선택하고, 은 실크 그레이 카드(18% 표준반사판)와 함께 일안 리플렉스 카메라로 촬영한다.

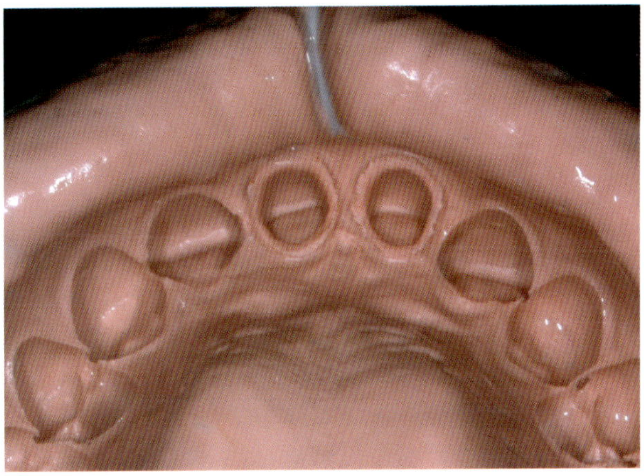

그림 5-5. **인상채득.** 정밀인상용 친수성 부가형 실리콘 인상재를 사용하여 인상채득을 한다. 지르코니아 프레임은 금속 프레임과 같이 절단해서 납부착할 수 없기 때문에 변연의 재현성과 정밀도가 특히 중요하다. 또 전치부에서는 연조직에 대한 정보도 필요하기 때문에 하나의 인상에서 최저 두 개의 모형을 만들 필요가 있으며, 인상재의 선택도 중요하다.

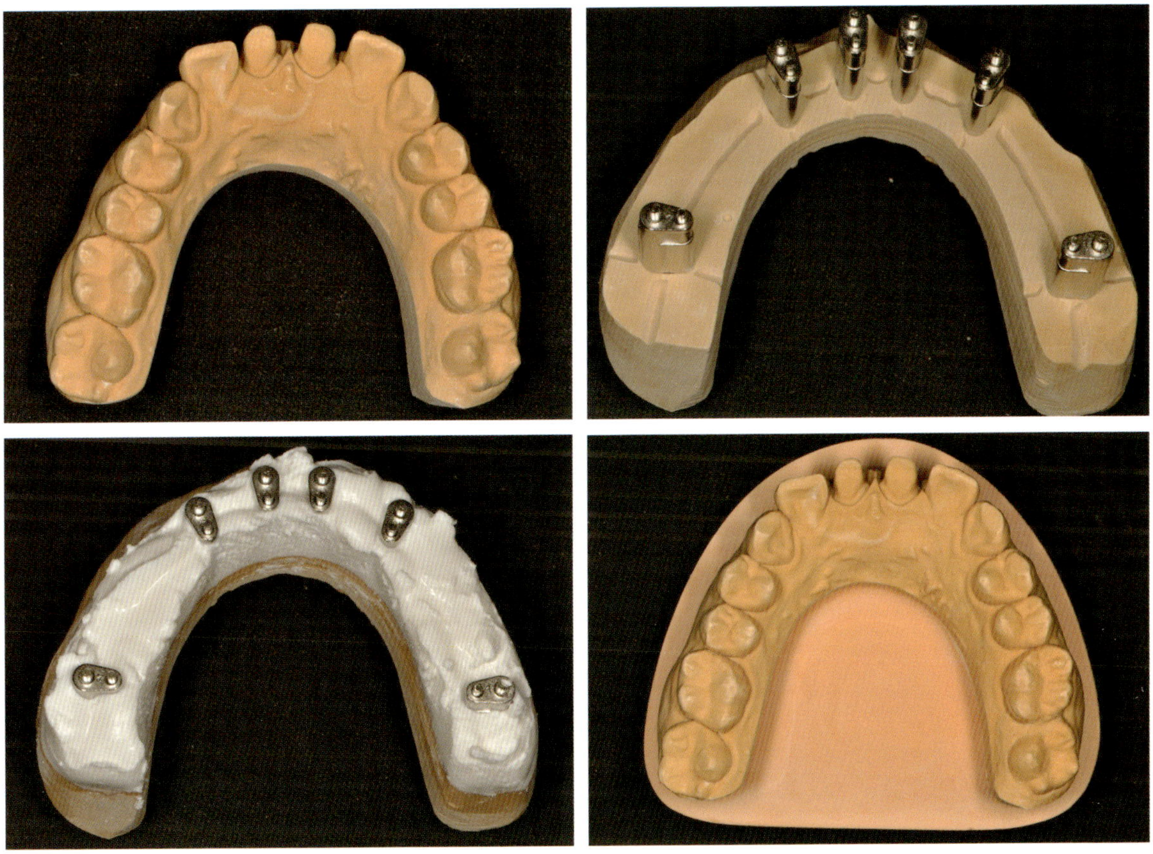

그림 5-6. **작업용 모형 제작.** 작업용 모형에는 붉은색의 초경질석고로 레진이 배합되어 있지 않은 것을 사용한다. 이것은 C-Pro 시스템의 스캐너가 레이저 빛+CCD 카메라 방식을 채용하고 있기 때문에 레이저 빛이 석고 모형에 반사됨으로써 발생되는 스캐닝 오류를 방지하기 위함이다. 지대치는 한 개씩 읽어들이기 때문에 분할 모형이 필요하며, 정밀도가 매우 중요하므로 Dowel pin은 한 개의 지대치에 대하여 바이브이 핀(렌펠트) 또는 두 개 이상의 지글 핀을 사용할 필요가 있다. 또 분할 후의 정밀도를 유지하기 위해 이차 매몰의 석고에는 저팽창 초경질석고를 최소량 사용하여 미리 경화시키고, 그 후에 다시 저팽창 초경질석고를 사용하여 삼차 매몰을 한다.

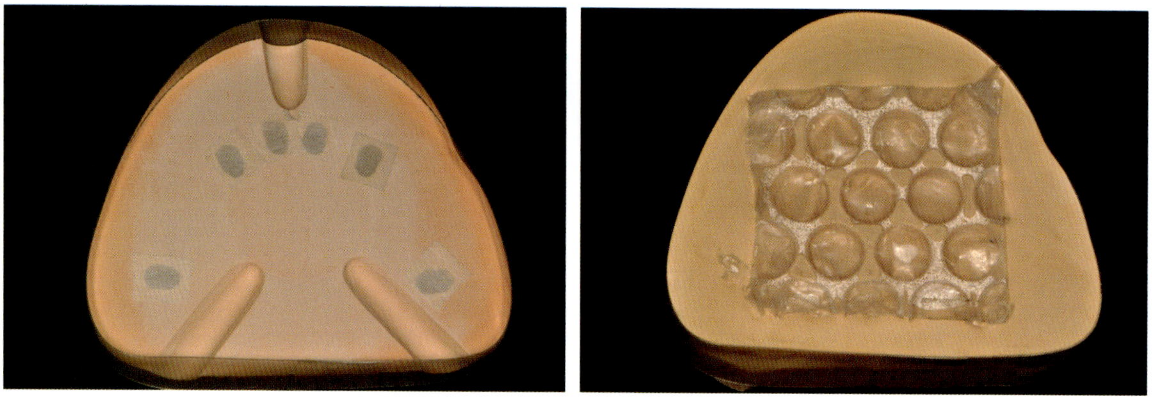

그림 5-7. **작업용 모형 수정.** 모형의 높이는 60mm로 제한되어 있는데, 스캐너로 전악(상악을 교합시킨 상태)을 읽어들일 때는 split cast로 해 둘 필요가 있다.

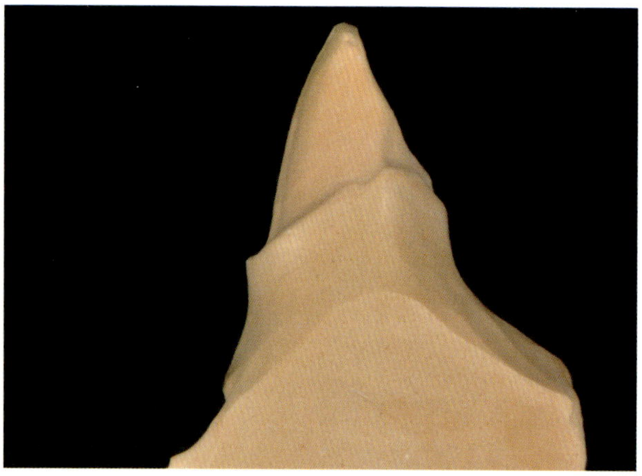

그림 5-8. **트리밍.** 변연은 확실하게 형성해야 하지만, 얇은 부분은 정확하게 스캔을 할 수가 없으므로 예리하게 하면 안 된다. 또 모형의 표면에는 빛의 반사가 일어날 수 있는 스페이서, 표면경화재, 석고 모형용 리페어의 도포나 변연의 인기 등을 해서도 안 된다.

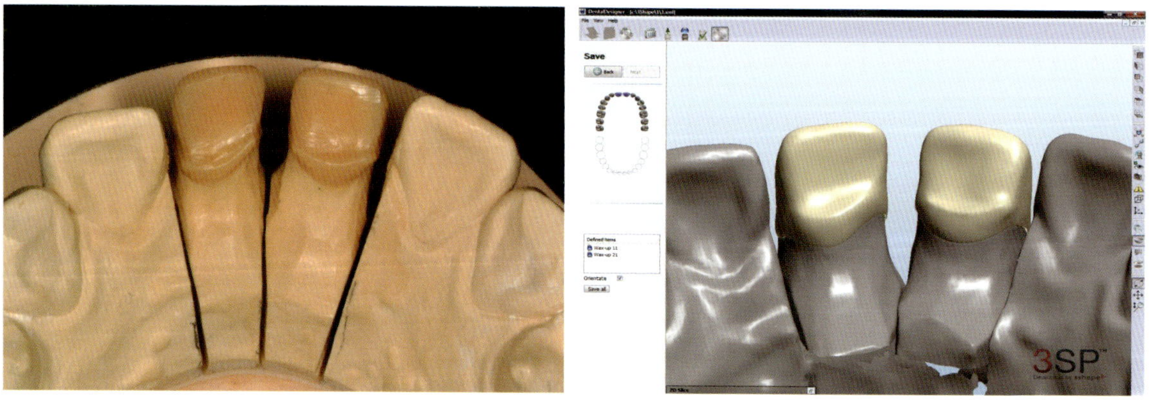

그림 5-9. **왁스 업.** 스캔 후에는 CAD 프로그램을 이용하여 완전 형태의 왁스 업을 실시하고, 실리콘 기능을 이용하여 컷 백을 할 수 있다. 그러나 현 시점에서는 크라운이라면 문제가 되지 않지만, 연결관이나 브릿지에서 복수치 모두에 완전 형태의 왁스 업을 실시함과 동시에 컷 백을 시킬 수는 없다(평상시대로 완전 형태의 왁스 업을 실시하고, 그것을 스캔하여 CAD 프로그램상에서 컷 백 시킬 수는 있다). 정확한 지지 형태를 부여한 왁스 업을 실시하기 위해 현 시점에서는 교합기상에서 실시하는 것이 안전하다.

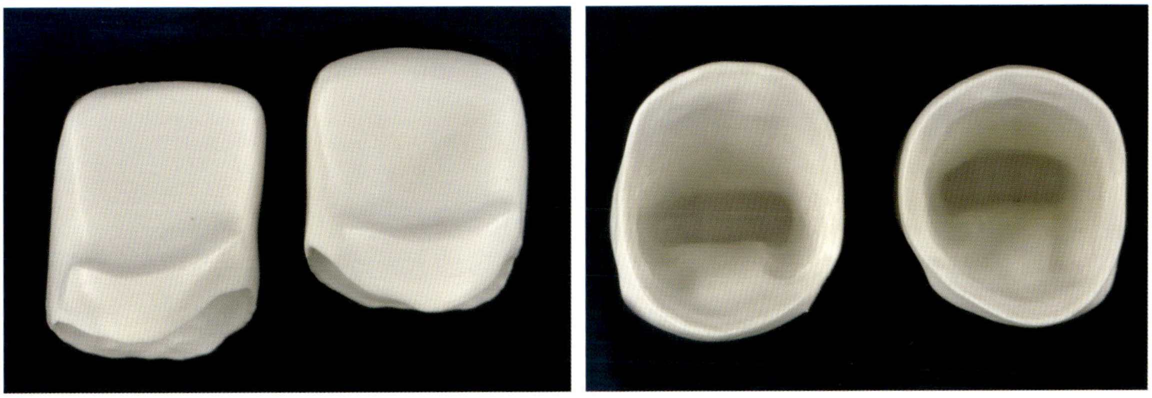

그림 5-10. **P-나노ZR 프레임.** 밀링 센터에서 가공된 프레임은 왁스 업한 대로 밀링이 되어 있다. 또 변연 부근의 수평적인 공극도 극히 소량 밖에 남아 있지 않다. 이것은 완전 소결체를 가공하고 있기 때문이다.

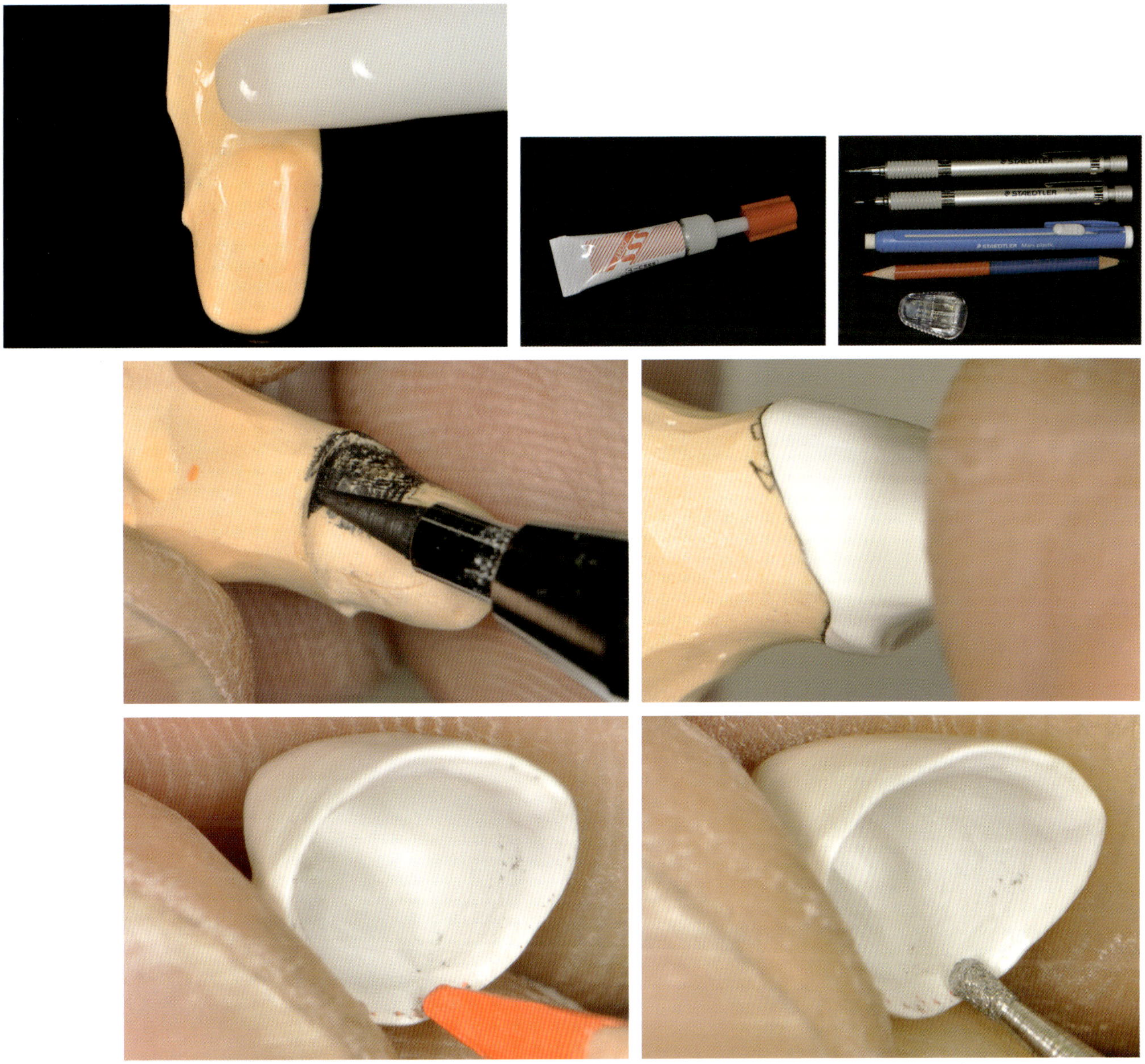

그림 5-11. **적합 조정.** 우선, 석고경화재(썬에스코트: 썬에스 석고)를 지대치에 도포한다. 필자는 표면에 막이 생기지 않고 침투되는 액상 타입을 사용하고 있다. 달라붙는 듯한 장착감을 위해서는 과다하게 삭제해서는 안 되므로, 2.0mm와 0.5mm의 샤프에 부드러운 심(2B)을 사용하여 지대치 축면의 약 2.0mm 지점에서 변연까지 프레임을 가볍게 칠한다. 물이 나오는 에어 터빈으로 조정을 하게 되므로 검은색 인기가 지워지기 쉬운 경우에는 적색이나 청색 색연필로 검은 선 위에 가볍게 덧칠을 하고, 다이아몬드 버로 조정해 나간다.

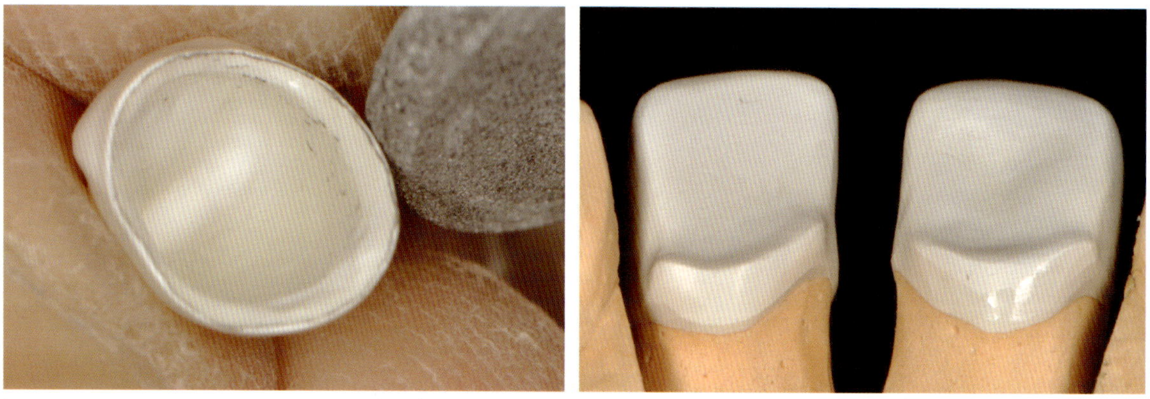

그림 5-12. **적합 조정 종료.** 적합 조정이 끝난 후에는 수평적으로 약간 맞지 않는 부분을 지르코니아용 삭제 포인트(지르콘플렉스: 일본치과상사)를 사용하여 주의 깊게 조정한다.

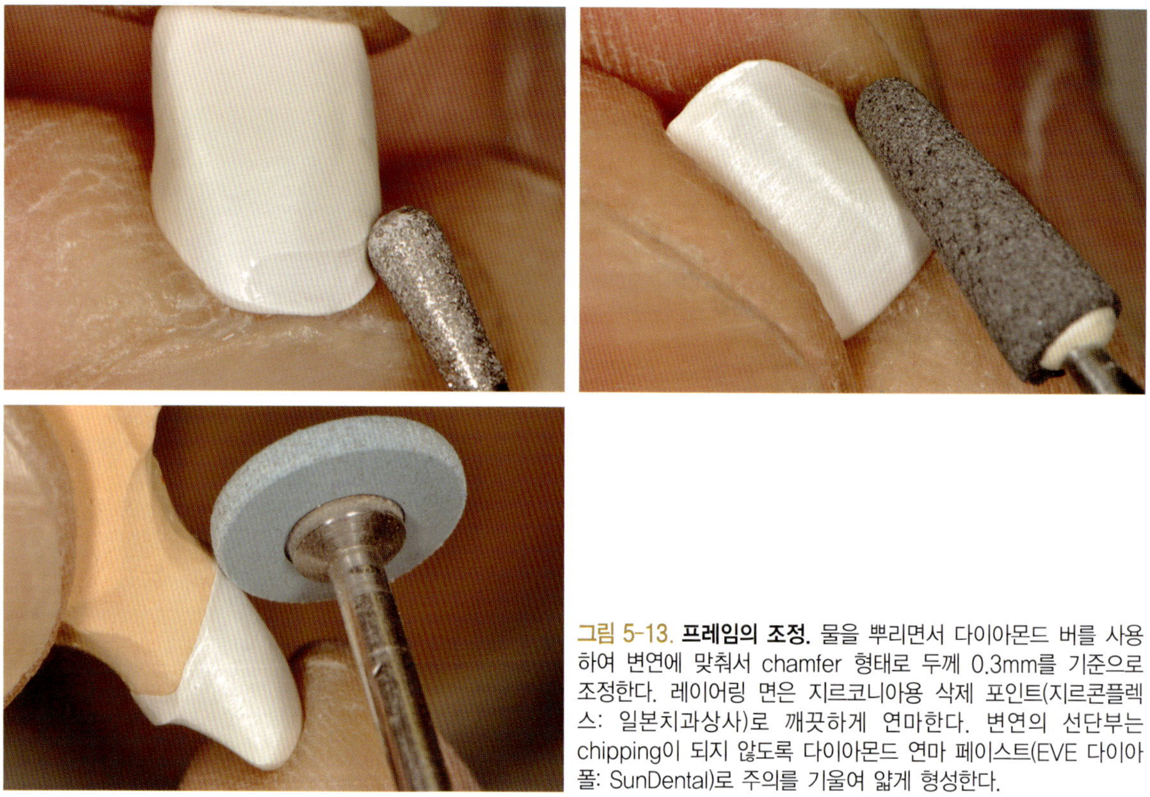

그림 5-13. **프레임의 조정.** 물을 뿌리면서 다이아몬드 버를 사용하여 변연에 맞춰서 chamfer 형태로 두께 0.3mm를 기준으로 조정한다. 레이어링 면은 지르코니아용 삭제 포인트(지르콘플렉스: 일본치과상사)로 깨끗하게 연마한다. 변연의 선단부는 chipping이 되지 않도록 다이아몬드 연마 페이스트(EVE 다이아폴: SunDental)로 주의를 기울여 얇게 형성한다.

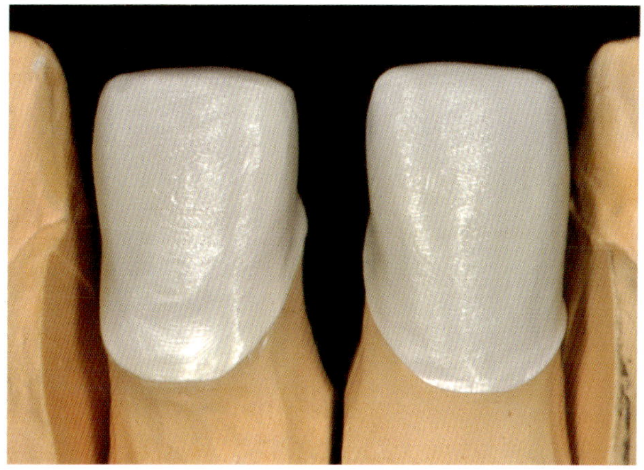

그림 5-14. **프레임 조정 완료.**

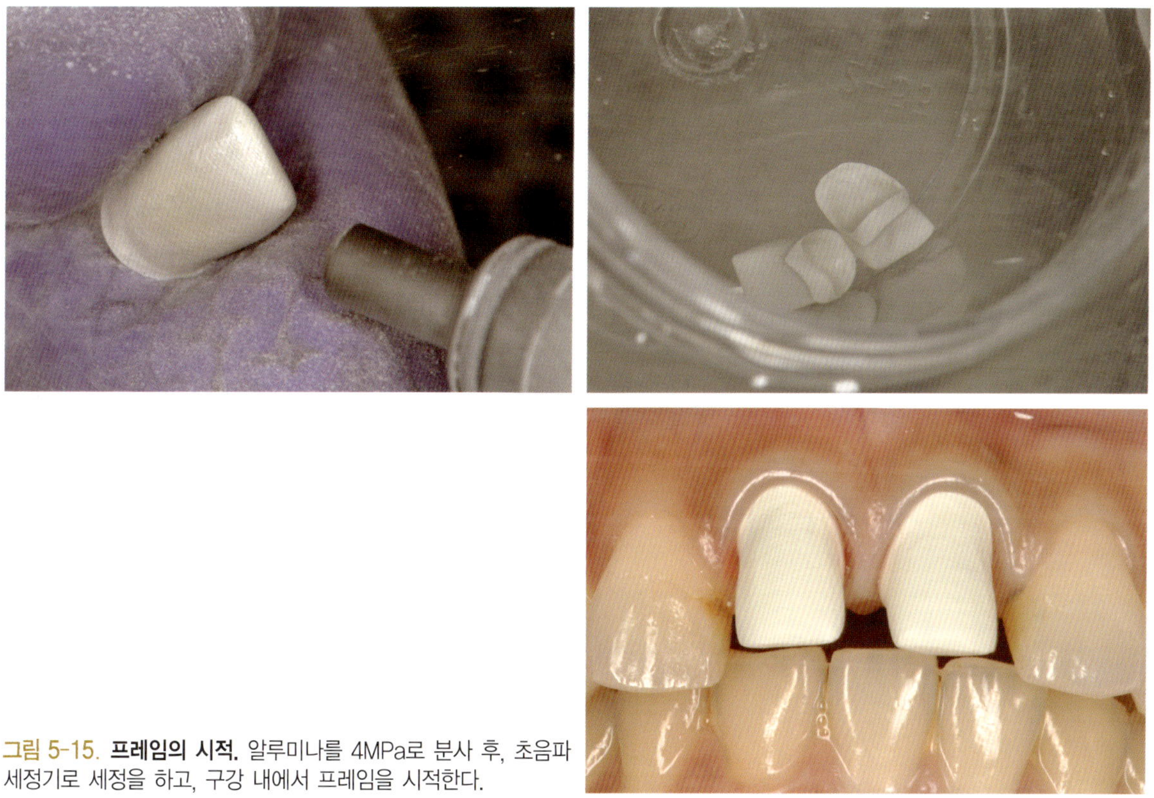

그림 5-15. **프레임의 시적.** 알루미나를 4MPa로 분사 후, 초음파 세정기로 세정을 하고, 구강 내에서 프레임을 시적한다.

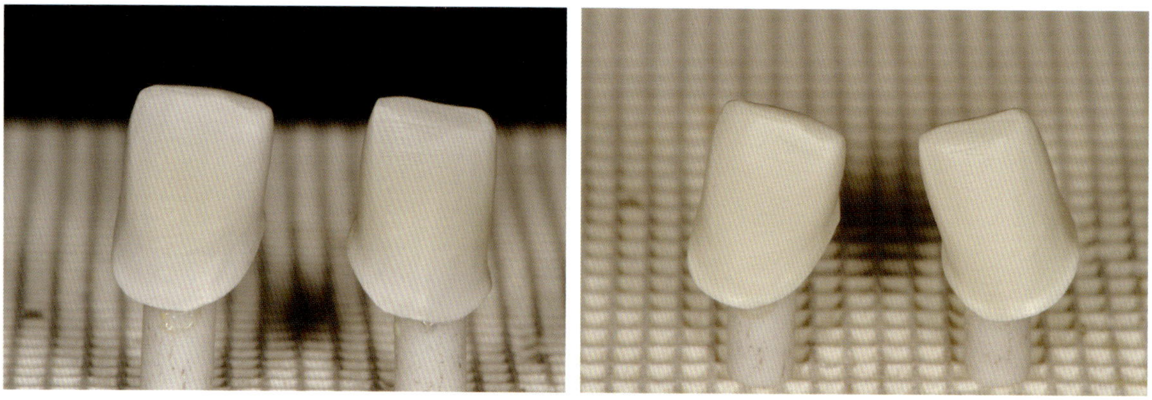

그림 5-16. **전 열처리.** 표면의 색이 전체적으로 균일하도록 전 열처리를 한다(소성 개시 온도 600℃, 소성 온도 1,000℃, 대기, 히트 레이트 45℃/분, 5분 계류).

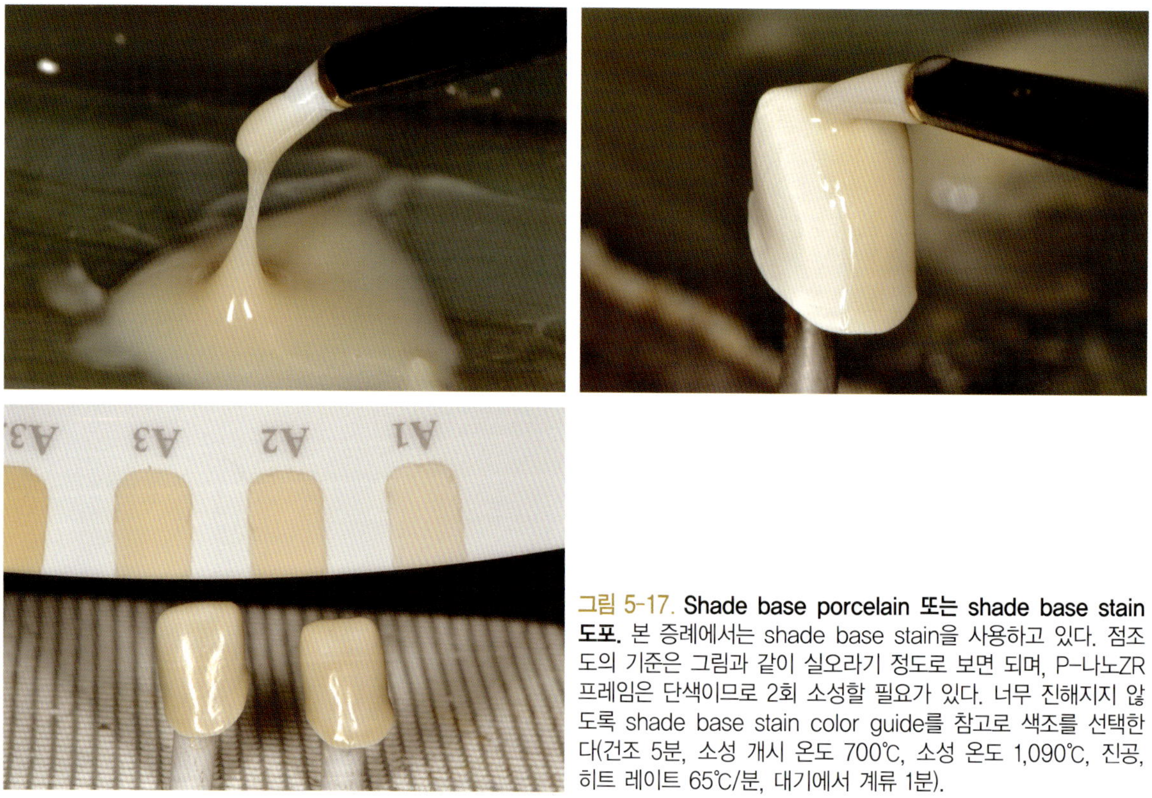

그림 5-17. **Shade base porcelain 또는 shade base stain 도포.** 본 증례에서는 shade base stain을 사용하고 있다. 점조도의 기준은 그림과 같이 실오라기 정도로 보면 되며, P-나노ZR 프레임은 단색이므로 2회 소성할 필요가 있다. 너무 진해지지 않도록 shade base stain color guide를 참고로 색조를 선택한다(건조 5분, 소성 개시 온도 700℃, 소성 온도 1,090℃, 진공, 히트 레이트 65℃/분, 대기에서 계류 1분).

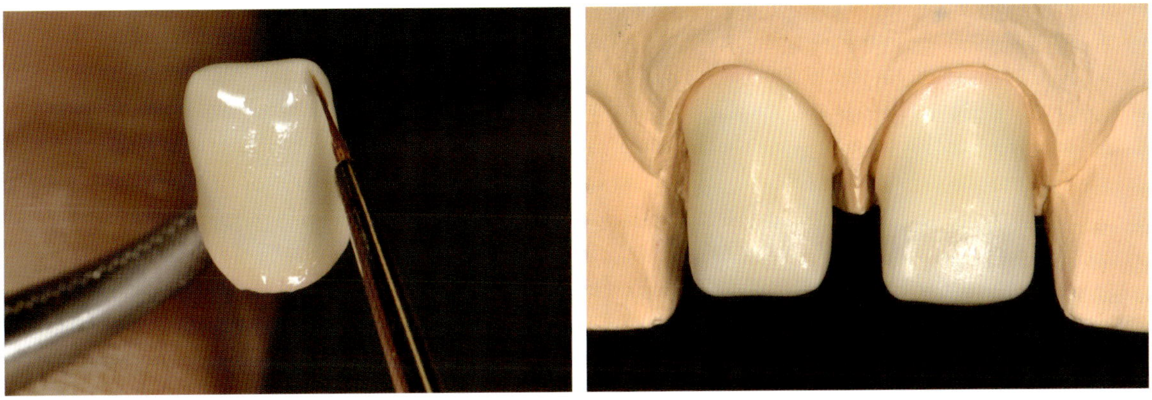

그림 5-18. **Initial stain 도포.** 변연 부분의 선단과 절단 쪽 1/3은 프레임의 색이 하얗게 들뜨기 쉬우므로, CZR internal stain을 한다. 변연 쪽은 Salmon Pink+White+Mamelon Orange 2+Britht를 사용하여 치은 색에 맞도록 하고, 또 절단 쪽 1/3은 Gray+Britht를 사용하여 투명감을 돕는다(건조 5분, 소성 개시 온도 600℃, 소성 온도 900℃, 대기, 히트 레이트 50℃/분, 계류 없음).

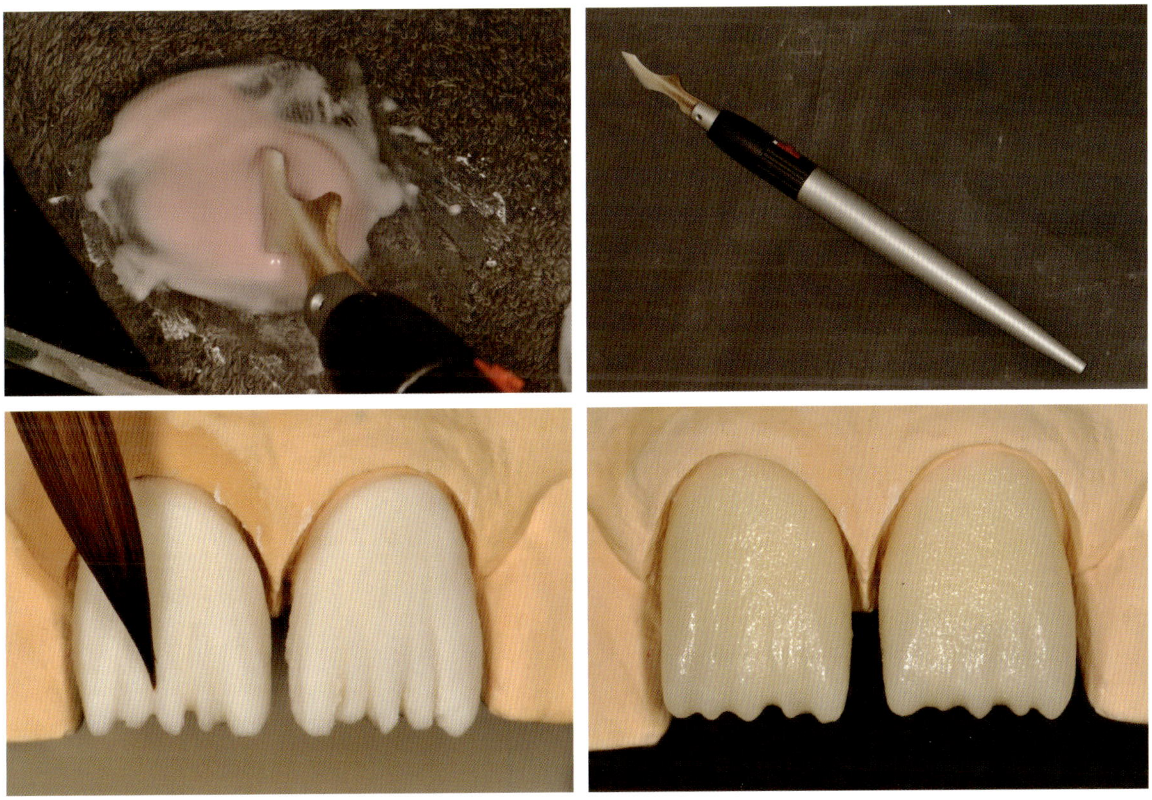

그림 5-19. **Opacious dentin 도포.** 유리 연판 위에서 전용액을 사용하여 반죽한 도재는 기포를 제거하기가 어려운데, 이 시점에서 확실하게 기포를 제거하지 않으면 소성 후의 도재강도에 불안감이 남게 되므로 마이크로 바이브스 Mix(야마모토 금속)를 사용하여 기포를 없애고 있다. Opacious body는 프레임 형태를 위한 목적으로 사용한다(건조 5분, 소성 개시 온도 600℃, 소성 온도 930℃, 진공, 히트 레이트 45℃/분, 대기에서 계류 1분).

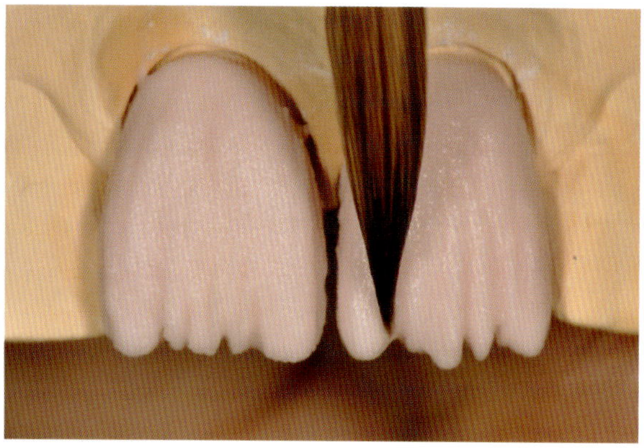

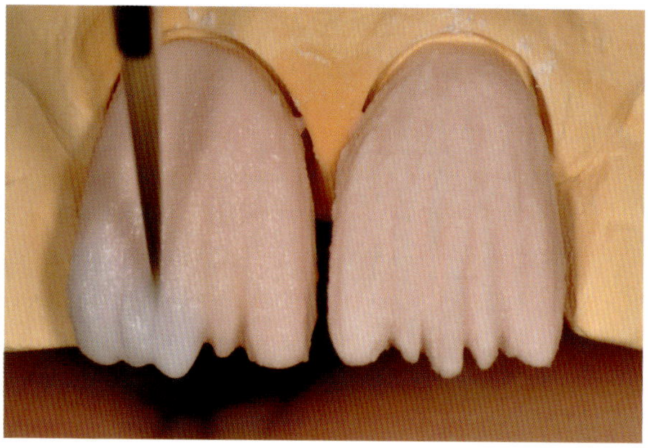

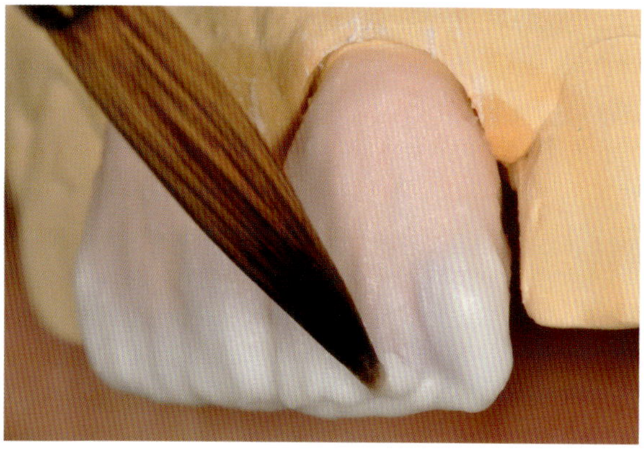

그림 5-20. **바디, 에나멜, translucent 도포.** 우선 바디의 도재를 컷 백 양상으로 축성한다. 그 후에 initial stain(2회째)을 도포하기 위하여 조금 짧아질 것을 예측해 약간 길게 한다. 이어서 마멜론 구조가 너무 확실하게 나오지 않도록 하고, traditional powder로 바디와 에나멜을 혼합한 도재를 축성한다. 청색 기미가 있는 투명도를 표현하기 위하여 Luster T-Blue를 축성하고 소성한다(건조 5분, 소성 개시 온도 600℃, 소성 온도 930℃, 진공, 히트 레이트 45℃/분, 대기에서 계류 1분).

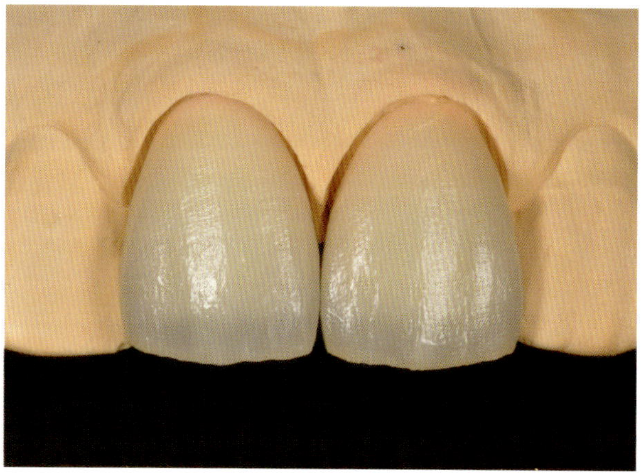

그림 5-21. **Initial stain 도포(2회째).** 치경부 쪽에 적색 기미가 보이는 Salmon Pink+Britht를 얇게 도포하고, 절단 쪽에 청색 기미가 보이는 Incisal Blue+Britht, 크랙 라인에 White+Mamelon Orange 2 소량+Britht를 도포한다(건조 5분, 소성 개시 온도 600℃, 소성 온도 900℃, 대기, 히트 레이트 50℃/분, 계류 없음).

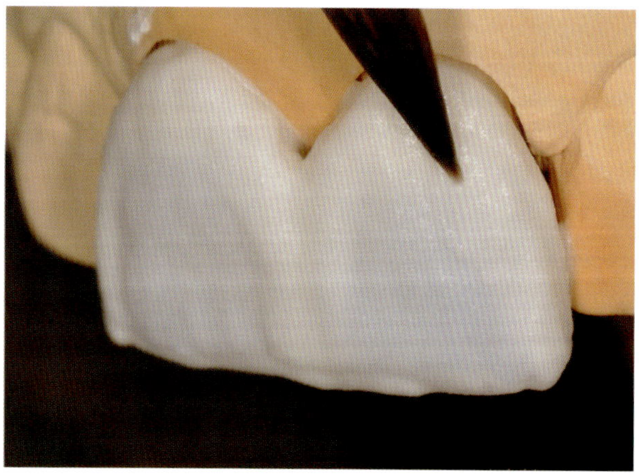

그림 5-22. **Luster 도포.** 표면층에 neck trans, luster porcelain(Luster, CCV-1)을 얇은 층으로 축성한다(건조 5분, 소성 개시 온도 600℃, 소성 온도 930℃, 진공, 히트 레이트 45℃/분, 대기에서 계류 1분).

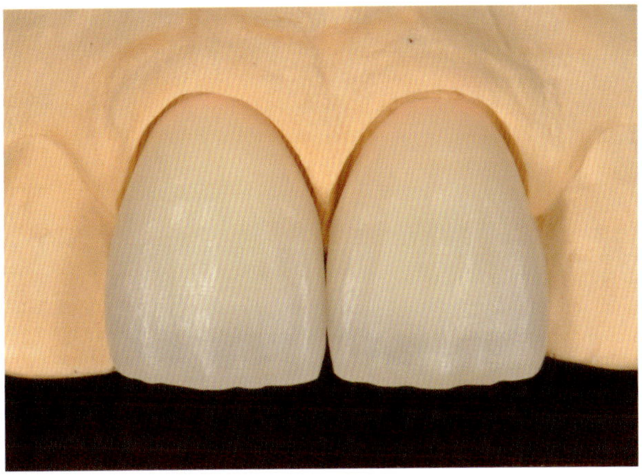

그림 5-23. **형태 수정.** 통법에 따라 형태 수정을 한다.

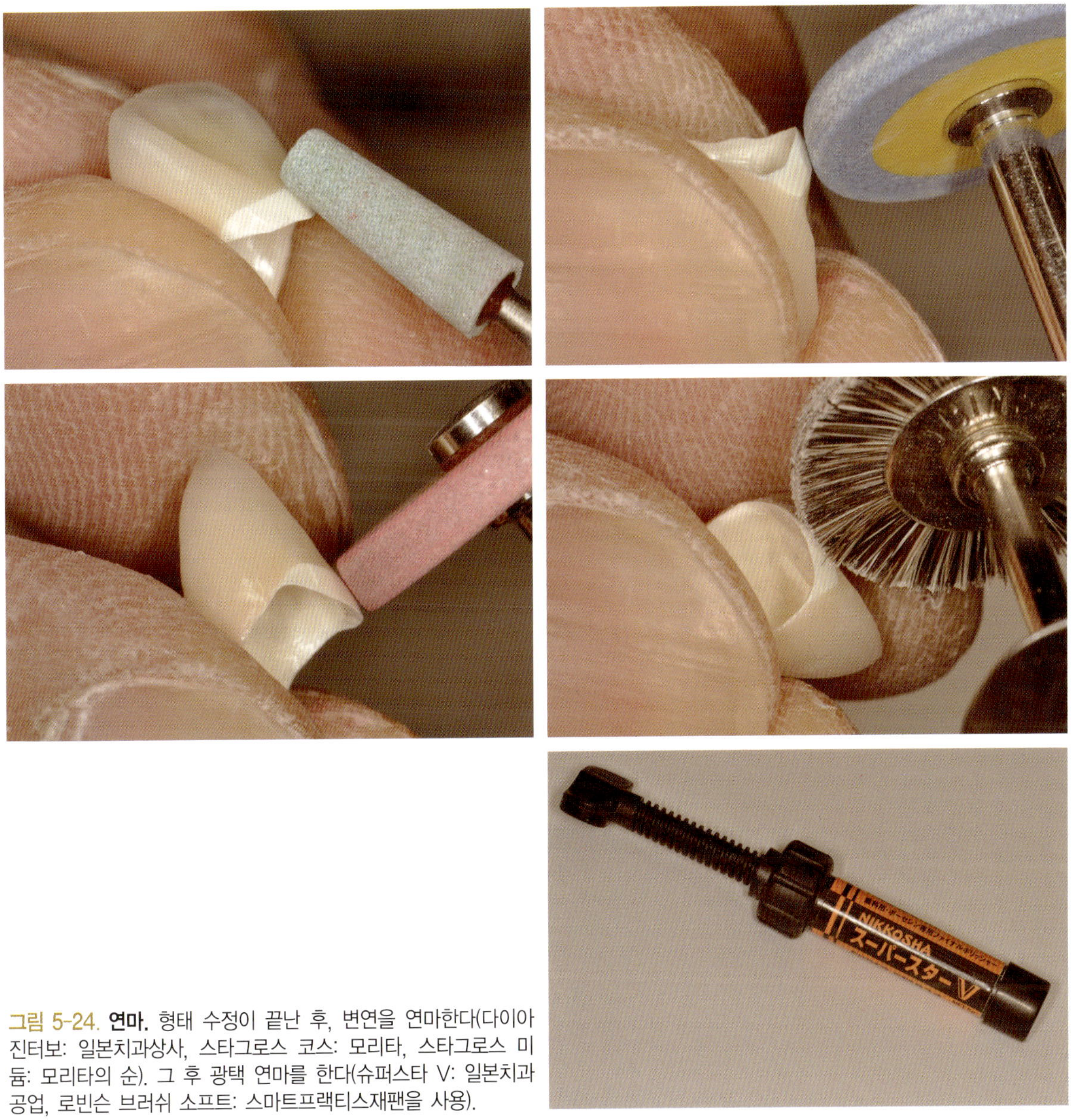

그림 5-24. **연마.** 형태 수정이 끝난 후, 변연을 연마한다(다이아진터보: 일본치과상사, 스타그로스 코스: 모리타, 스타그로스 미듐: 모리타의 순). 그 후 광택 연마를 한다(슈퍼스타 V: 일본치과공업, 로빈슨 브러쉬 소프트: 스마트프랙티스재팬을 사용).

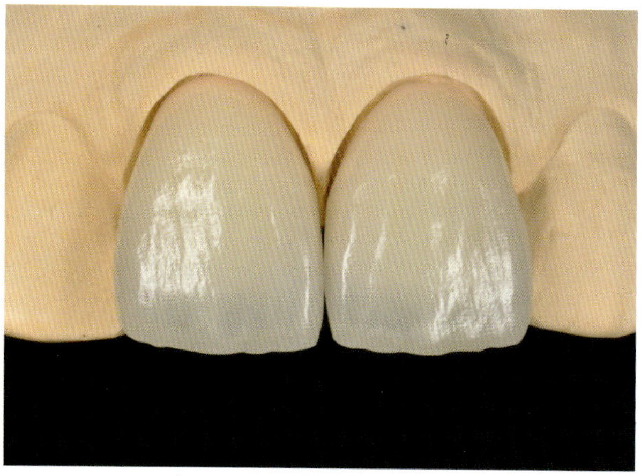

그림 5-25. **셀프 글레이즈 연마.** 셀프 글레이즈(건조 5분, 소성 개시 온도 600℃, 소성 온도 920℃, 대기, 히트 레이트 50℃/분, 계류 10초) 후, 연마사(스트리븀 슈퍼: 에피에스)를 묻혀 글레이즈 연마를 하고, 광택 연마를 한다.

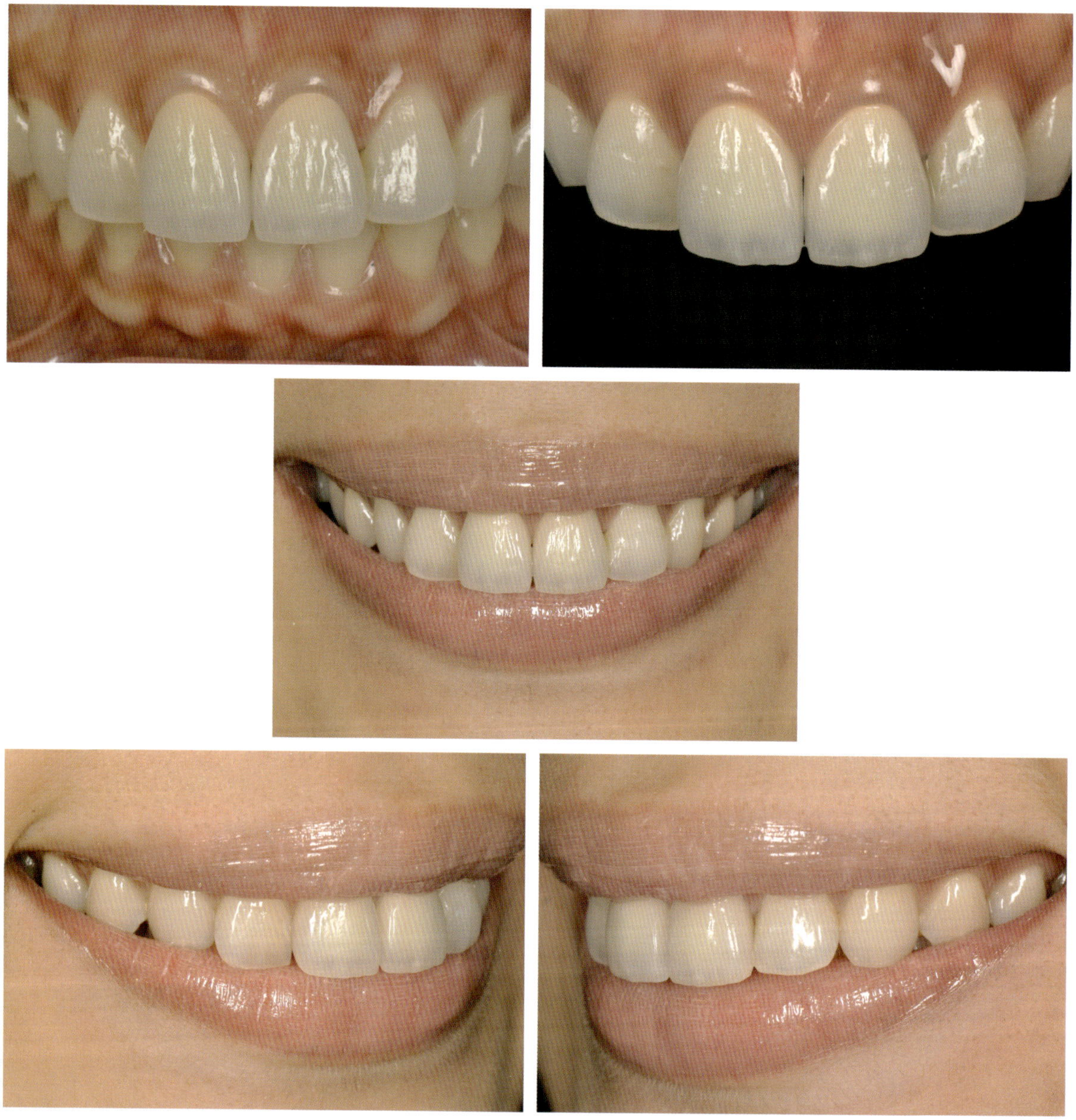

그림 5-26. **구강내 장착.**

6 심미성을 중시한 도재축성 방법 ② 安江 透, 三浦宏之

사용 도재: 빈티지 ZR; Shofu

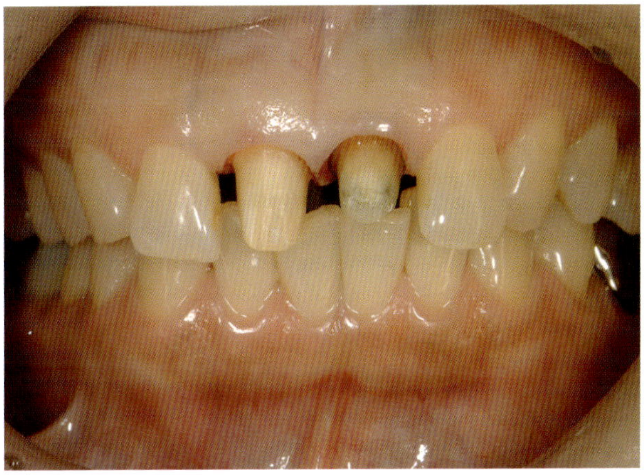

그림 6-1. **지대치 형성이 끝났을 때.** 1|은 생활치, |1은 레진 코어에 의한 지대 축조.

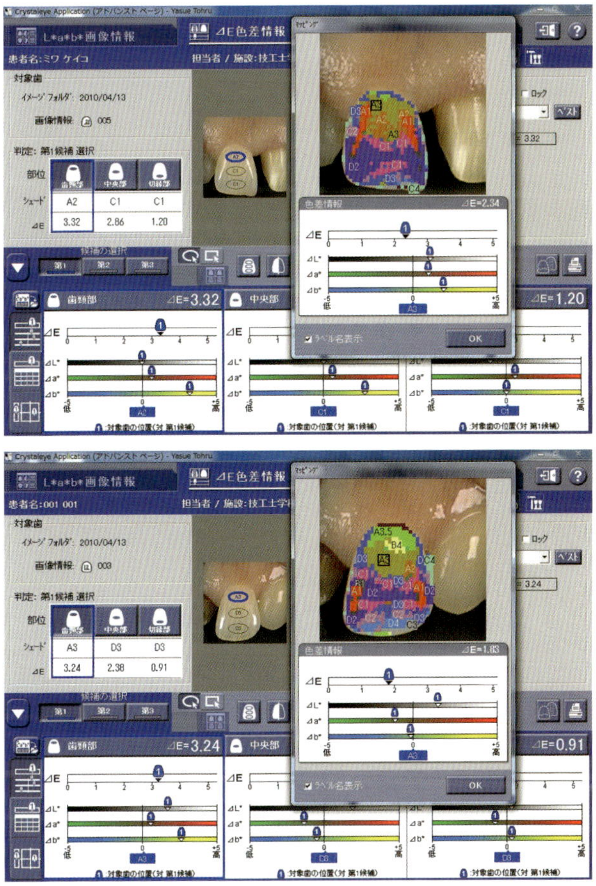

그림 6-2. **디지털 측색기기에 의한 좌우측 절치의 매핑 정보(크리스탈 아이: 펜트론).** 전체적으로 우측이 채도와 명도 모두 높은 경향을 보이는데, 치경부 부근은 A계통, 치관중앙에서 절단에 걸쳐서는 D계통의 색조가 되어 있는 것을 매칭 정보로 알 수 있다. 구강 내를 직접 보아도 이 정도의 색조 차이를 즉시 판단하는 것은 매우 곤란하므로, 이러한 디지털 측색기기는 적극적으로 활용하는 것이 좋다. 매핑 정보는 도재축성 시의 매뉴얼 역할로서도 큰 참고가 된다.

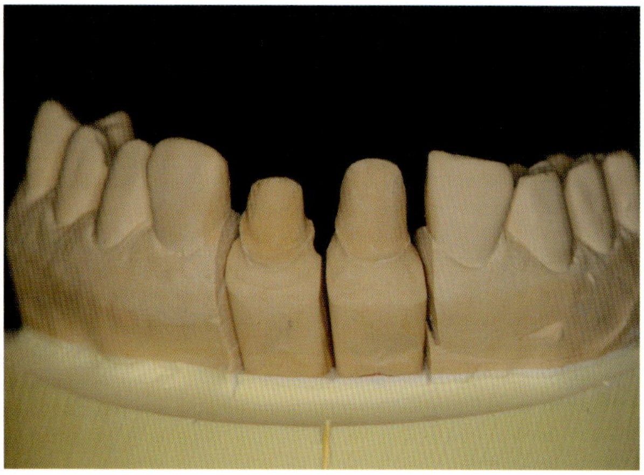

그림 6-3. **분할가철식 작업용 모형.**

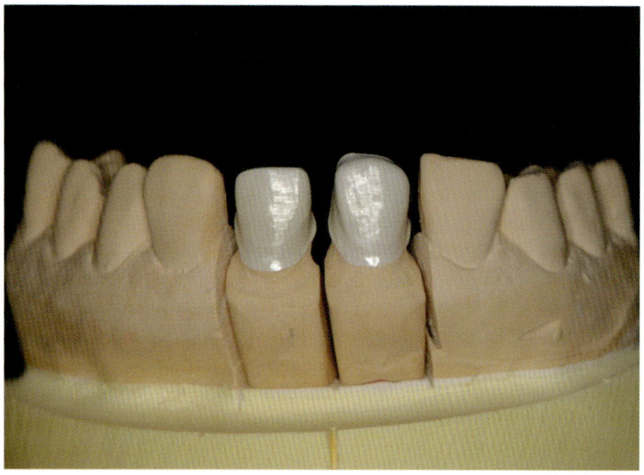

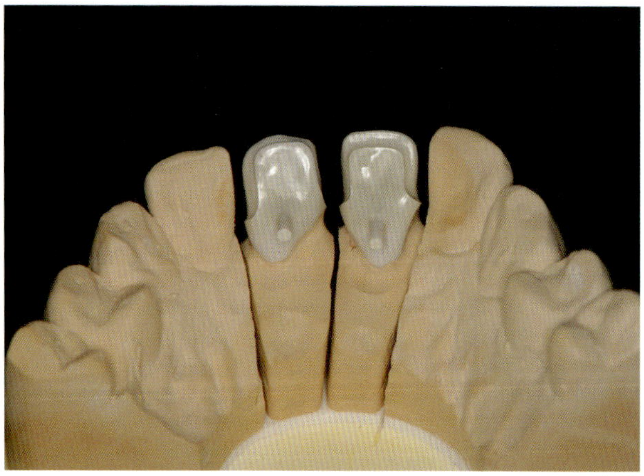

그림 6-4. **조정이 끝난 후의 프레임.** 프레임은 최종 형태에서 도재축성층 0.9mm만큼 삭제한 상태로 CAD 프로그램상에서 설계했다. 대합치와의 공간이 많이 없기 때문에 설측의 프레임은 노출시키는 형태로 했다. P-나노ZR의 특성을 살림으로써 금속-도재관에 준한 프레임 설계가 가능하며, 도재의 파절을 방지하는 지지구조를 효과적으로 설정할 수 있다.

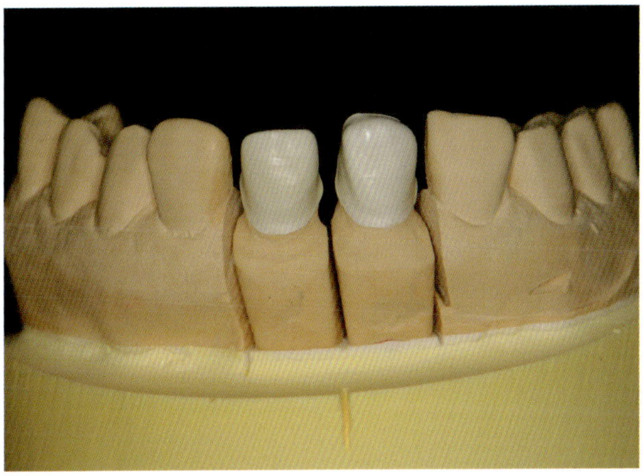

그림 6-5. **알루미나로 샌드블라스트 처리한 후의 프레임.** 50㎛의 알루미나로 샌드블라스트 처리를 한다.

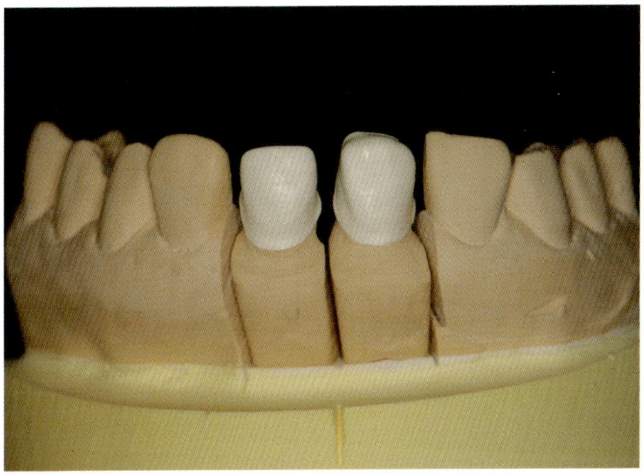

그림 6-6. **열처리 후의 프레임.** 1,000℃에서 5분간 열처리한다.

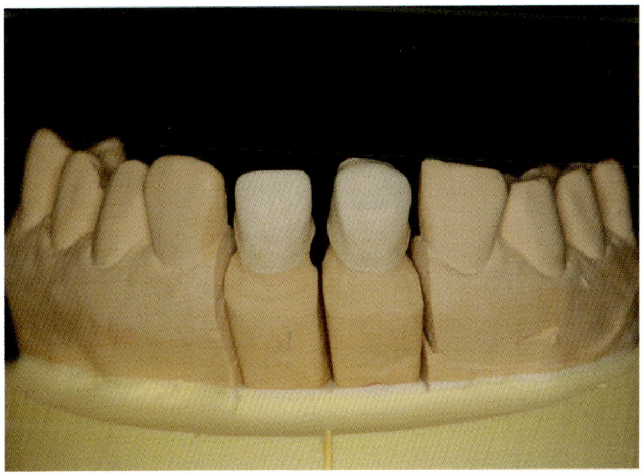

그림 6-7. **Opaque 소성.** 디지털 측색기기의 정보를 통하여 치경부 부근에는 A3와 A3.5를 1:1로 혼합한 것을 도포하고, 치관중앙부에서 절단 가까이는 D3의 opaque를 도포한다.

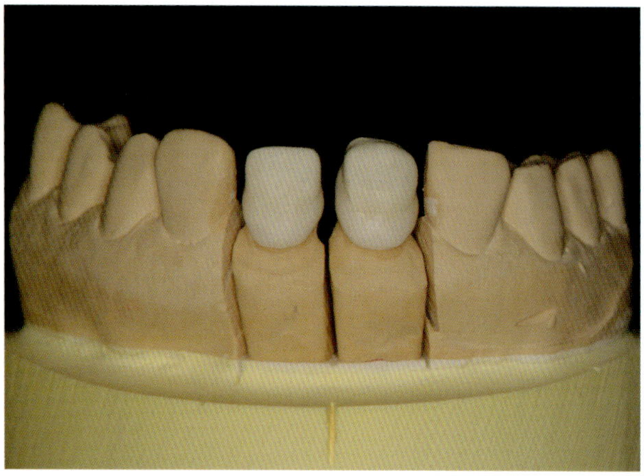

그림 6-8. **Opacious dentin 축성.** 치경부에 OD-A3를 축성한다.

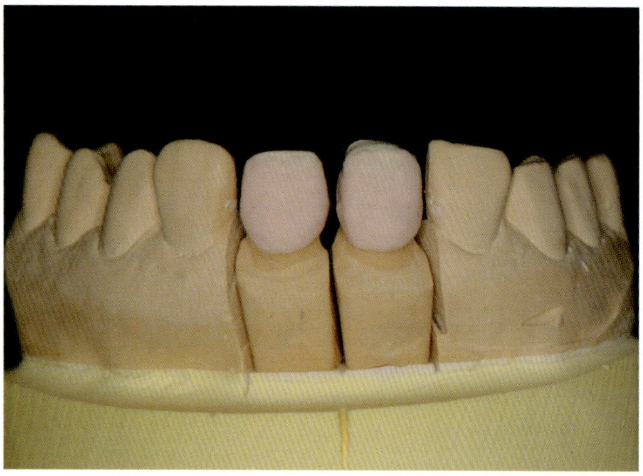

그림 6-9. **바디 도재축성.** 치관중앙 부근까지 A3B(바디)를 축성한다.

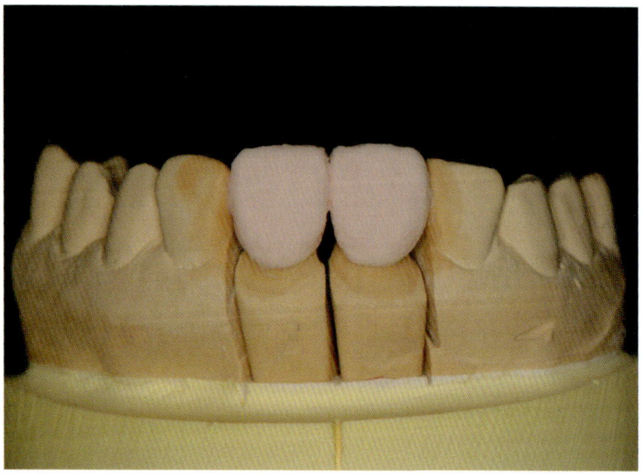

그림 6-10. **치관 형태의 회복.** 치관 형태를 D3B(바디)로 회복한다.

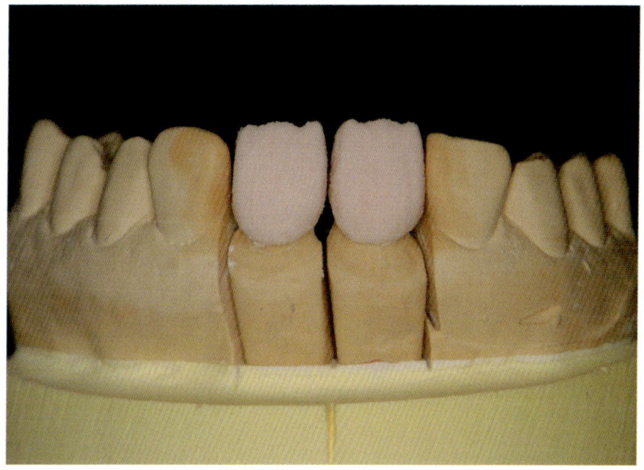

그림 6-11. **컷 백.** 법랑질 도재축성분을 컷 백한다.

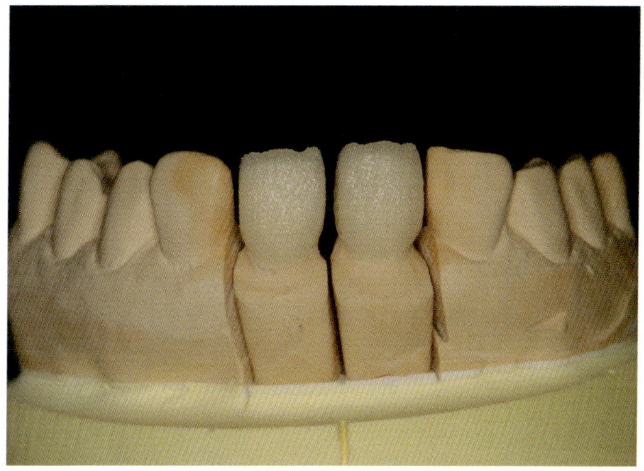

그림 6-12. **형태 수정.** 바디 도재를 한 번 소성하고, 상아질의 형태를 정리한다.

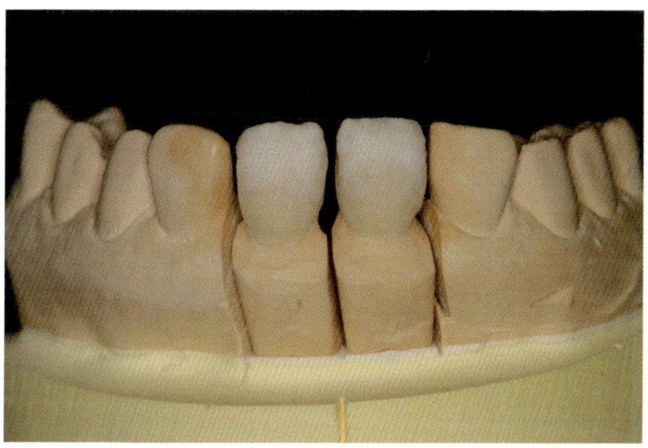

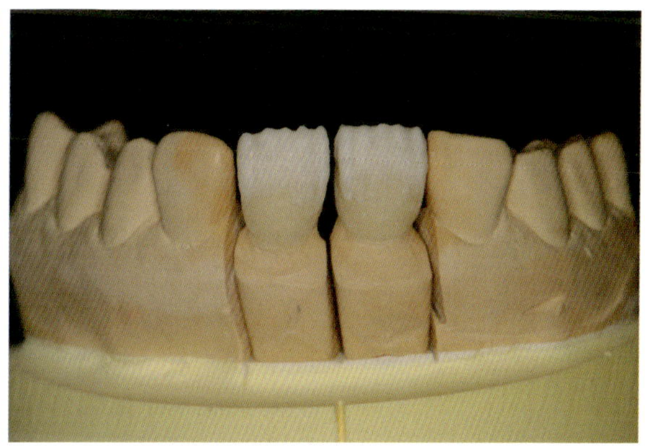

그림 6-13. **투명감 부여.** 지르코니아 프레임이 존재하는 절단 가까이에 외관의 투명감을 표현하기 위하여 Opal AM-V(오팔 효과)를 소량 축성하고, 그 후에 절단 부근의 어두운 투명감을 표현하기 위해 Opal 57(에나멜)과 GT(에나멜 효과) 1:1 혼합한 것을 축성한다.

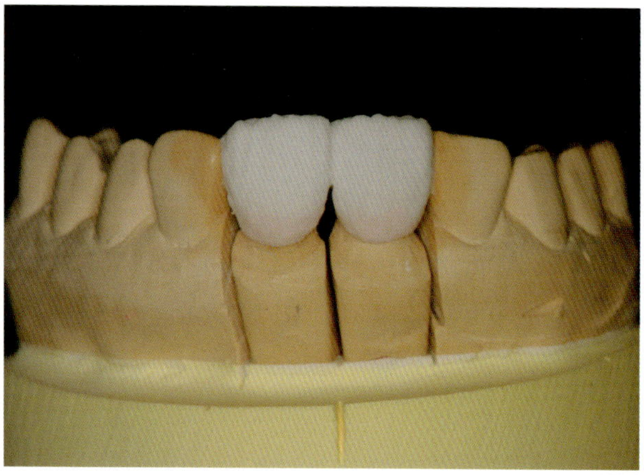

그림 6-14. **치관 형태의 회복.** Opal 59(에나멜)로 치관 형태를 회복시킨다.

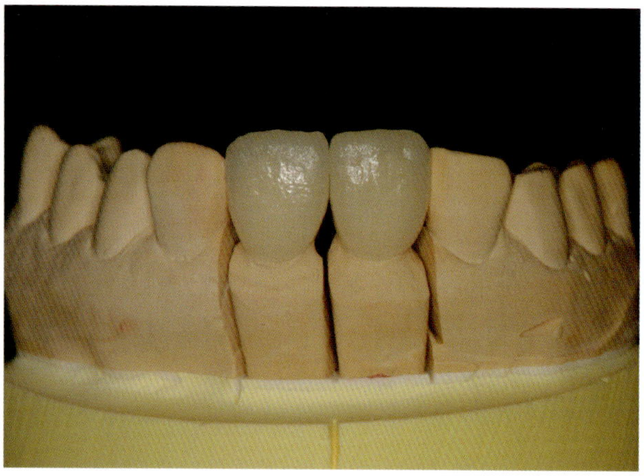

그림 6-15. **최종 소성 후.** 최종 소성을 끝내고 인접면 접촉점을 조정한 뒤 작업용 모형으로 다시 되돌린다.

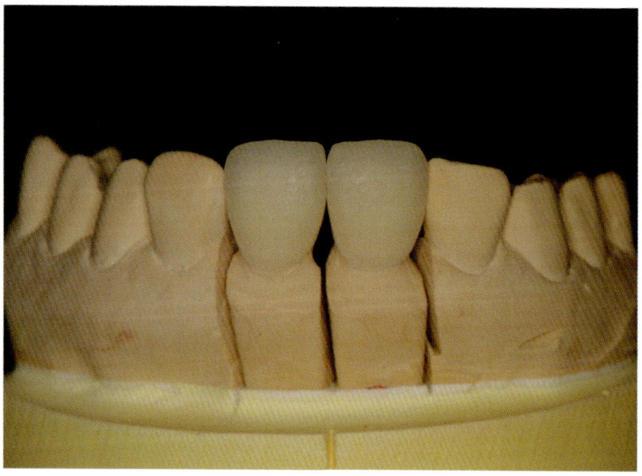

그림 6-16. **형태 수정.** 통법에 따라 형태를 수정한다.

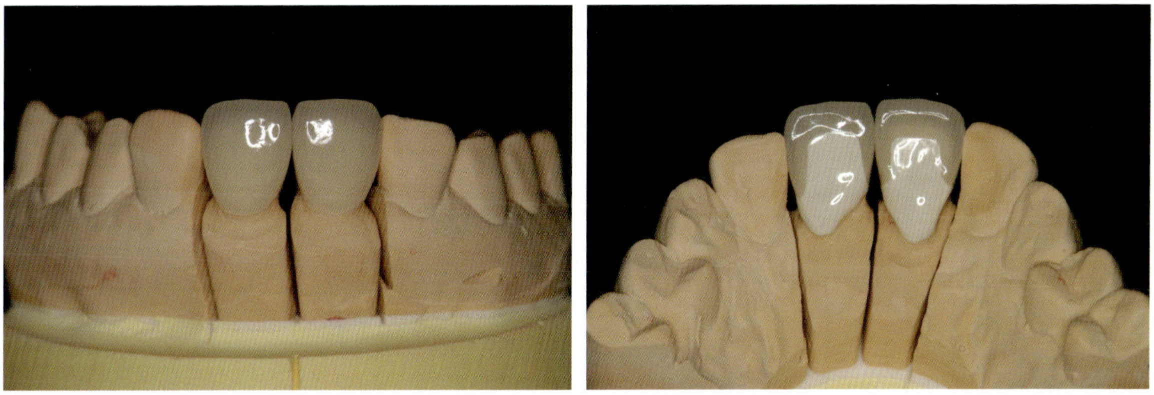

그림 6-17. **완성.** 글레이즈 소성 후 광택 연마를 한다.

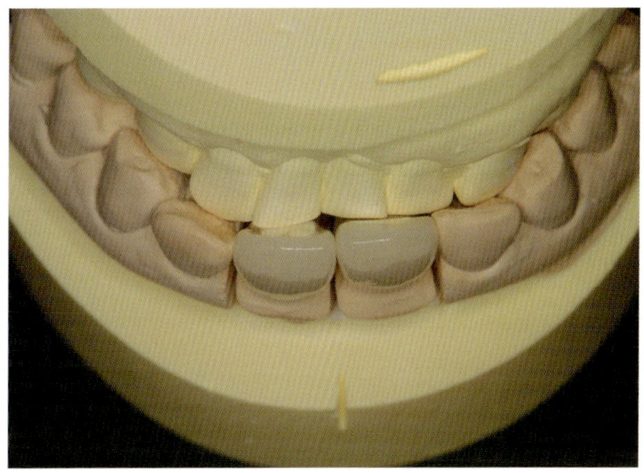

그림 6-18. **대합치와의 교합접촉관계.** 하악 전치 절단과는 지르코니아 프레임으로 교합접촉을 시킨다. 이트리아계 지르코니아로는 불가능한 프레임 설계가 가능한 부분이 P-나노ZR의 장점이라고 할 수 있다.

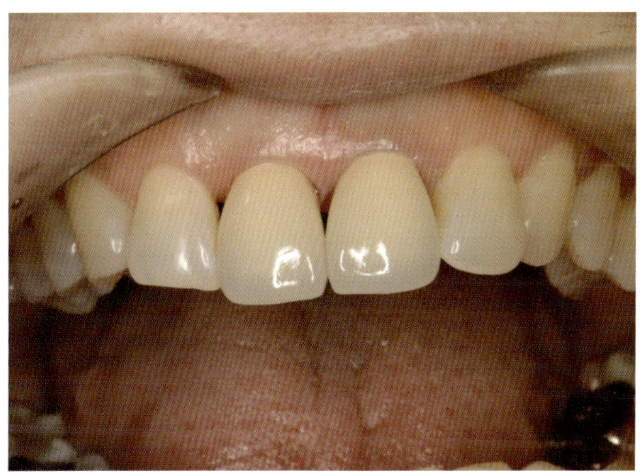

그림 6-19. **구강내 장착.** 적합과 심미성 모두 매우 양호하다.

Part5

임상 증례

상악 전치부 · 크라운

川津 麻乃, 木津喜 裕子, 三浦 宏之, 安江 透

증례 개요

- **환자:** 54세, 여성
- **초진:** 2010년 2월 4일
- **주요 증상:** 1|1 (금속-도재관)의 전돌, 정중 이개에 의한 심미 불량을 개선하고자 하였다.
- **보철 부위:** 1|1
- **지대치의 종류:** 1| 생활치, |1 실활치(레진 코어)
- **대합치의 종류:** 주로 자연치
- **임상에서의 포인트:** 1|1 이 비뚤어져 있고, 1|1 이 전돌되었고 정중 이개되어 있으며, |1 은 실활치로 상아질이 변색되고 레진 코어가 되어 있었다. 금속이 없는 보철물에 의한 치료를 희망했기 때문에 대합치와의 교합관계를 통한 P-나노ZR 프레임으로 치료하였다.

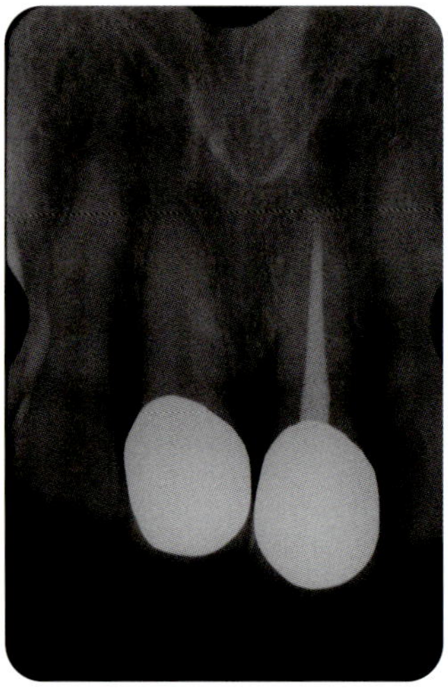

1 치료 전 디지털 방사선사진(해당 부위)

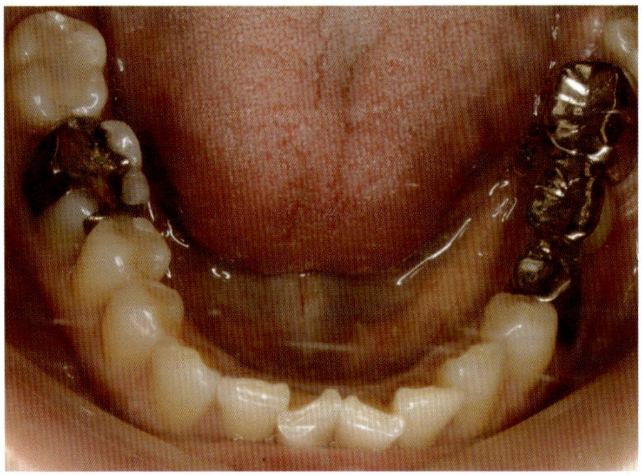

2 치료 전 구강내 사진(대합치)

치료 경과

1|1 에 금속-도재관이 장착되어 있었지만, 전돌과 정중 이개에 의한 심미 불량을 이유로 내원했다. 1|1 은 비뚤어져 있고, |1 은 실활치로 상아질이 변색되어 있으며, 레진 코어가 되어 있었다(1, 2). 금속이 없는 보철물에 의한 치료를 희망했기 때문에 대합치와의 교합관계를 통한 P-나노ZR 프레임으로 수복하기로 했다.

지대치 형성은, 변연을 치은연하 0.5mm로 하고 유리 법랑질을 남기지 않도록 했으며, 변연과 치질과의 이행부가 직각이 되도록 했다. 변연은 폭 0.8(인접면)-1.0(순설측)mm의 rounded shoulder 형태로 했고, 변연과 축면이 만나는 부위는 직각이 아니라 곡면으로 이행되도록 하여 응력집중을 피할 수 있도록 했다. 설측은 금속-도재관과 마찬가지로 light chamfer로 했고, 설측변연의 축벽 부위는 남겨 두었다(3). 마지막으로 FG contra를 이용하여 최종 연마했다.

지대치 형성 후, C-Pro 시스템을 이용하여 P-나노ZR 프레임을 제작했다. 프레임은 최종 형태로부터 도재 축성을 위해 0.9mm만큼 작은 상태가 되도록 CAD 소프트웨어에서 설계했고, 1|1 이 비뚤어져 있어 대합치와의 공간이 작았기 때문에 설측을 노출시키는 형태로 했다(4).

색상 채득은 디지털 측색기기(크리스탈 아이: 펜트론)를 이용하였고, 도재의 축성에는 빈티지 ZR(Shofu)을 이용했다(5). 구강 내에 시적을 했더니 심미성과 적합성 모두 매우 양호했다(6).

교합조정과 연마를 실시하고, 접착성 레진 시멘트(ResiCem Clear)를 이용하여 지대치에 접착했다.

본 증례에서는 대합치와의 공간관계에 의해 설측의 프레임을 노출시키는 형태지만, 이와 같이 P-나노ZR의 특성을 살림으로써 금속-도재관에 준한 프레임 설계가 가능하였다.

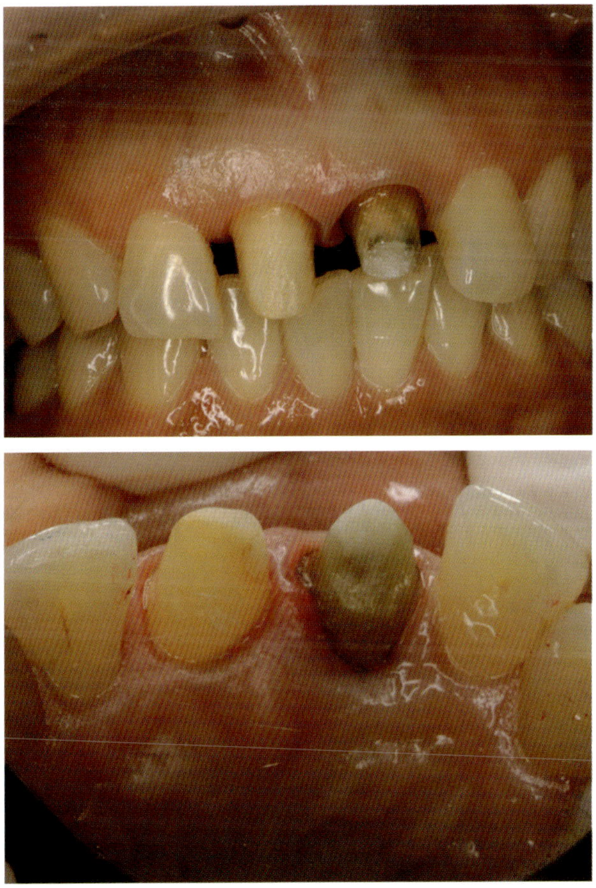

3 지대치 형성이 끝났을 때

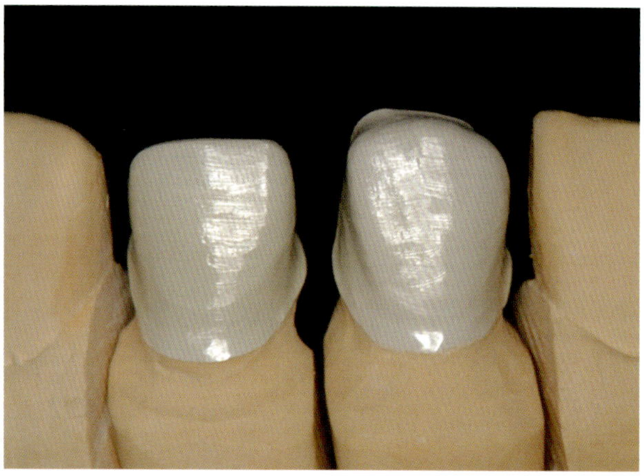

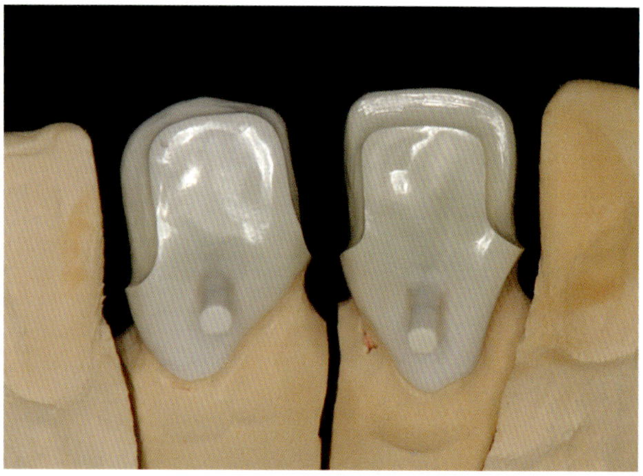

4 P-나노ZR 프레임

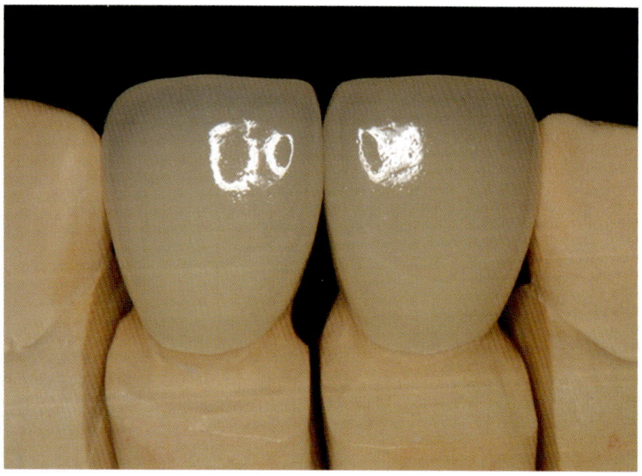

5 완성된 올세라믹 크라운

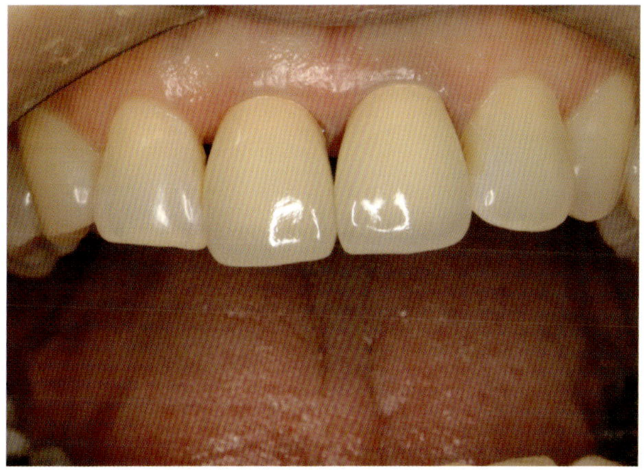

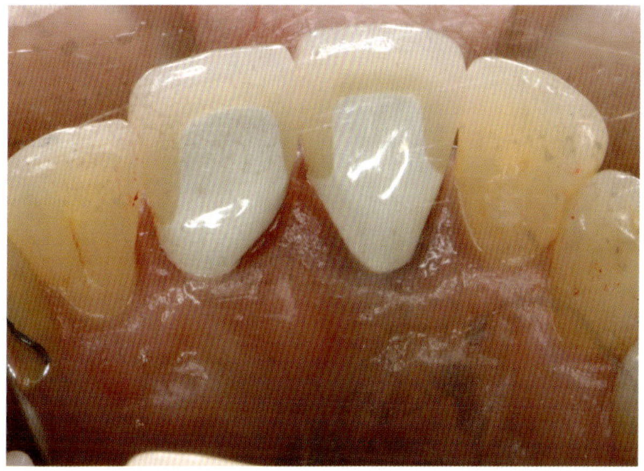

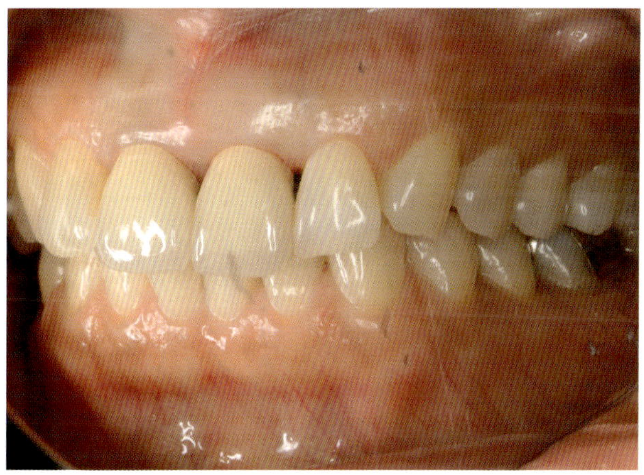

6 올세라믹 크라운을 장착했을 때

상악 전치부 · 크라운 田中 晋平

증례 개요

- **환자:** 27세, 여성
- **초진:** 2010년 2월 17일
- **주요 증상:** 1|1 의 심미 불량을 개선하고자 하였다.
- **보철 부위:** 1|1
- **지대치의 종류:** 주로 생활치
- **대합치의 종류:** 주로 자연치
- **임상에서의 포인트:** 지대치의 치수가 살아 있는 상태에서 색조와 돌출감 개선

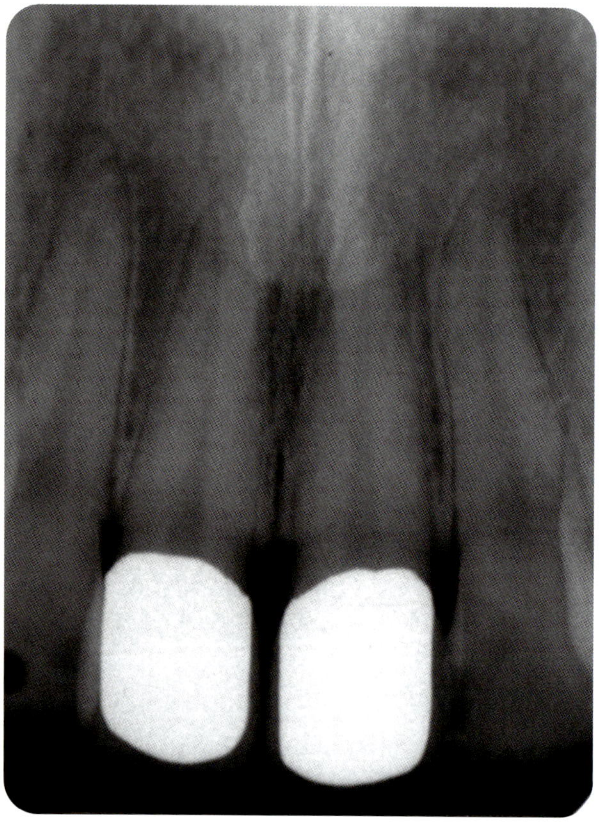

1 치료 전 디지털 방사선사진(해당 부위)

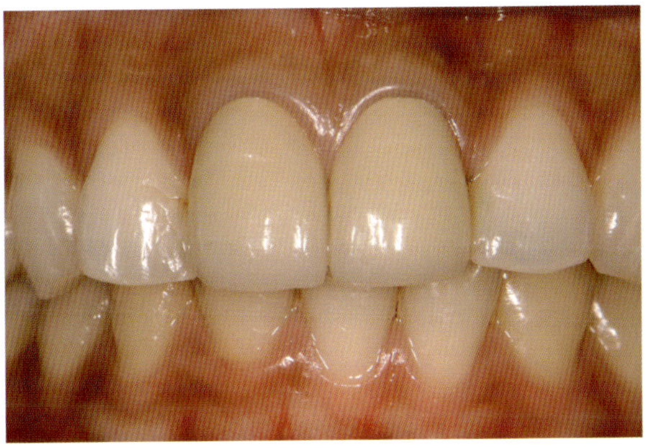

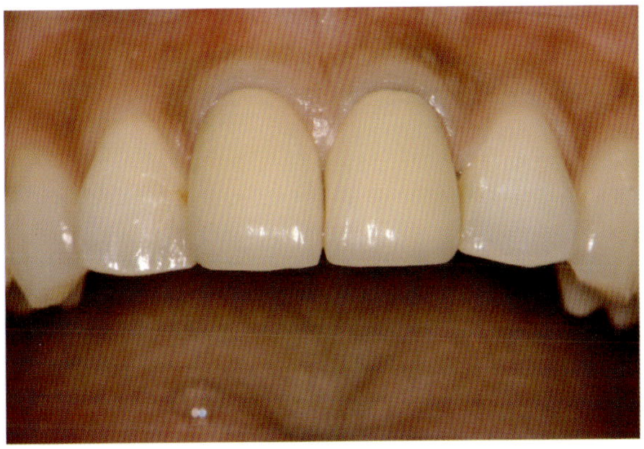

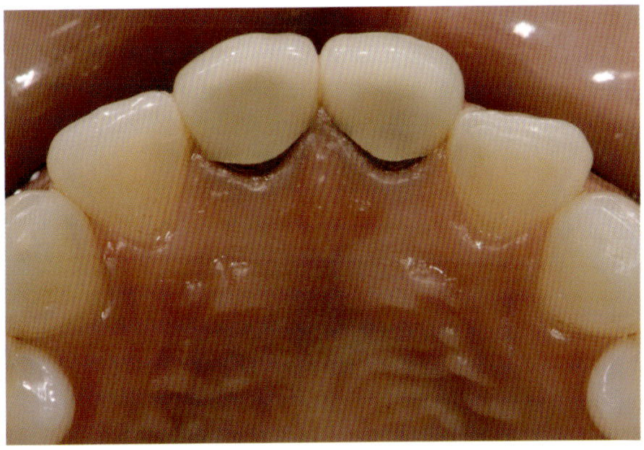

2 치료 전 구강내 사진

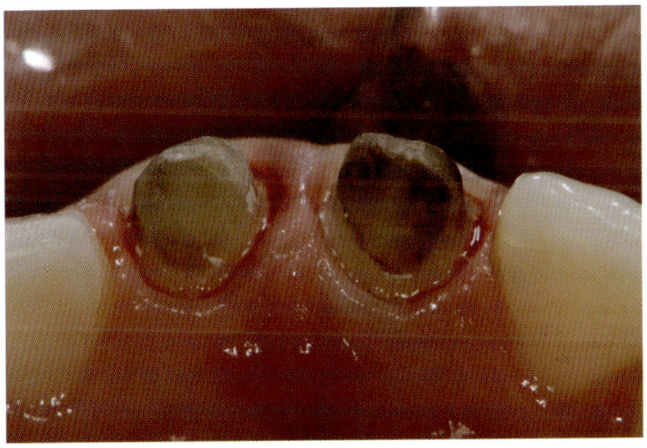

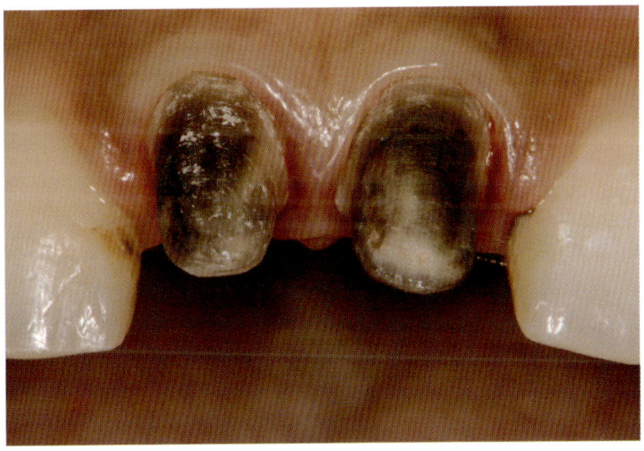

3 지대치 형성이 끝났을 때

치료 경과

환자는 10년 전에 장착한 1|1 금속-도재관의 색조와 형태 불량을 개선하고자 내원했다. 장착되어 있는 금속-도재관은 투명감이 부족하고 명도가 낮은데다 2+2 에서 절단면의 높이가 같아 형태 불량을 보이고 있었다. 지대치는 생활치이며, 치주조직의 상태는 모두 양호했다(1, 2). 환자는 금속이 없는 보철물을 희망했기 때문에 지르코니아 프레임에 의한 올세라믹 크라운을 제작하기로 했다.

지대치의 변연은 전체에 걸쳐 rounded shoulder로 했고, 치은연하 약 0.5mm에 설정했다. 지대치는 금속-도재관을 제작할 때 돌출감을 개선시키기 위해 순면이 해당량만큼 이미 삭제되어 있었고, 찬물에 통증을 호소하고 있었기 때문에 순면 부위는 거의 삭제할 수 없었다(3).

임시 보철물을 장착하고(4), 2주 후에 지대치의 정밀인상을 채득했다. 인상은 더블 코드 테크닉을 했고, 실리콘 인상재(에크자파인: GC)를 이용하여 연합인상법으로 실시했다(5). 이어서 작업용 모형을 제작하고, 그 모형에서 C-Pro 시스템에 의해 P-나노ZR 프레임을 제작한 뒤, 구강 내에서 확인한 결과(6), 지대치와의 적합이 매우 양호했다. 디지털 측색기기(크리스탈 아이: 펜트론)를 이용하여 색조를 선택했다(7).

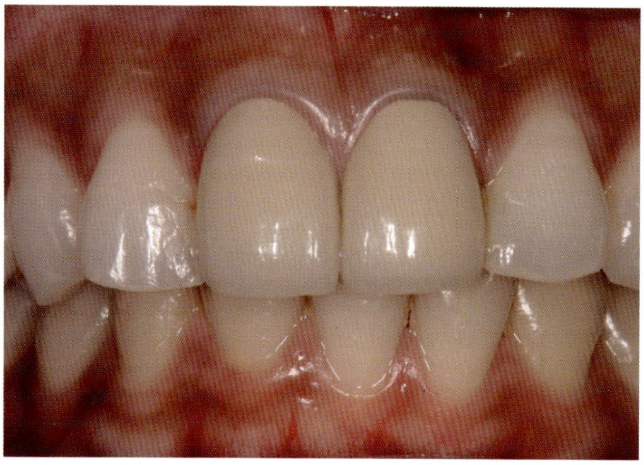

4 임시 보철물 장착 시

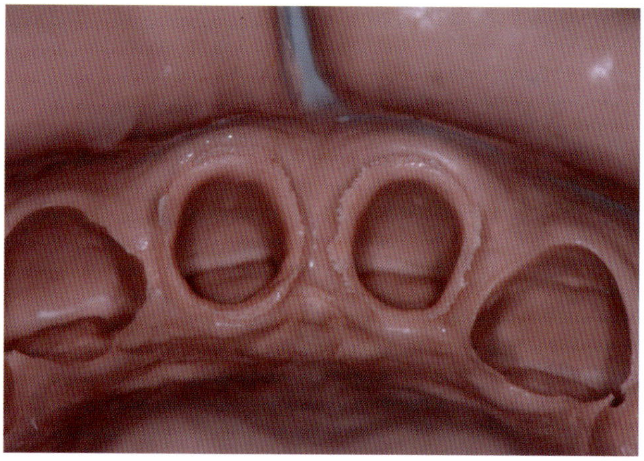

5 인상채득

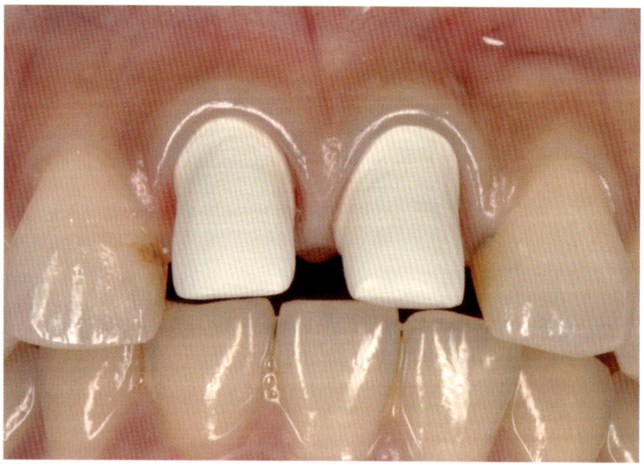

6 P-나노ZR 프레임을 시적했을 때

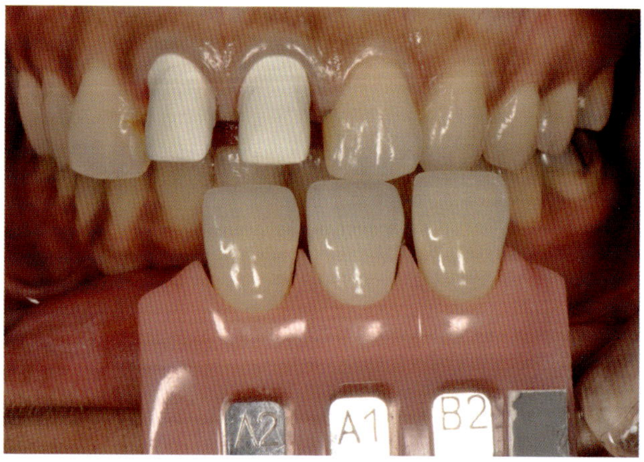

7 색조 선택

완성된 올세라믹 크라운은 구강 내에서 통법에 따라 조정했고, 임시 시멘트(하이 본드 템포러리 시멘트 · 소프트: Shofu)를 이용하여 임시로 부착했다. 3주간 관찰한 결과, 심미적 및 기능적으로 충분한 만족도를 얻었기 때문에 Panavia(큐라레 메디컬)로 접착했다(8).

본 증례는 삭제량이 적기 때문에 한정된 두께 내에서 프레임의 opaque 색을 없애고, 치아의 색조 깊이를 재현함과 동시에 돌출감을 개선시켜야 하기 때문에 도재의 축성이 많이 어려울 것으로 생각했던 증례이다. 그러나 완성되었을 때 구강내 사진에서 보이는 것처럼 모든 점이 개선되었으며, 양호한 결과를 얻을 수가 있었다.

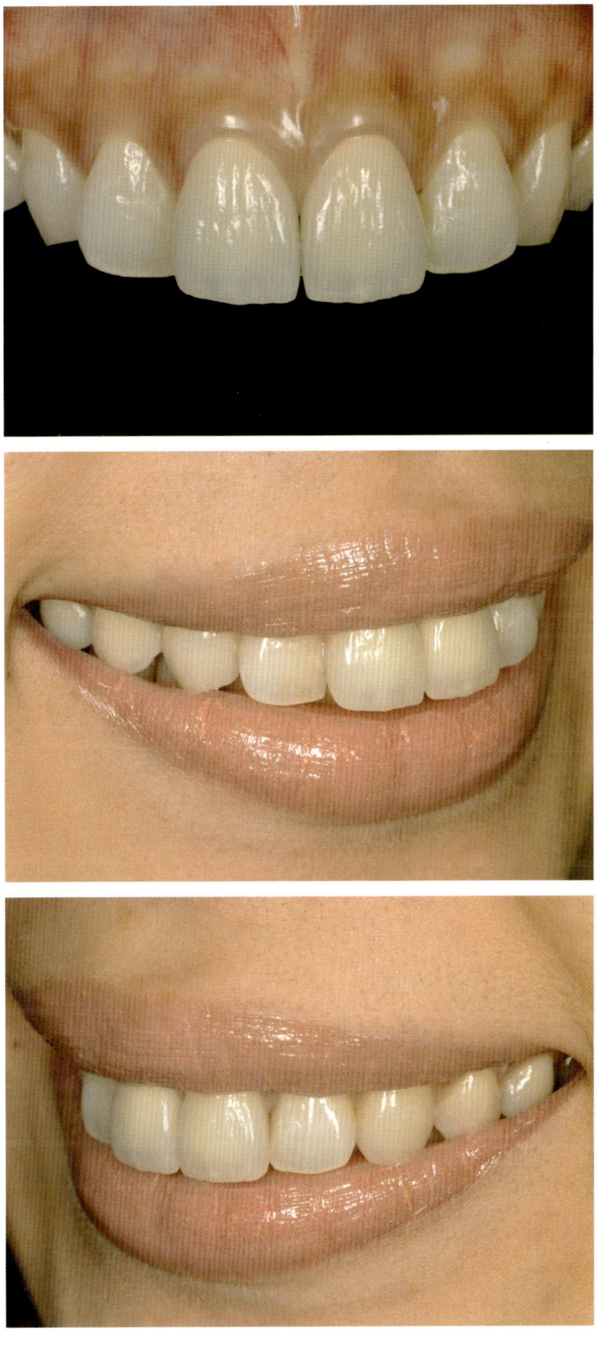

8 올세라믹 크라운을 장착했을 때

상악 전치부 · 크라운

川津 麻乃, 木津喜 裕子, 三浦 宏之, 安江 透

증례 개요

- **환자:** 49세, 여성
- **초진:** 2010년 1월 7일
- **주요 증상:** 3+2의 심미 불량을 개선하고자 하였다.
- **보철 부위:** 3+2
- **지대치의 종류:** 3| 실활치(금속 코어), 21|12 생활치
- **대합치의 종류:** 모두 자연치
- **임상에서의 포인트:** 3|에는 금속-도재관으로 되어 있고, 1|12에는 레진 충전이 이루어져 있어 변색을 걱정하고 있었다. 21|12는 모두 생활치이며, 3|은 치은이 퇴축되어 금속선이 보였다.

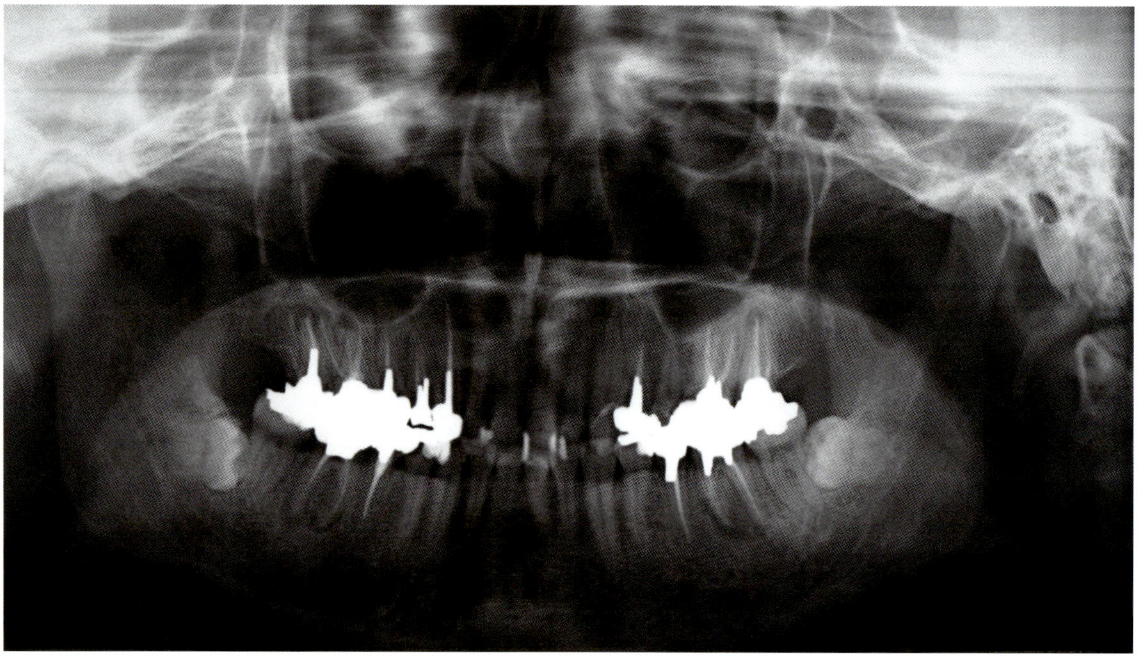

1 치료 전 파노라마 방사선사진

치료 경과

환자는 3| 금속-도재관의 금속선 노출에 의한 심미 불량과 1|12 레진 충전부의 변색을 호소하고 있었다(1, 2). 올세라믹에 의한 하얀 치아를 원했기 때문에 P-나노ZR 올세라믹 크라운으로 수복하기로 하였다.

지대치 형성은 차바퀴처럼 생긴 유도구 형성용 버(All Ceramic Preparation Kit No. 122: Shofu)를 이용하여 유도구를 형성했다. 이 버를 이용하여 유도구를 형성하면, 순면 형성 시에 다이아몬드 포인트가 그 구에 잠식되지 않고 적절한 양의 삭제와 매끄러운 형성을 할 수 있다(3, 4).

지대치 형성이 끝난 후(5), 작업용 모형을 제작하고, C-Pro 시스템에 의해 P-나노ZR 프레임을 제작했다. 프레임은 인접면과 설측변연 부분에 지지 형태를 부여하고, 지대치 모형에 적합과 변연을 조정했다(6).

50㎛의 알루미나로 샌드블라스트 처리하고, 1,000℃에서 5분간 열처리를 한 후, 빈티지 ZR(Shofu)을 이용하여 도재를 축성하였다. 그 후 접착성 레진 시멘트(ResiCem Clear: Shofu)를 이용하여 지대치에 접착했다(7).

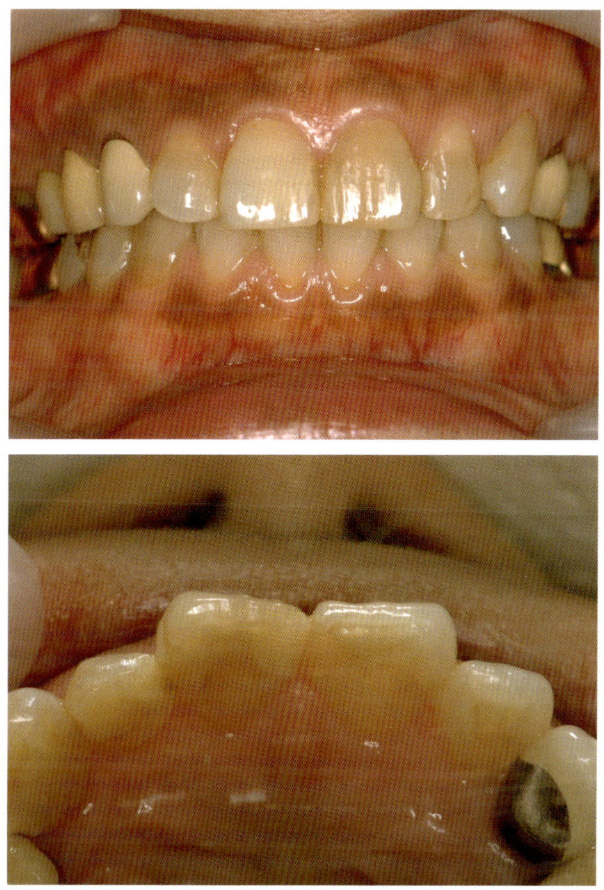

2 치료 전 구강내 사진

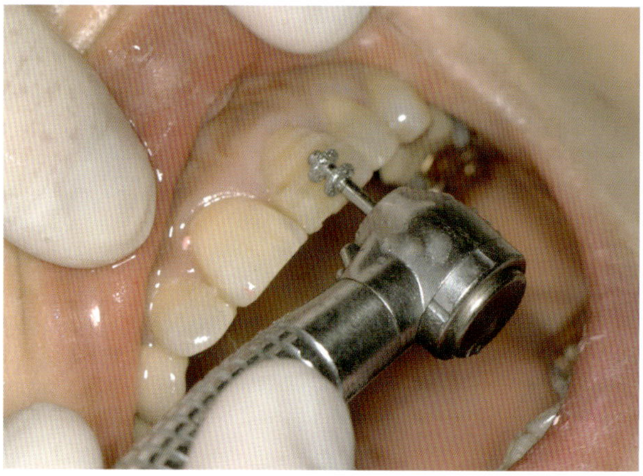

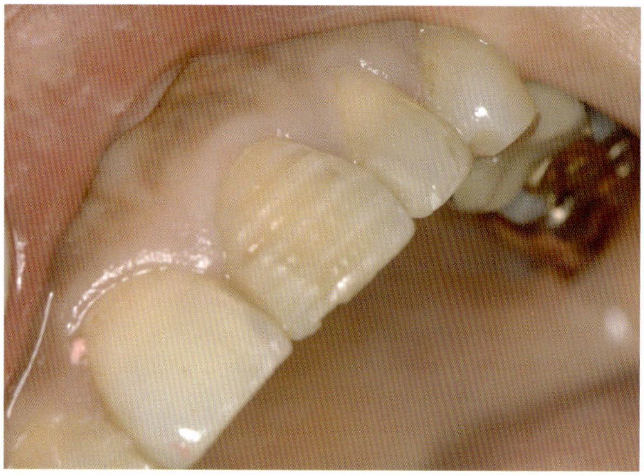

3 유도구 형성

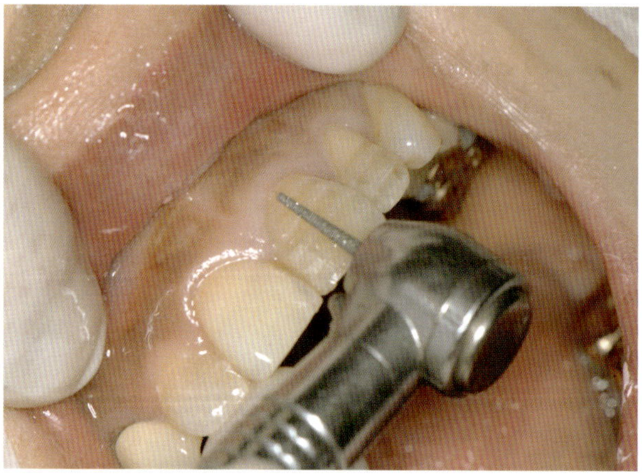

4 순면 형성

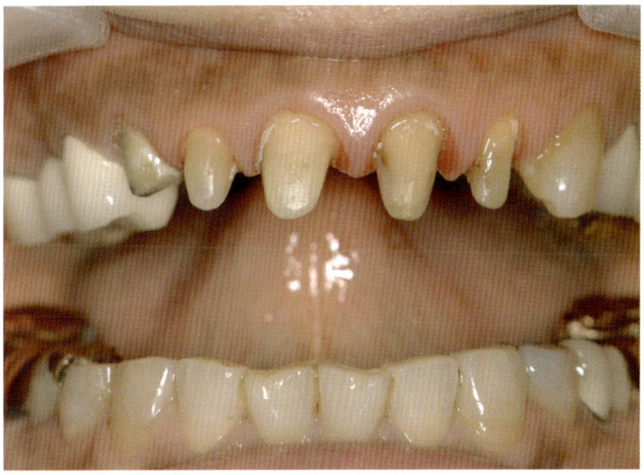

5 지대치 형성이 끝났을 때

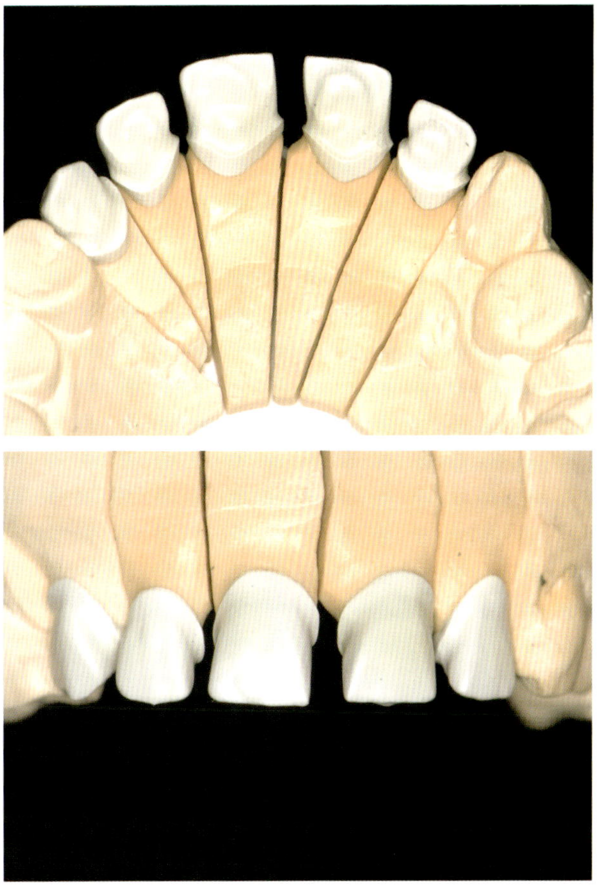

6 P-나노ZR 프레임

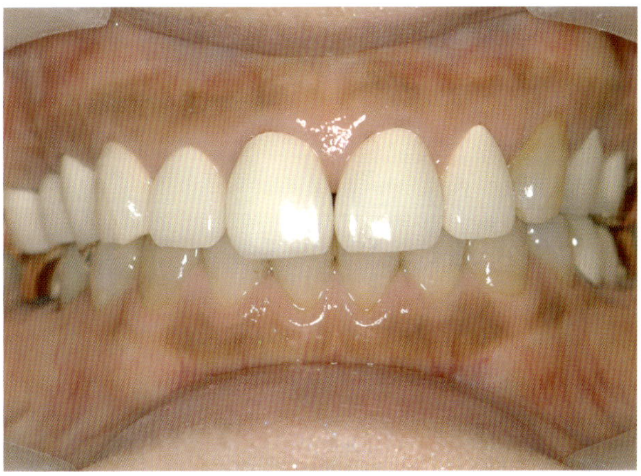

7 올세라믹 크라운을 장착했을 때

상악 전치부 · 브릿지 澤田 智慈

증례 개요

- **환자:** 61세, 여성
- **초진:** 2008년 9월 12일
- **주요 증상:** 1|의 치주병이 갑자기 발생하여 내원하였다.
- **보철 부위:** ②1|①
- **지대치의 종류:** 모두 실활치
- **대합치의 종류:** 모두 생활치
- **임상에서의 포인트:** 1|의 심미적인 요구로 보철치료를 했는데, 11년 후에 발치하게 되어 다시 브릿지에 의한 보철치료를 시행하였다.

치료 경과

1997년에 심미적인 요구로 보존과에서 의뢰를 받아(1), 다음 해에 올세라믹 크라운(인세람: VITA)으로 |1을 수복했다(2). 장착 후, 색조 및 적합 상태는 양호해졌지만, 10년 후에 골흡수와 동요로 다시 내원했다(3). 1년간의 치주치료와 관리를 했지만 개선되지 않아서(4), 발치했다. 결손부에 대한 치료 방침으로 임플란트를 생각했지만 환자가 원하지 않았기 때문에 브릿지에 의한 보철치료를 선택했다.

지대치는 |1의 경우 기존의 금속 코어를 그대로 사용했고, 2|는 경질레진으로 축조했다(5). 지대치 형성 후 실리콘 인상재(토시콘 파스텔: 덴츠플라이)로 인상채득을 하고, 초경질석고(뉴후지록: GC)로 작업용 모형을 제작한 뒤, 그 모형에서 C-Pro 시스템을 이용하여 P-나노ZR 프레임을 제작했다. 구강 내에 시적해 보았을 때 적합 상태는 양호했다(6). 전치부는 전치유도관계도 고려해야 하기 때문에 교합 검사를 하고(7), 전용 포인트(스터그로스 코스: EDENTA)로 교합조정을 했다(8). 그 후 도재(세라비앙 ZR: Noridake)를 축성 및 소성

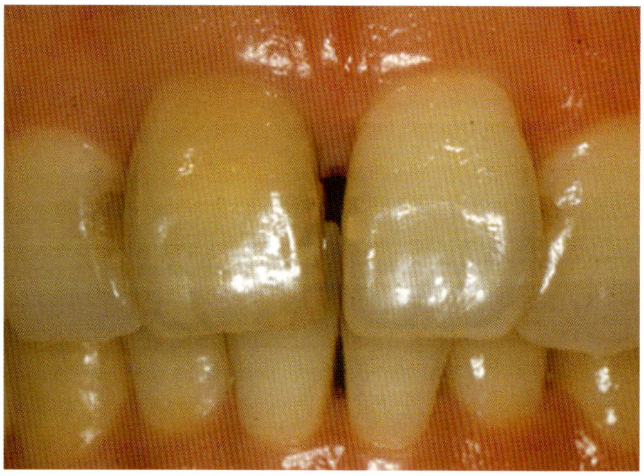

1 초진 시 구강내 사진

하고(9), 구강 내에 시적한 뒤(10), 다이아몬드 포인트로 약간의 조정을 하고(11), 올세라믹 브릿지를 완성했다.

장착은 마이크로 브러시(SP 포리싱: 프론티어덴탈)에 의한 치면 청소와 치은보호격리재(Opal Dam OP: 울트라 덴트)를 도포하고, 샌드블라스트 처리 및 치질용 프라이머 처리를 한 후, AZ Primer(Shofu)를 도포했다. 그리고 프레임에 내면 처리를 한 뒤, 접착성 레진 시멘트(ResiCem, Shofu)로 접착했다(12).

장착 후 임상적인 불만 사항은 보이지 않았다.

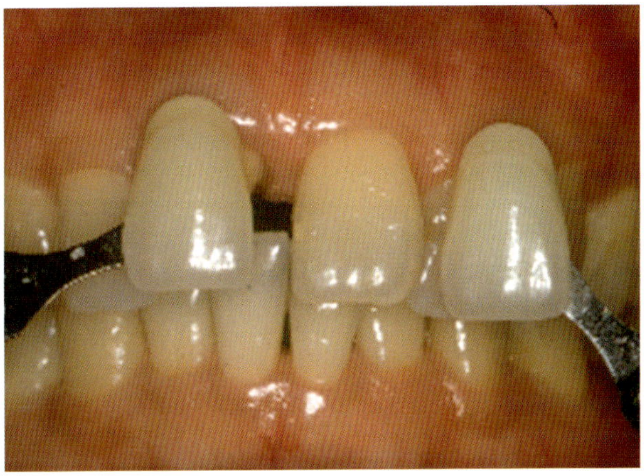

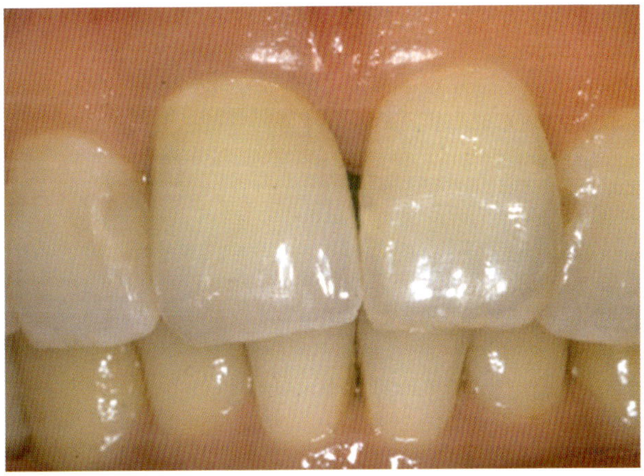

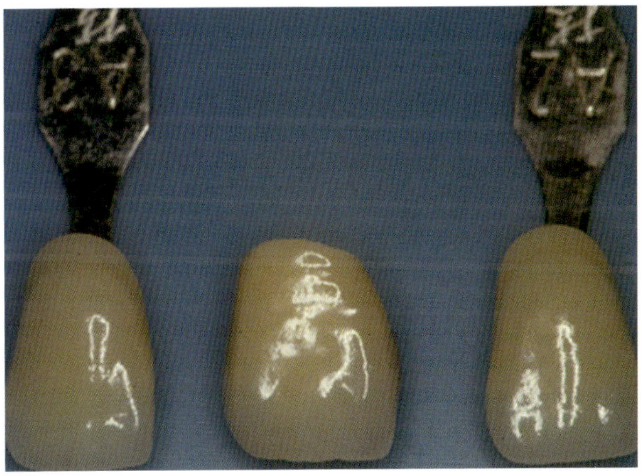

2 올세라믹 크라운에 의한 수복 1

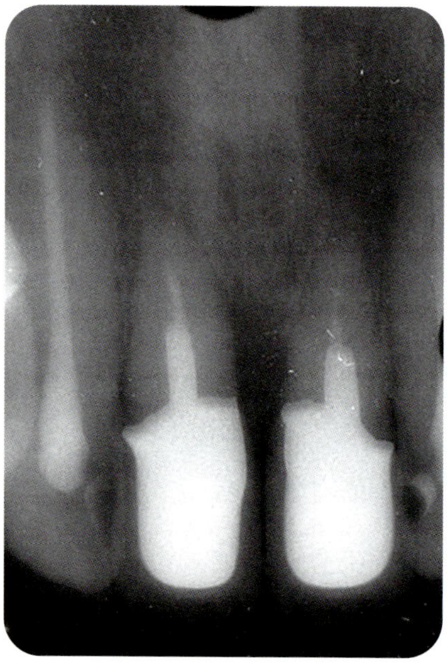

3 재진 시 디지털 방사선사진(해당 부위)

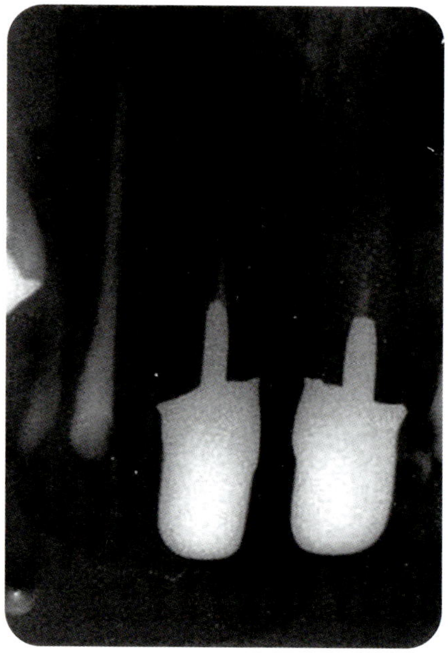

4 재진 1년 후 디지털 방사선사진(해당 부위)

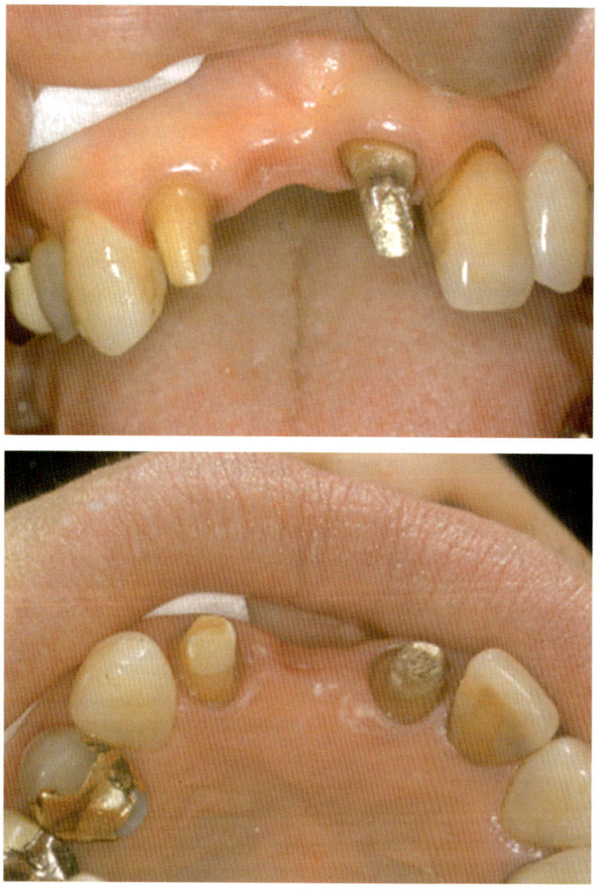

5 지대치 형성이 끝났을 때

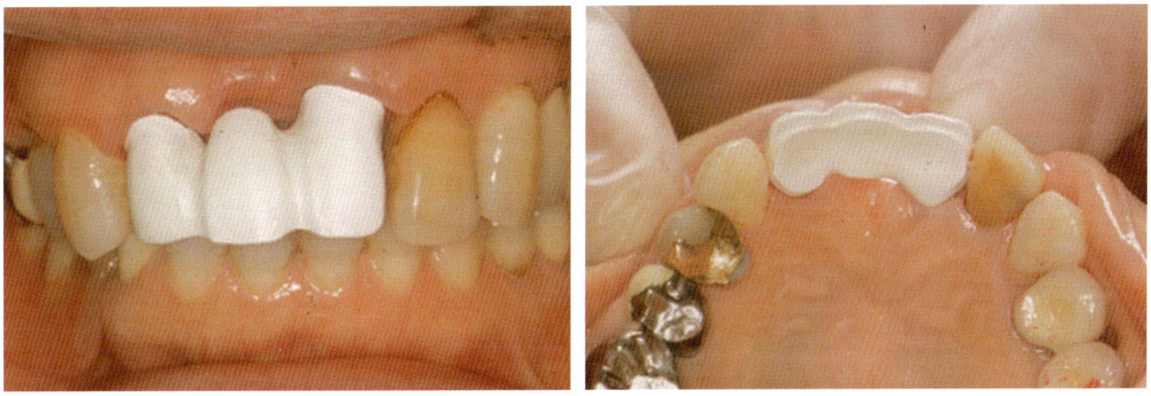

6 P-나노ZR 프레임을 시적했을 때

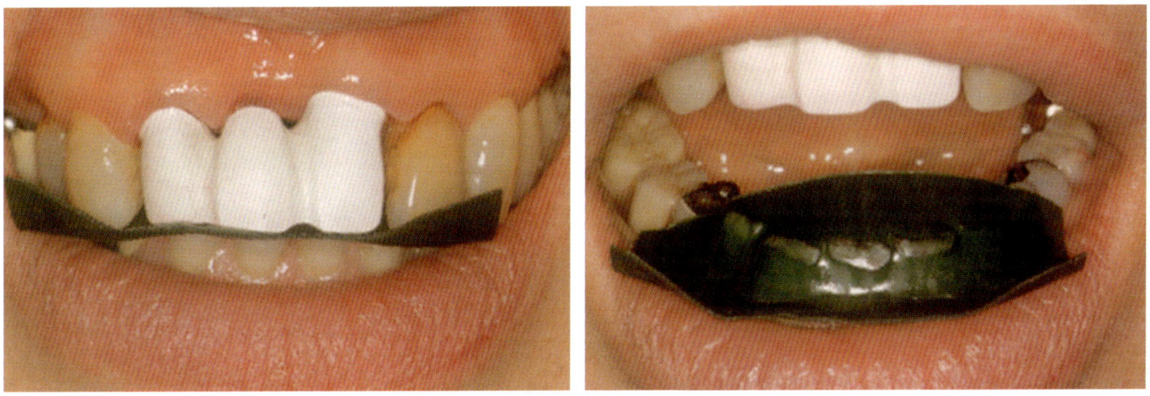

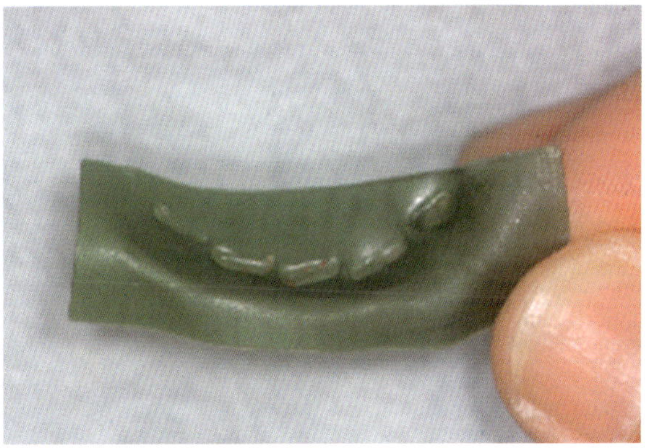

7 교합간 기록채득(Occlusal indicator wax: Kerr)

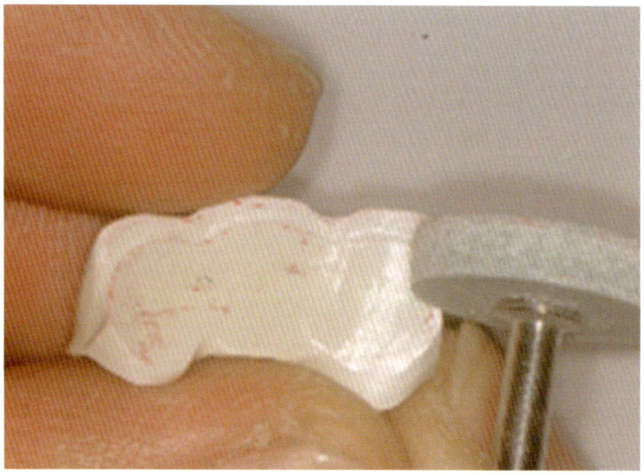

8 프레임의 교합조정

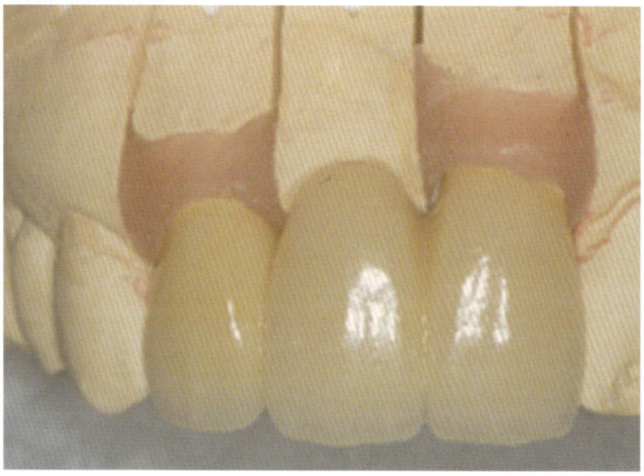

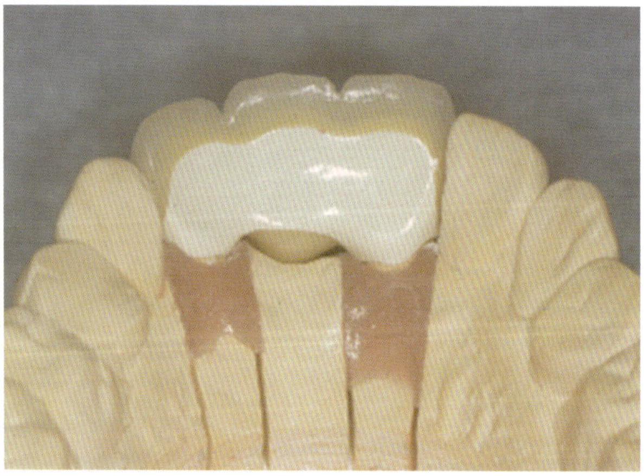

9 도재의 초벌 소결

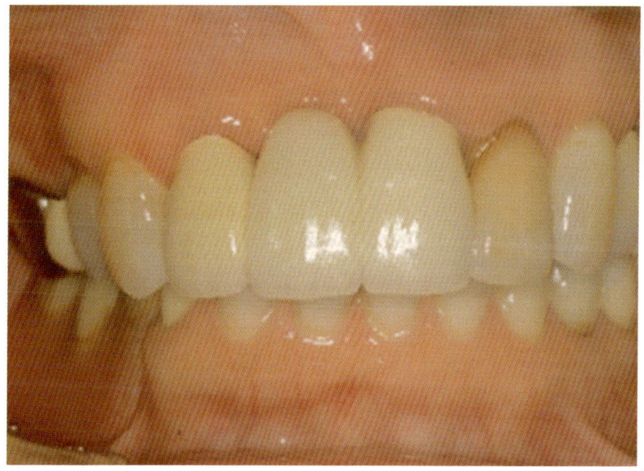

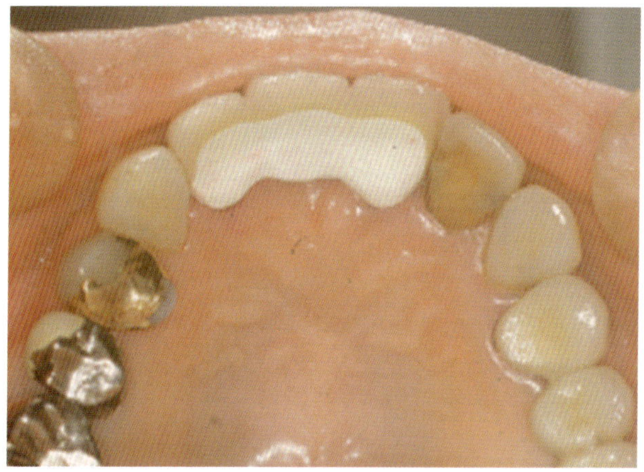

10 시적했을 때

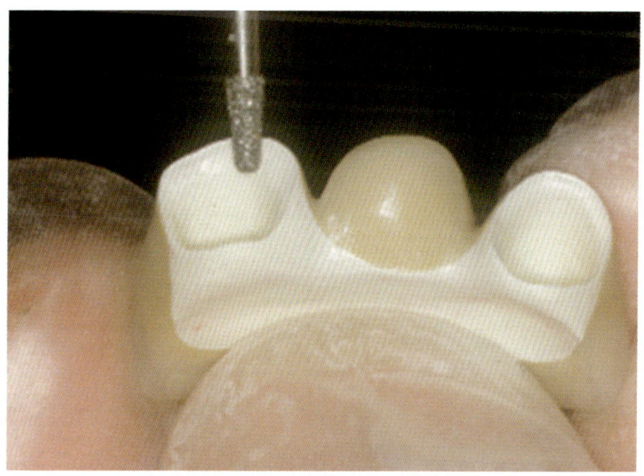

11 프레임의 조정

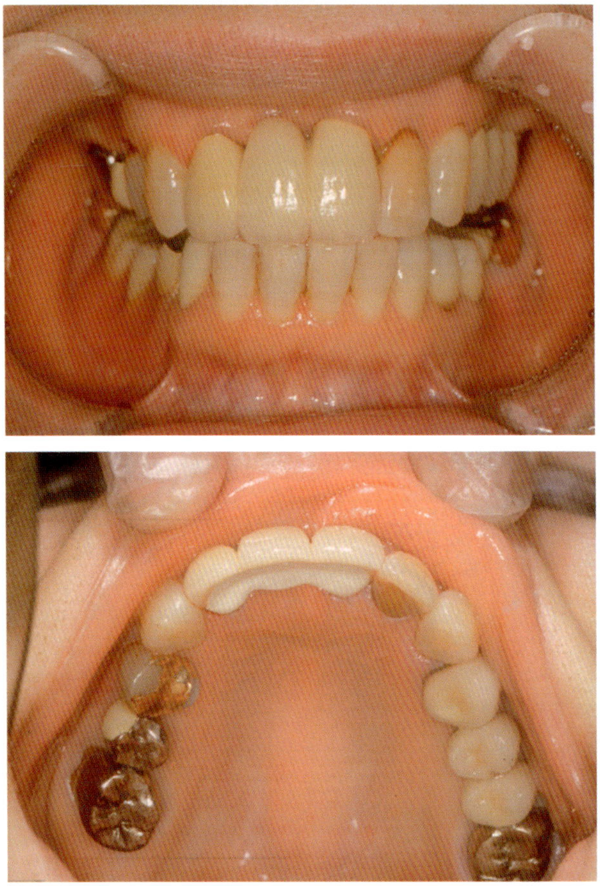

12 올세라믹 브릿지를 장착했을 때

상악 전치부 · 브릿지 澤田 智史

증례 개요

- **환자:** 48세, 여성
- **초진:** 2005년 3월 17일
- **주요 증상:** 금속 알러지가 의심되었다.
- **보철 부위:** ②1|①②
- **지대치의 종류:** 모두 실활치
- **대합치의 종류:** 모두 생활치
- **임상에서의 포인트:** 수족농포증 증상을 개선시키기 위한 항원제거요법과 교환치료

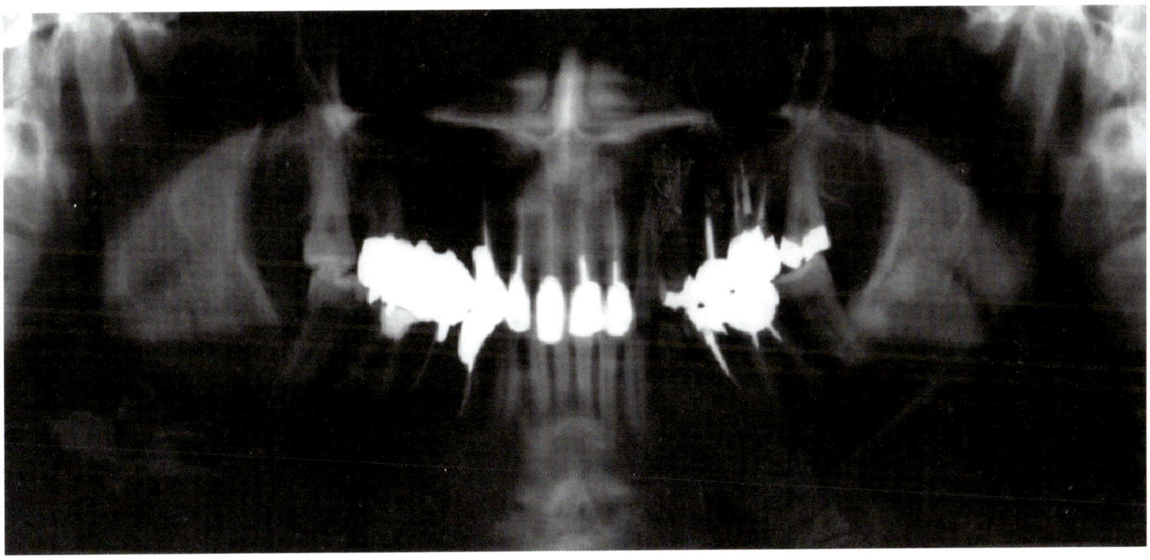

1 치료 전 파노라마 방사선사진

치료 경과

환자는 2001년경부터 수족농포증이 발바닥에 발병되었고, 2003년에 피부과에서 대증요법치료를 받았지만 완치되지 않았으며, 금속 알러지가 의심되었다. 원인으로 판단되는 금속의 제거를 원했기 때문에 치과 알러지 외래에 의뢰되었다. 패치테스트 결과, 금, 아연, 니켈, 백금, 수은에 양성반응을 보였다. 구강 내는 하악 전치부 외의 많은 부위에 보철치료가 되어 있었기 때문에(1), 전악적 치료를 통해 금속을 제거하기로 했다. 임시 보철물로 경과를 관찰해 보니 증상이 완화되어 최종 보철치료에 들어갔다(2). 구치부는 하이브리트 세라믹으로 보철치료를 하였다.

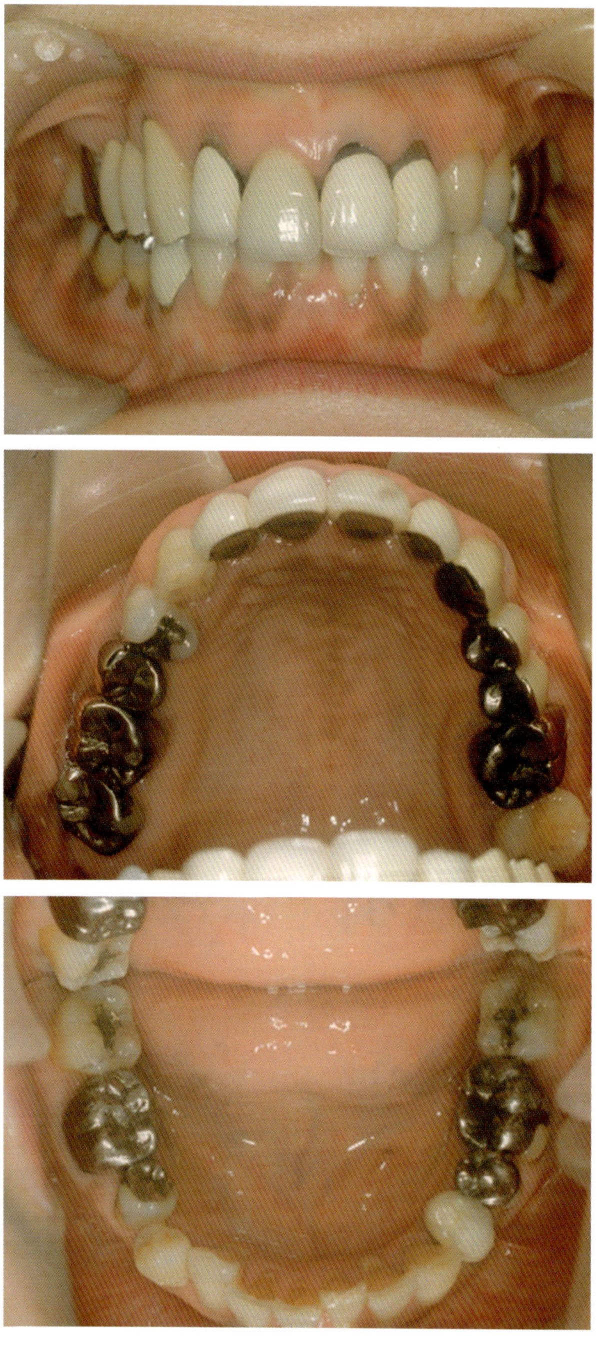

2 보철치료를 시작했을 때의 구강내 사진

|12 는 감염된 근관의 치료를 위해 근관충전이 되어 있었고, 2|에는 포스트가 긴 금속 코어가 장착되어 있었지만(3), 금속 알러지와 심미성을 고려하여 2|의 금속 코어를 제거했으며, 2|12에는 간접법으로 제작한 섬유포스트(펜트론)로 축조하고 지대치 형성을 했다(4). 지대치의 정밀인상은 실리콘 인상재(토시콘 파스텔: 덴츠플라이)를 사용했고, 초경질석고(뉴 후지록: GC)를 이용해 작업용 모형을 제작한 뒤, 그 모형에서 C-Pro 시스템으로 P-나노ZR 프레임을 제작했다.

프레임을 시적할 때 적합성이 양호했고(5), 초벌 소부의 시적 시 적합성 및 색조가 양호했기 때문에(6), 올세

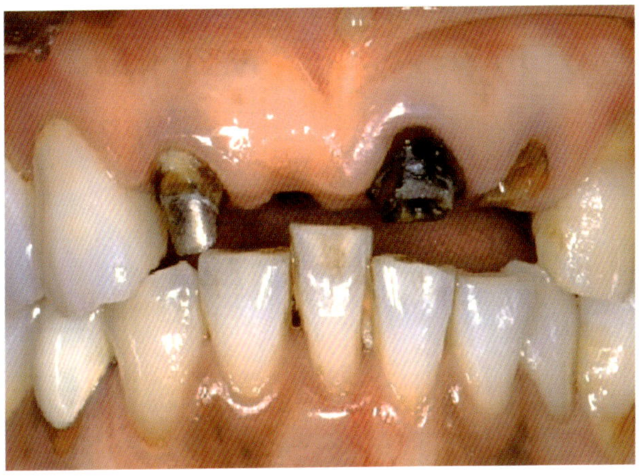

3 지대치 형성을 하기 전

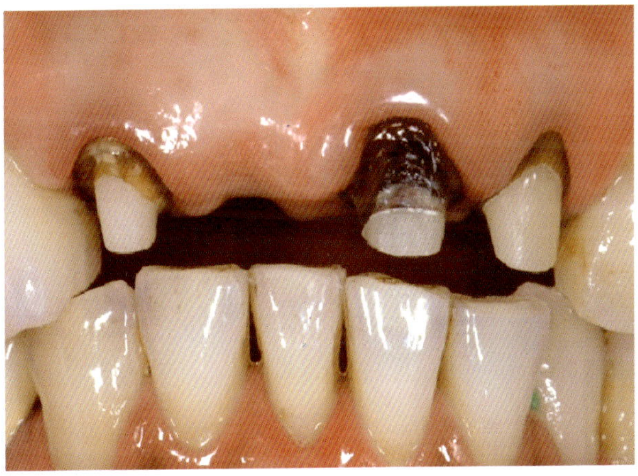

4 지대치 형성이 끝났을 때

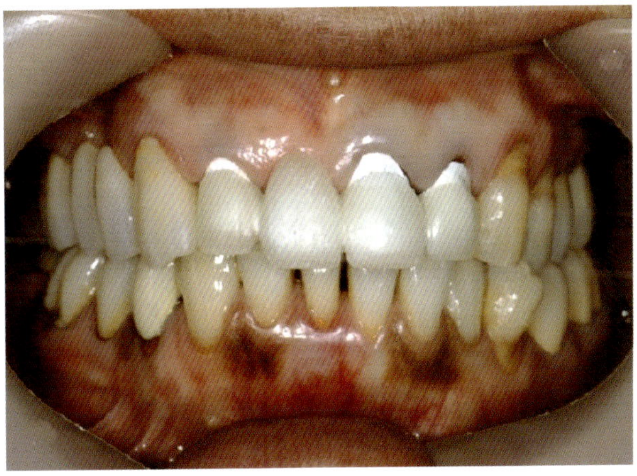

5 P-나노ZR 프레임을 시적했을 때

라믹 브릿지를 완성했다. 완성된 브릿지는 시적 및 교합조정을 실시한 후, 치면 청소 및 치면 처리(샌드블라스트 처리, 치질용 프라이머 처리)했고, AZ Primer(Shofu)를 프레임의 내면에 바른 후 접착성 레진 시멘트(ResiCem: Shofu)로 접착했다(7).

장착 후의 치은 상태나 적합성 등에 대한 임상적인 문제점은 보이지 않았고, 경과는 양호했다. 발바닥의 수족농포증 증상도 개선되었다(8, 9).

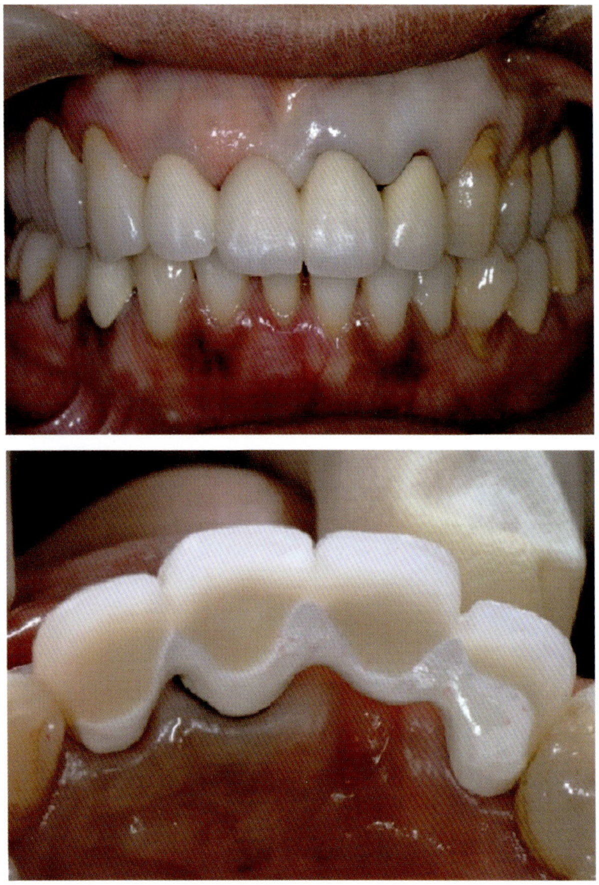

6 시적했을 때

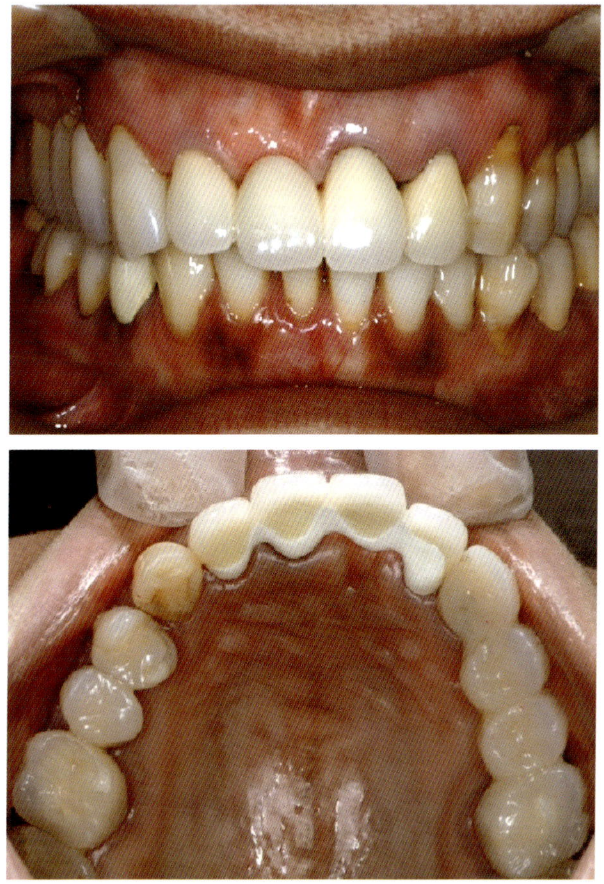

7 올세라믹 브릿지를 장착했을 때

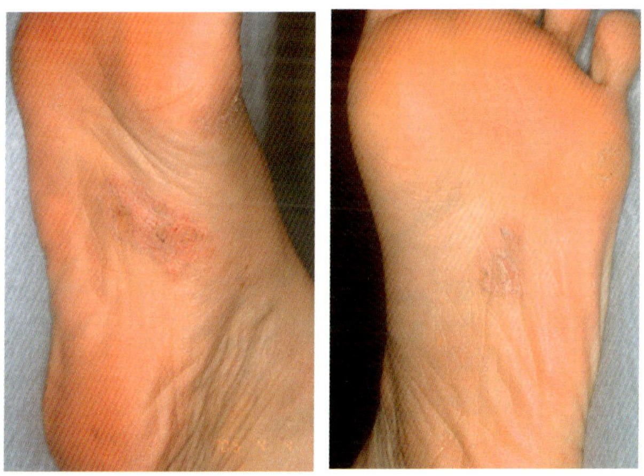

8 치료 전 발바닥의 상태

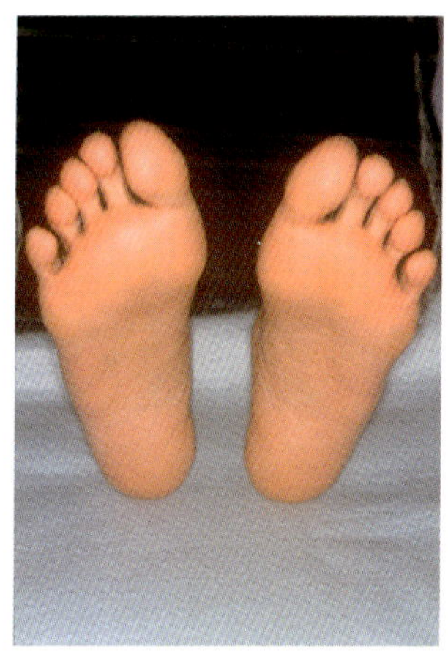

9 올세라믹 브릿지를 장착한 후의 발바닥 상태

상악 구치부 · 크라운

根本 怜奈, 植田 洋二, 三浦 宏之, 安江 透

증례 개요

- **환자:** 51세, 여성
- **초진:** 2010년 2월 17일
- **주요 증상:** 65|의 금속이 없는 수복
- **보철 부위:** 65|
- **지대치의 종류:** 6| 생활치, 5| 실활치(금속 코어)
- **대합치의 종류:** ⑥6⑤| 금속 브릿지, 7| 금속 크라운
- **임상에서의 포인트:** 대합치는 6| 근심치근이 제거된 금속 브릿지

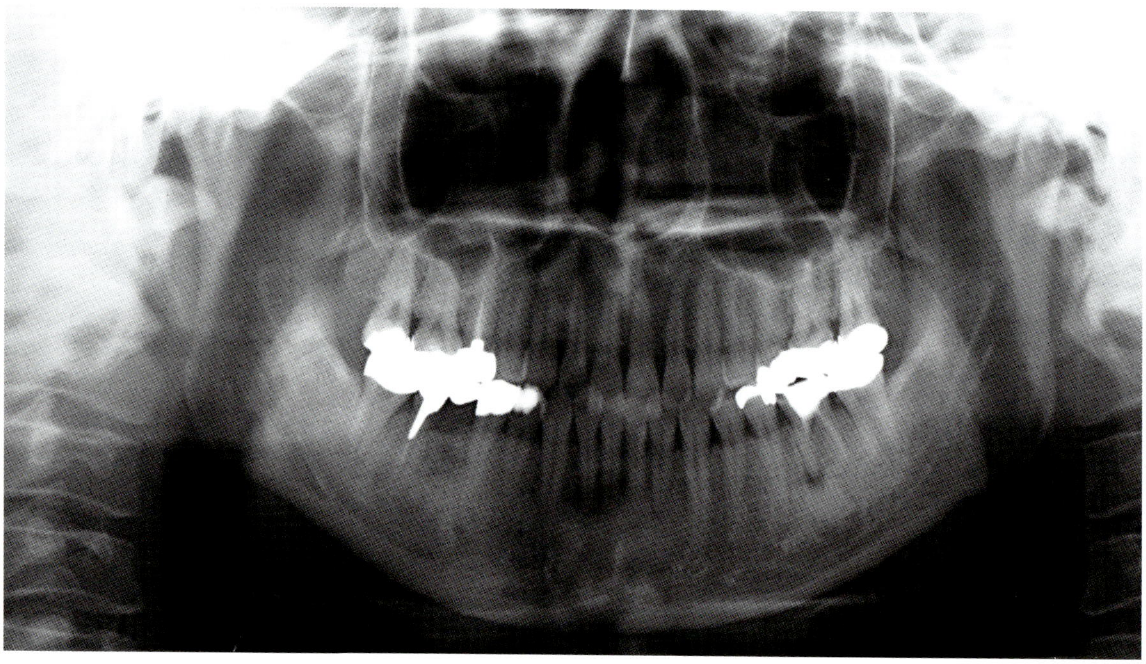

1 치료 전 파노라마 방사선사진

치료 경과

환자는 65|의 올세라믹 크라운에 의한 보철치료를 희망하여 내원했다(1).

지대치를 형성한 후, 작업용 모형을 제작하고 C-Pro 시스템으로 P-나노ZR 프레임을 제작했다(2). P-나노ZR 프레임은 인접면과 설측변연 부분에 지지 형태를 부여했다. 지대치 모형에 적합 조정한 후 50㎛의 알루미나로 샌드블라스트 처리를 하고, 1,000℃에서 5분간 열처리를 했다. 그 후 빈티지 ZR(Shofu)를 이용하여 도재를 축성했다(3).

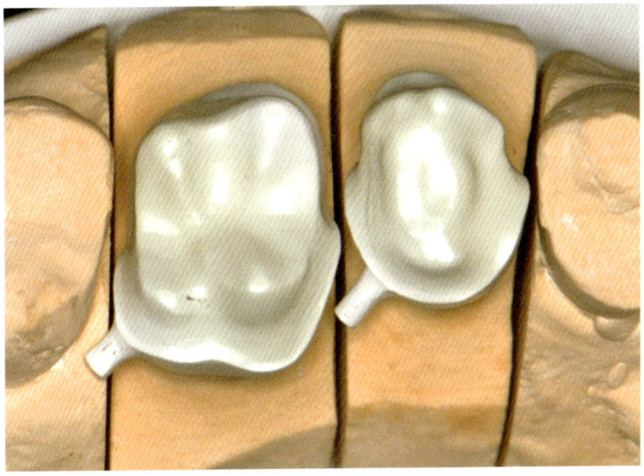

2 P-나노ZR 프레임

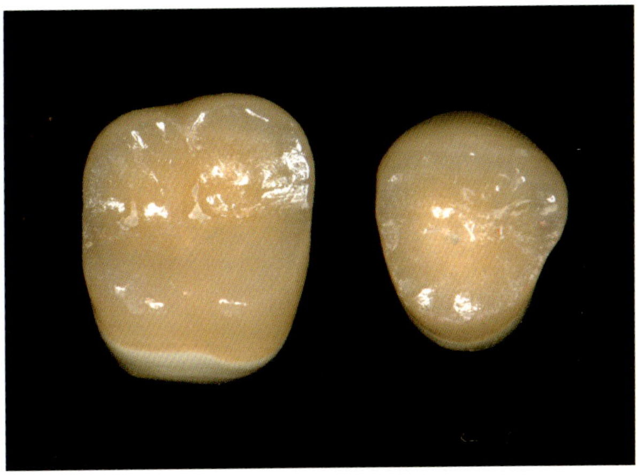

3 도재축성

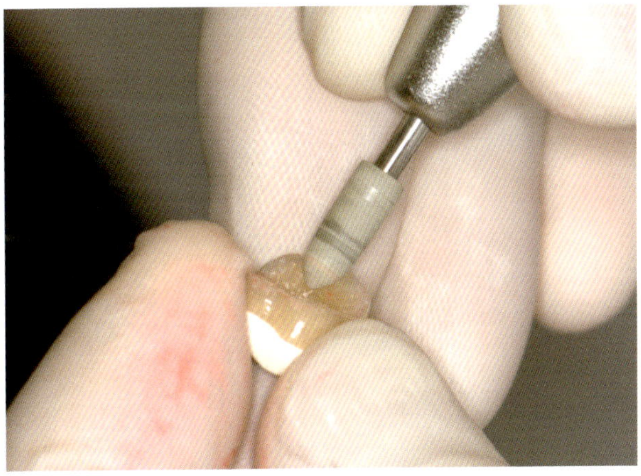

4 연마

인접치와의 접촉과 내면의 적합 확인 및 교합조정을 한 후, 실리콘 포인트(세라마스터: Shofu)로 연마하고(4, 5), 연마가 끝난 후에는 내면을 알코올로 깨끗하게 했다. 그리고 5초간 인산(K-etchant GEL: 클라레 메디컬) 처리, 물을 이용한 세정, 건조를 통해 크라운의 내면을 활성화 상태로 만들어 화학적 접착에 적합한 면으로 만들었다(6). 이어서 클리어필 포셀렌 본드 액티베이터, 메가본드 프라이머(클라레 메디컬)를 1방울씩 혼합한 후, 크라운의 내면에 도포하고 5초간 그대로 두어 건조시켰다(7).

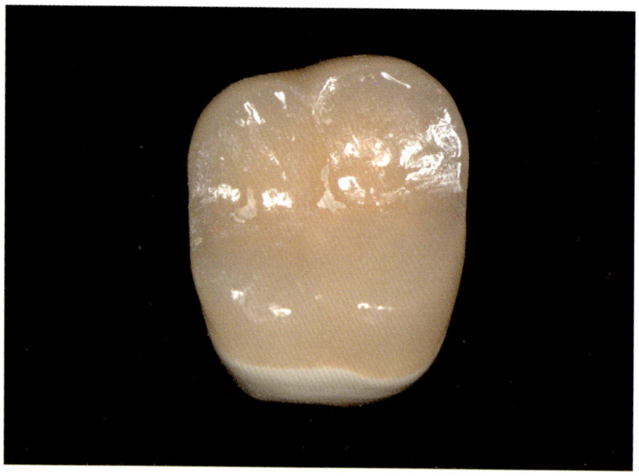

5 연마가 끝났을 때

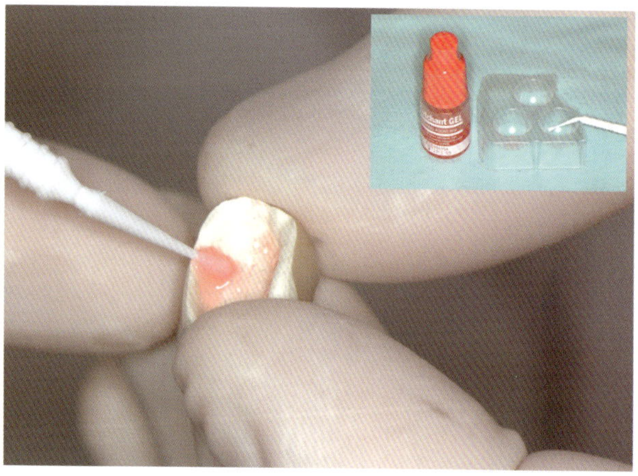

6 크라운 내면의 인산 처리

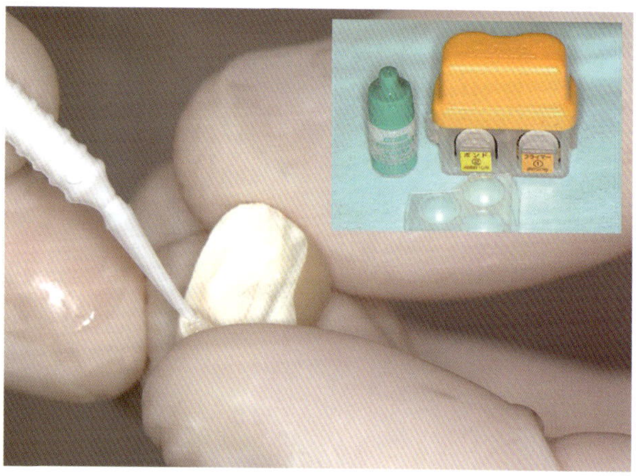

7 크라운 내면의 실란 처리

치면 처리는 금속 코어 부분(5)에 Alloy Primer(클라레 메디컬)를 도포하고, 나머지 치면과 금속 코어 부분 전체면에 ED Primer(A액, B액: 클라레 메디컬)를 1방울씩 혼합해서 도포한 후, 30초간 두어 액체가 남지 않도록 확실하게 건조시켰다(8).

접착성 레진 시멘트는 Panavia F2.0(큐라레 메디컬)을 이용하였다. 같은 양의 A paste와 B paste를 20초간 혼합한 후 크라운의 내면에 도포하고 신속하게 지대치에 위치시켰다(9), 접착성 레진 시멘트는 프라이머와

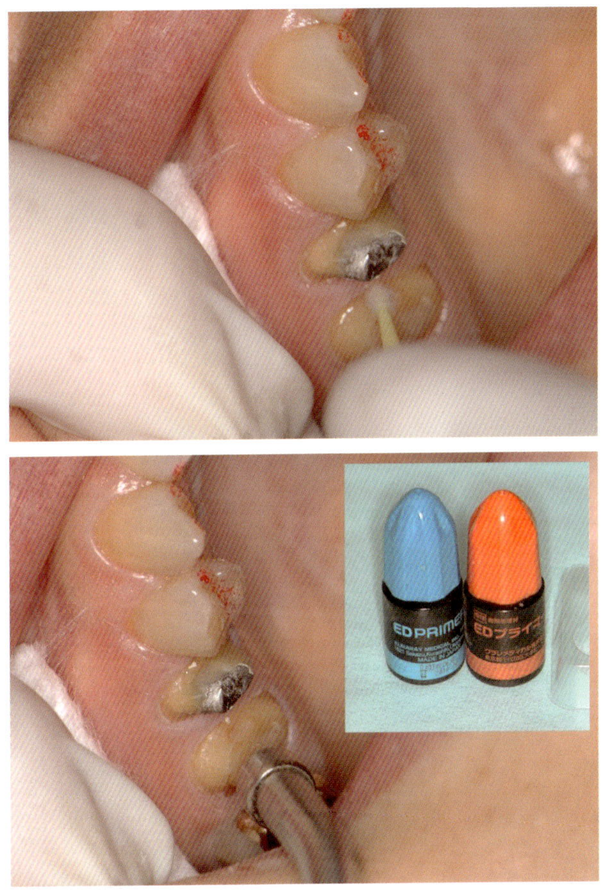

8 치면 프라이머 처리

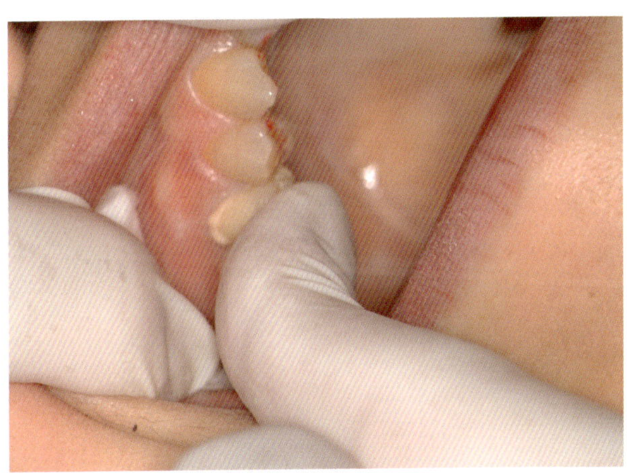

9 올세라믹 크라운의 장착

접촉하면 경화가 시작되어 보철물이 들뜨는 원인이 되므로 치면에는 레진 시멘트를 미리 바르지 않는다). 2-3초간 광조사하고, 남은 시멘트를 제거한 후(10), 광중합을 실시했다(광조사는 한 부위마다 할로겐 조사기 및 LED 조사기로는 20초, 고출력 할로겐 조사기 및 프라즈마 아크 조사기로는 5초간 한다). 또 변연 부분에 표면경화보호재(옥시가드: 클라레 메디컬)를 도포하고 3분간 두었다가 세정하고 건조시켰다(11). 인접면의 치간부에 시멘트가 남지 않도록 주의했다(12). 13은 접착이 끝난 올세라믹 크라운이다.

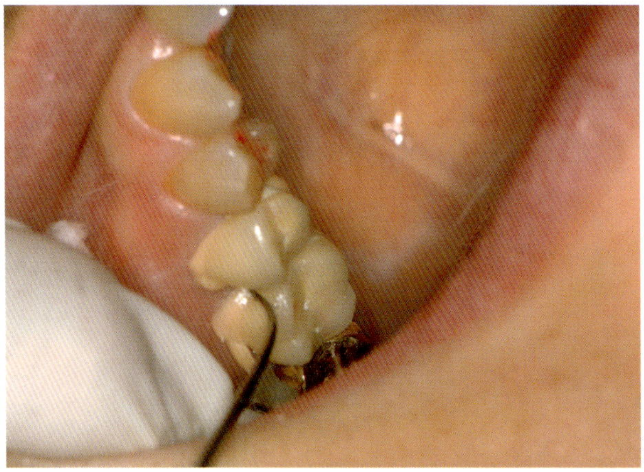

10 잉여 시멘트 제거

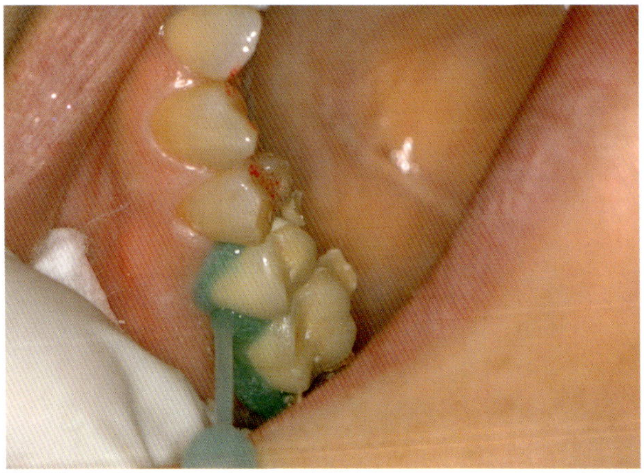

11 변연 부분에 표면경화보호재 도포

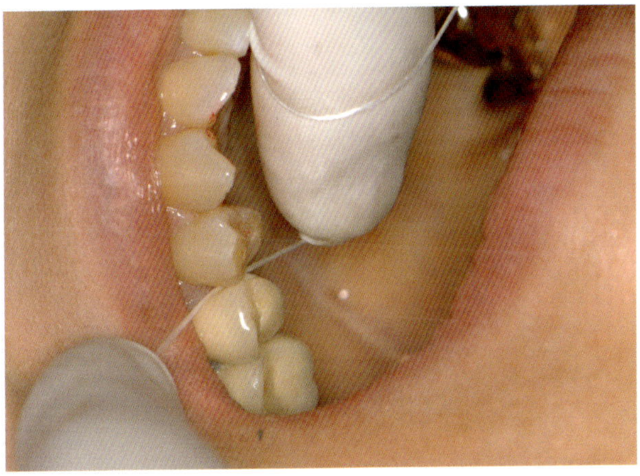

12 인접치간부의 시멘트 제거

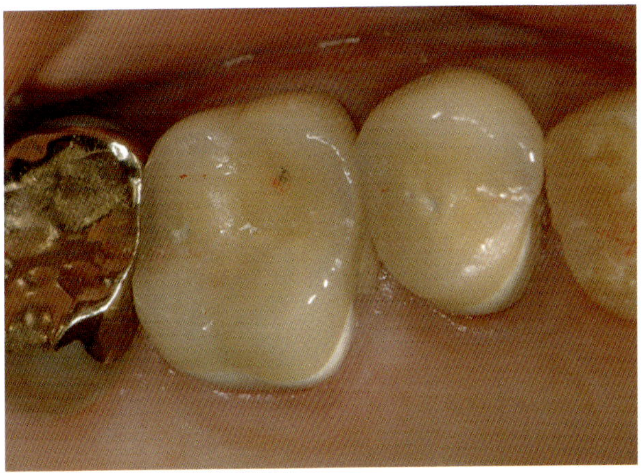

13 구강 내에 장착된 올세라믹 크라운

상악 구치부 · 브릿지

川津 麻乃, 藤田 理雅, 三浦 宏之, 安江 透

증례 개요

- **환자:** 49세, 여성
- **초진:** 2010년 2월 17일
- **주요 증상:** 5| 결손부의 브릿지에 의한 보철치료
- **보철 부위:** ⑥5④|
- **지대치의 종류:** 모두 실활치(금속 코어)
- **대합치의 종류:** 4| 생활치, 5| 금속 인레이, 6| 금속 크라운
- **임상에서의 포인트:** 지대치는 실활치이며 금속 코어가 장착되어 있다. 6|은 지대치의 높이가 낮고 유지를 위한 홈이 형성되어 있었다.

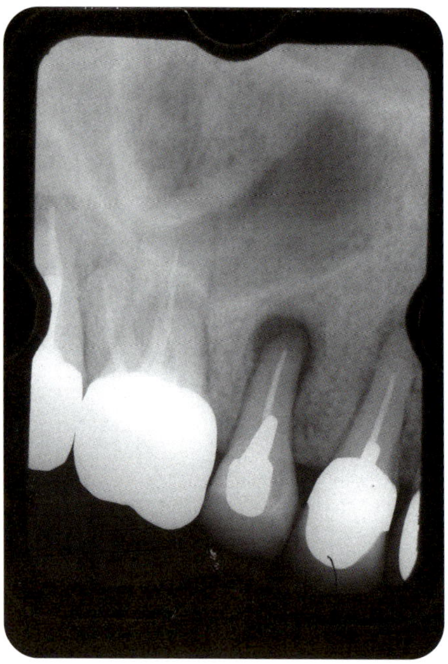

1 치료 전 디지털 방사선사진(해당 부위)

치료 경과

5|의 결손으로 4|에 금속-도재관, 6|에 백금가금으로 만들어진 금속 크라운이 장착되어 있었다. 양 지대치 모두 실활치이며, 크라운을 제거했더니 금속 코어가 있었다. 6|은 지대치의 높이가 낮고, 금속 코어 교합면에 유지를 위한 홈이 있었다(2). 그 홈은 C-Pro 시스템을 이용하여 스캔할 때 읽을 수가 없으므로, 그 부분을 충전하고 P-나노ZR 프레임을 제작했다.

그 후 P-나노ZR 프레임에 빈티지 ZR(Shofu)을 축성하고, 올세라믹 브릿지를 완성했다. 가공치의 연결부는 지대치의 높이 관계로 도재를 축성할 공간이 없었기 때문에 P-나노ZR 프레임을 노출시킨 채로 형성했다. 지대 장치의 설측변연 부분 역시 P-나노ZR 프레임을 노출시키고, 지지 형태를 부여했다(3). P-나노ZR은 생체친화성이 매우 높고, 저온열화현상이 없기 때문에 이러한 설계가 가능하다.

마지막으로 접착성 레진 시멘트(ResiCem Clear: Shofu)를 이용하여 지대치에 접착했다(4).

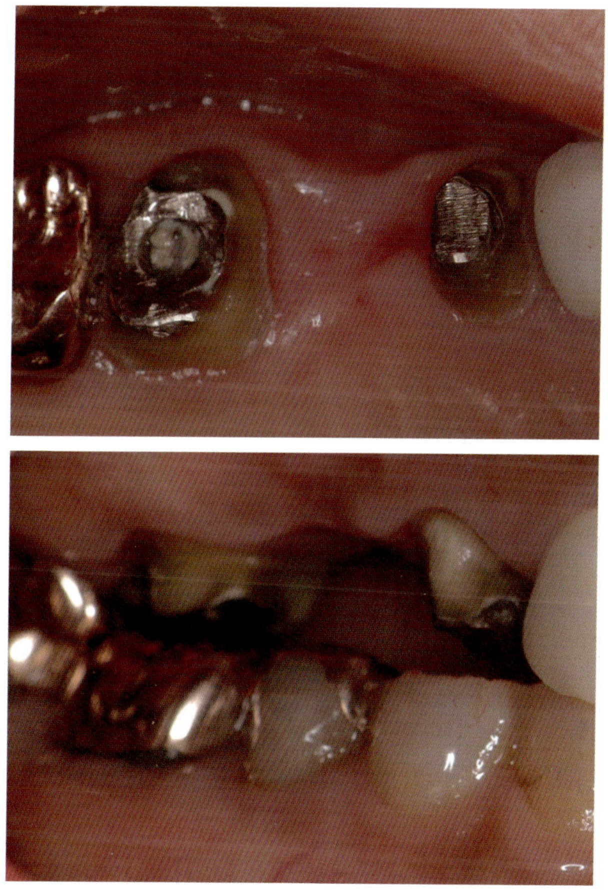

2 지대치 형성이 끝났을 때

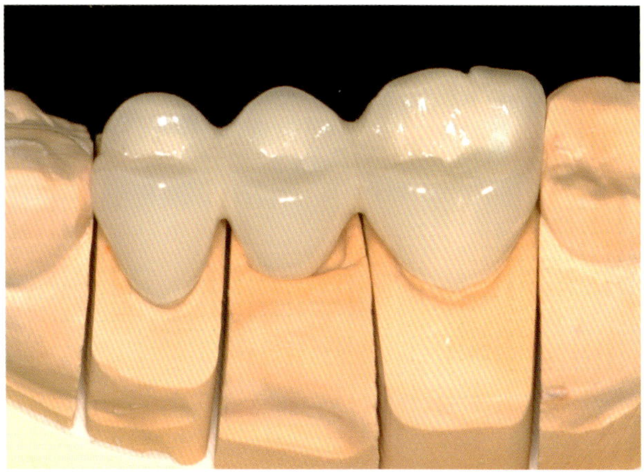

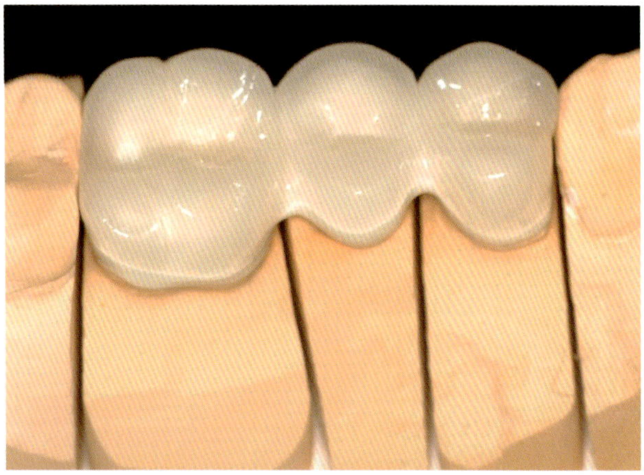

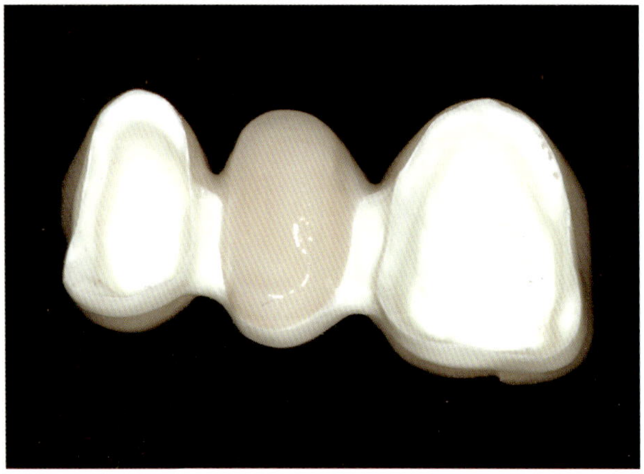

3 완성된 올세라믹 브릿지

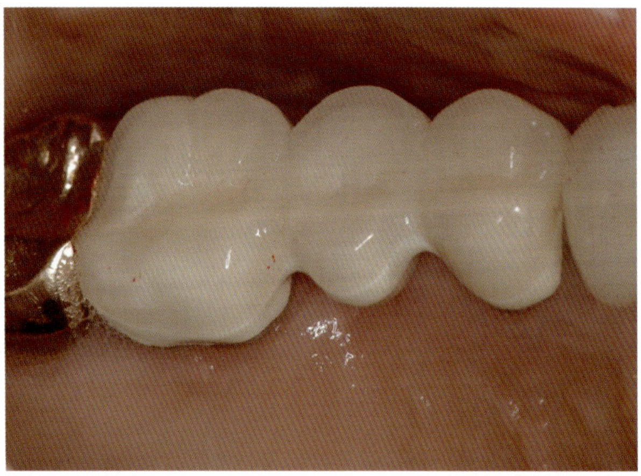

4 올세라믹 브릿지 장착 시

상악 구치부 · 브릿지

野崎 浩佑, 三浦 宏之, 安江 透

증례 개요

- **환자:** 56세, 여성
- **초진:** 2010년 3월 17일
- **주요 증상:** 6| 결손부의 보철치료
- **보철 부위:** ⑦6⑤|
- **지대치의 종류:** 5| 실활치(레진 코어), 7| 생활치
- **대합치의 종류:** ⑥5④| 이트리아계 지르코니아에 의한 브릿지, 7| 자연치
- **임상에서의 포인트:** 대합치는 지르코니아를 사용한 브릿지이며, 치관 길이와 대합치와의 공간에서 모두 문제 없다.

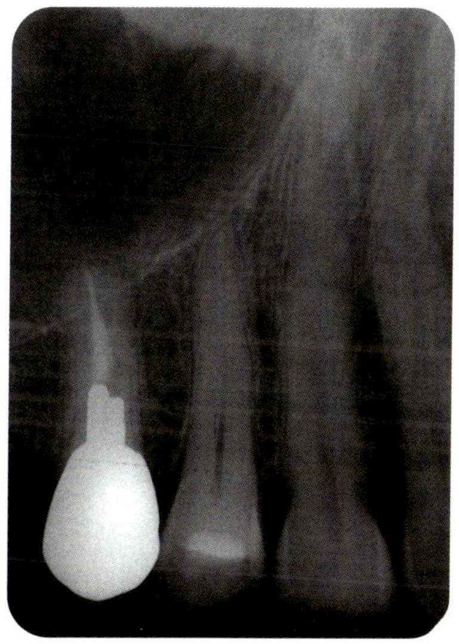

1 5|(지대치)의 디지털 방사선사진

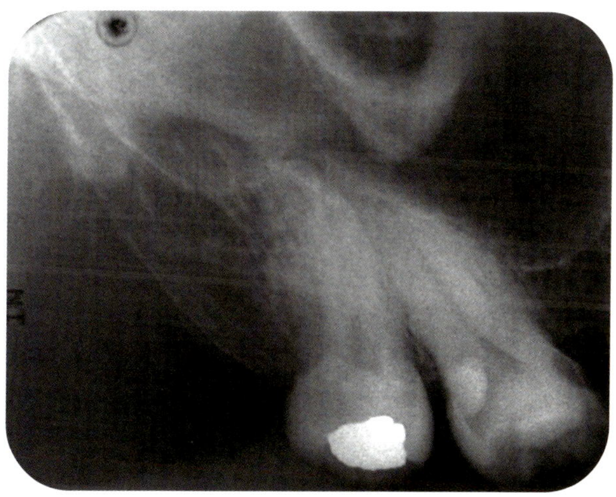

2 7|(지대치)의 디지털 방사선사진

치료 경과

환자는 6| 결손부에 올세라믹 브릿지에 의한 보철을 희망해 내원했다. 5|는 실활치이고 대합치(⑥5④|)에는 이트리아계 지르코니아를 사용한 브릿지가 장착되어 있었다(1~3).

지대치 형성에서는 교합면의 공간을 1.5(비기능교두)-2.0(기능교두)mm로 했다. 변연은 치은연하 0.5mm로 하고, 유리 법랑질을 남기지 않도록 변연과 치질의 이행부가 직각이 되도록 했으며, rounded shoulder로 했다(4).

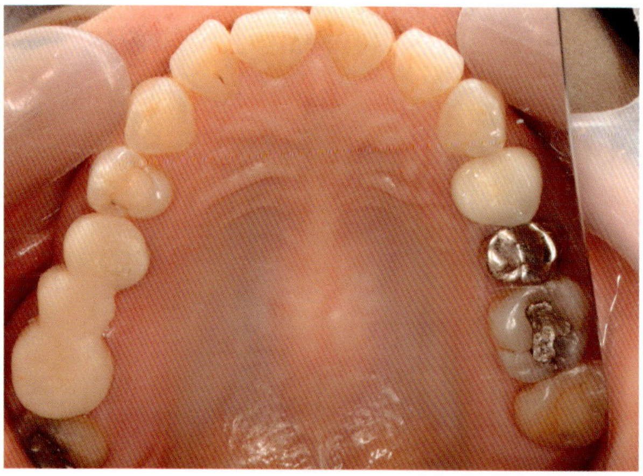

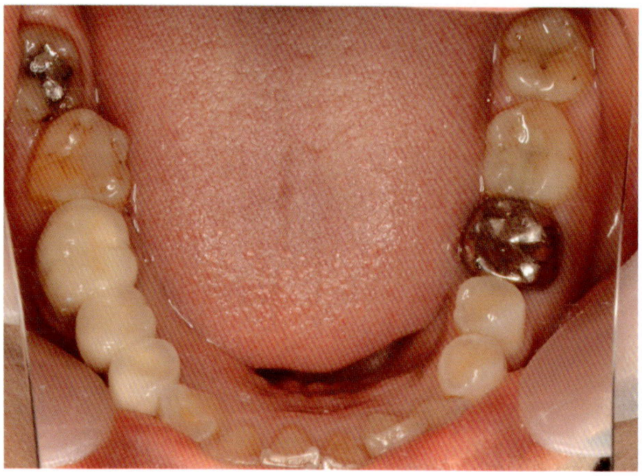

3 **임시 보철물을 장착했을 때**(대합치에는 이트리아계 지르코니아에 의한 브릿지가 장착됨)

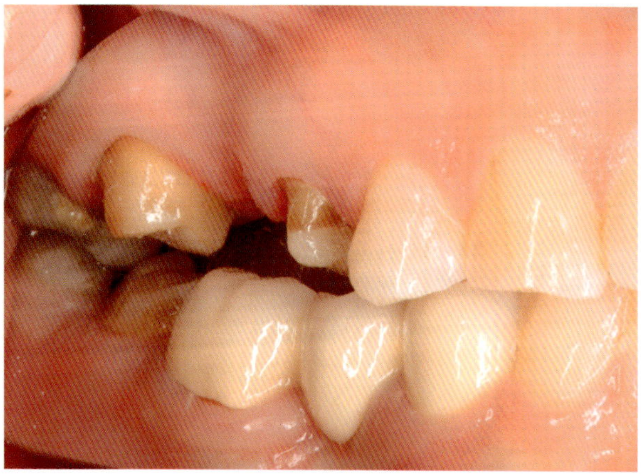

4 **지대치 형성이 끝났을 때**

C-Pro 시스템에 의하여 P-나노ZR 프레임을 제작하고, 지대치 모형에 적합과 변연 처리를 했다(5). 인접면의 설측변연 부분에는 지지 형태를 부여했다. P-나노ZR 프레임을 구강 내에 시적하니 매우 양호한 적합이 얻어졌다(6).

50㎛의 알루미나로 샌드블라스트 처리를 하고, 1,000℃에서 5분간 열처리를 한 후, 빈티지 ZR(Shofu)를 이용해서 도재를 축성했다(7).

올세라믹 브릿지를 완성한 후(8), 통법에 따라 교합조정 및 연마를 하고, 접착성 레진 시멘트(ResiCem: Shofu)를 사용하여 접착했다(9).

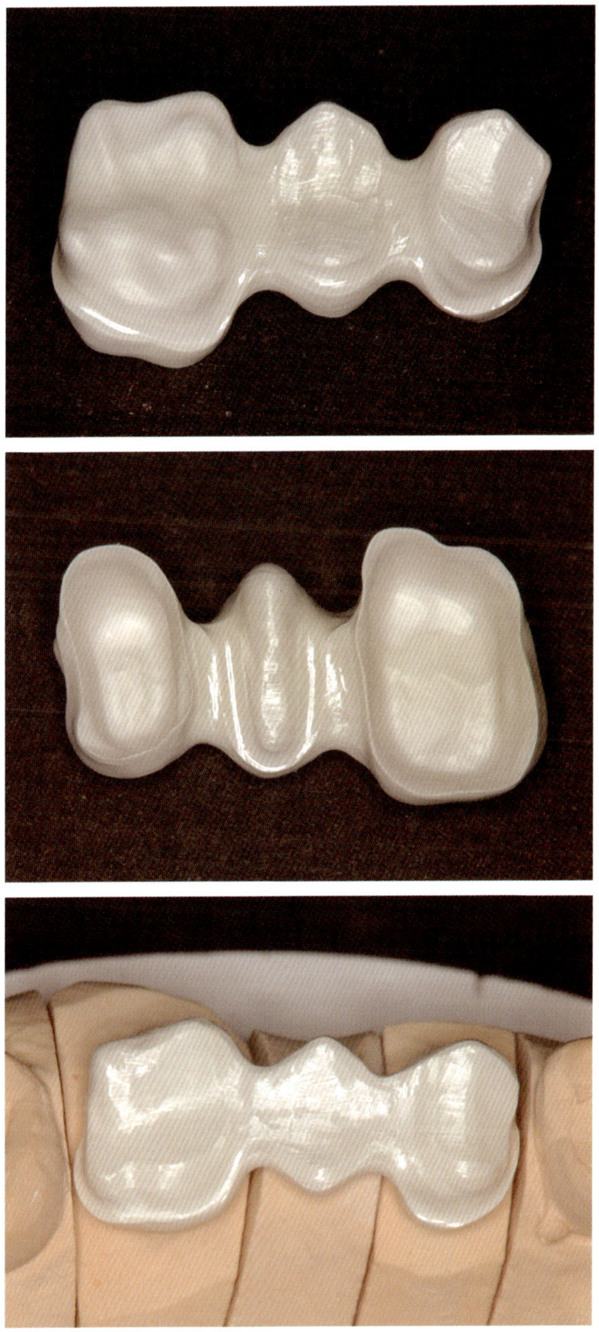

5 P-나노ZR 프레임

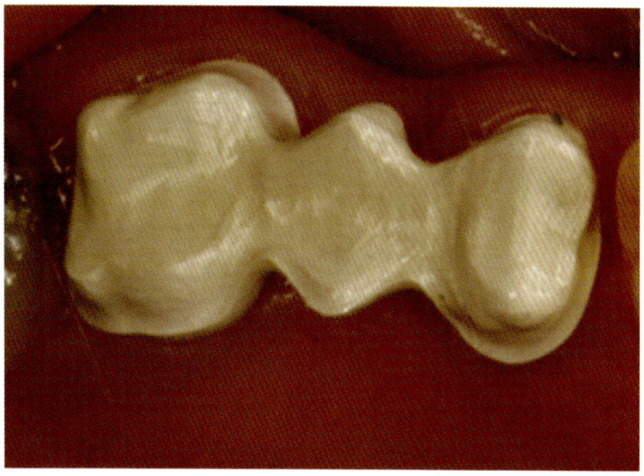

6 P-나노ZR 프레임을 시적했을 때

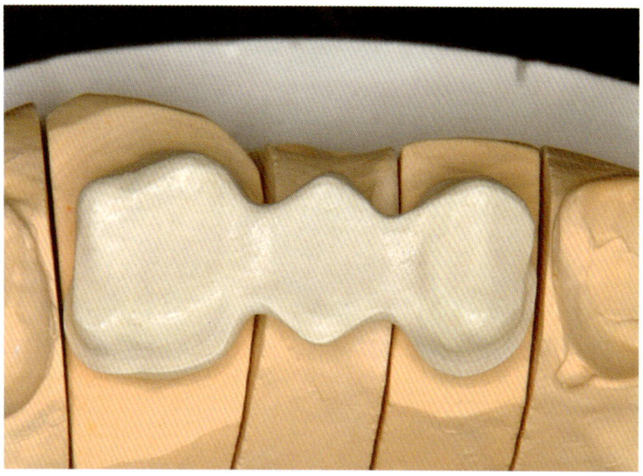

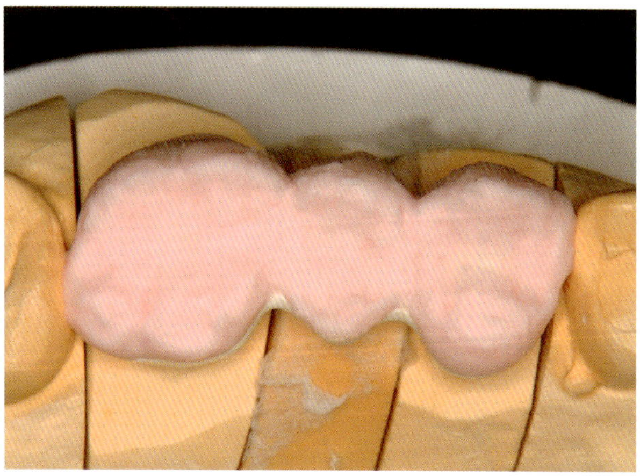

7 도재의 축성

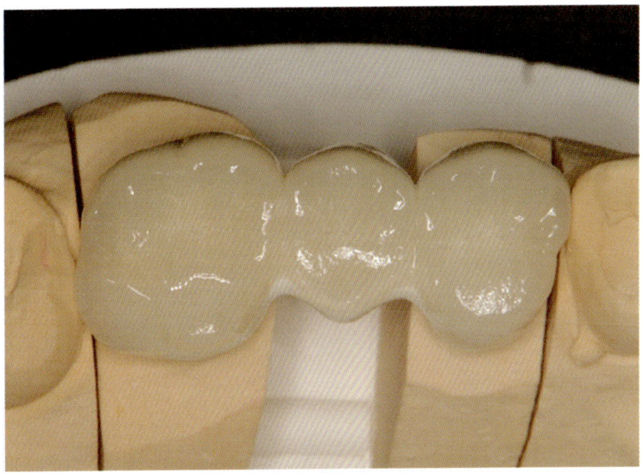

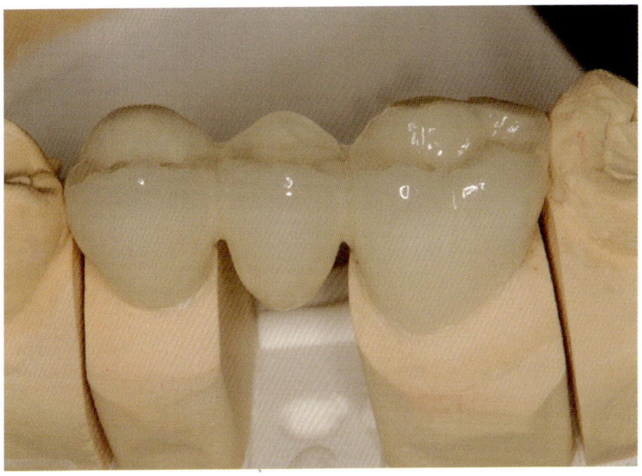

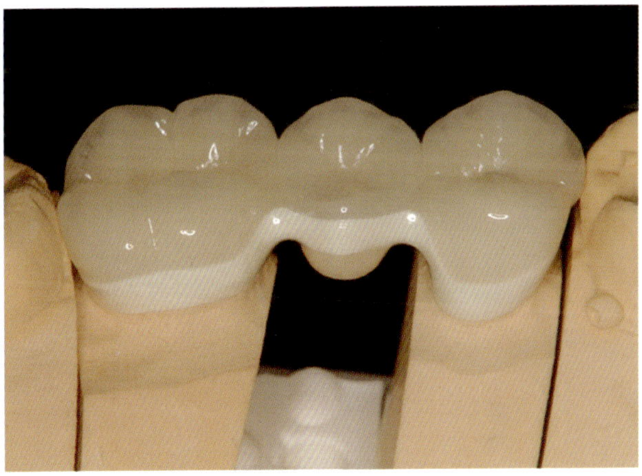

8 완성된 올세라믹 브릿지

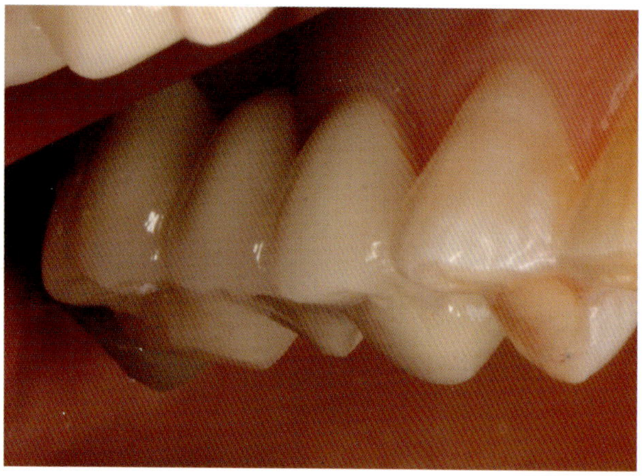

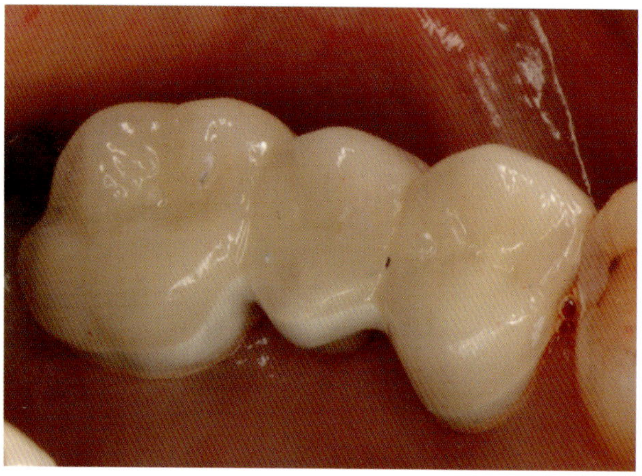

9 올세라믹 브릿지를 장착했을 때

상악 구치부 · 브릿지 澤田 智慈

증례 개요

- **환자:** 63세, 여성
- **초진:** 2003년 7월 15일
- **주요 증상:** 상하 구순 및 협부의 종창
- **보철 부위:** ⑥54③|
- **지대치의 종류:** 3| 실활치, 6| 생활치
- **대합치의 종류:** 3| 생활치, 654| 부분의치
- **임상에서의 포인트:** 금속 알러지 환자에 대한 교환치료와 견치유도를 위한 강도 확보

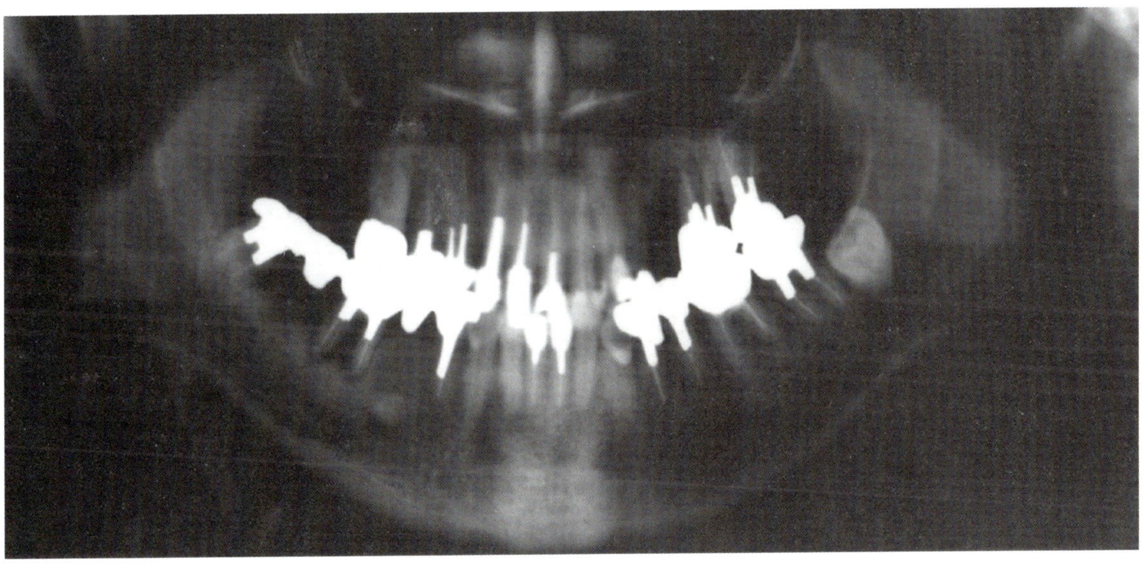

1 초진 시 파노라마 방사선사진

치료 경과

환자는 상하 구순 및 협부의 종창을 주요 증상으로 내원했고, 구강외과에서 사르코이도시스(sarcoidosis)로 진단되어 치료를 받았지만, 1년이 경과해도 개선되지 않았기 때문에 금속 알러지가 의심되어 치과 알러지 외래에 의뢰되었다. 패치테스트를 해 보니 금, 은, 동, 백금, 주석, 니켈, 크롬, 코발트에 양성반응을 보였다. 구강 내는 잔존치의 대부분이 금속으로 수복되어 있고, 원인 금속을 포함하고 있었기 때문에(1, 2), 항원제거요법을 위해 구강 내의 금속을 제거했더니 증상이 서서히 완화되기 시작했고, 1년 후에는 구순부의 종창이 사라졌다(3, 4).

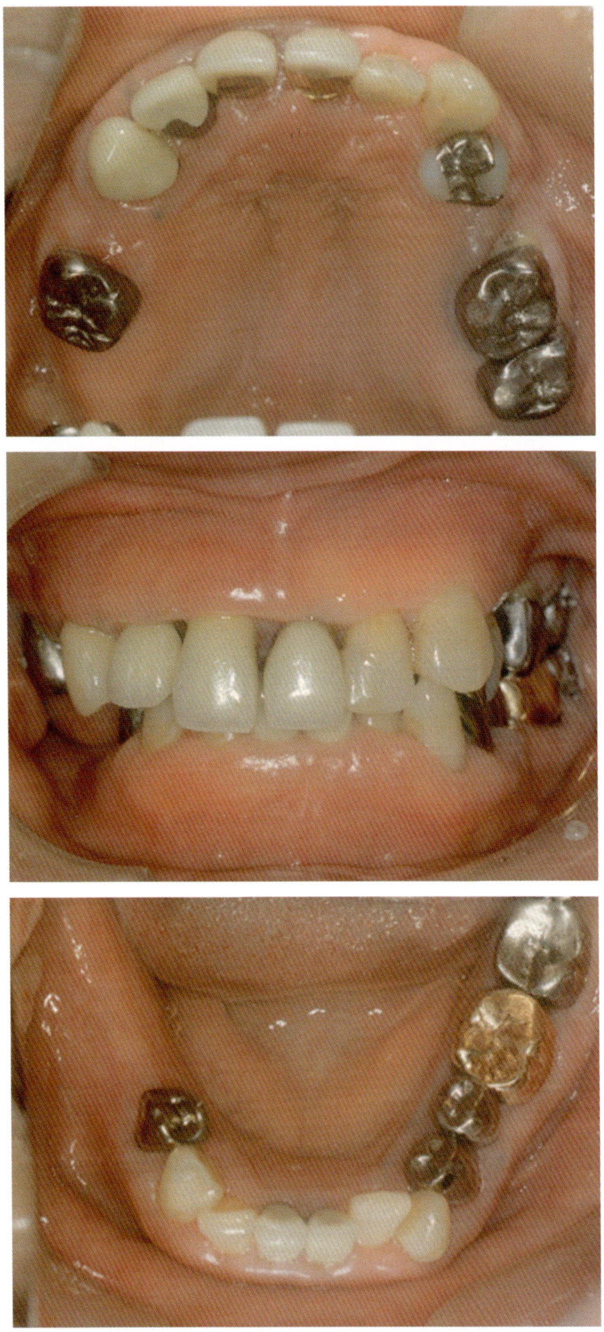

2 치과보철과 초진 시의 구강내 사진

그 후 교환치료에 들어갔고 섬유로 보강된 경질레진 자켓 브릿지 및 아세탈 클래스프에 의한 부분의치를 이용해서 보철치료를 했다. 6개월 후에 ⑥54③|의 경질레진 자켓 브릿지가 파절되었기 때문에 올세라믹 브릿지로 교환하기로 했다(5).

지대치를 형성한 후(6, 3|은 금속 코어 장착 완료, 6|은 생활치), 실리콘 인상재(토시콘 파스텔: 덴스 플라이)로 인상을 채득하고 초경질석고(뉴후지록: GC)로 작업용 모형을 제작한 뒤, 그 모형에서 C-Pro 시스템으로 P-나노ZR 프레임을 제작했다. 구강 내에 시적한 결과 적합 상태가 양호했기 때문에(7), 패턴 레진(GC)으로 교합간 기록을 채득했다. 이때 패턴 레진의 접착을 견고하게 하기 위하여 교합면에 AZ Primer(Shofu)를 도포했다(8).

도재(세라비앙 ZR: Noridake)를 축성하고, 소결 후 구강 내에 시적한 결과(9), 색조와 형태 모두 문제가 없었기 때문에 올세라믹 브릿지를 완성했다(10).

장착 준비로 마이크로 브러시(SP polishing: 프론티어 덴탈)로 치면을 청소하고, 샌드블라스트 처리 후에 3|의 금속 코어에는 금속 프라이머 처리를 했으며, 6|에는 치질용 프라이머 처리를 했다. 그 후 AZ Primer(Shofu)를 도포하고 올세라믹 브릿지에 대한 내면 처리를 했으며, 접착성 레진 시멘트(ResiCem: Shofu)를 이용해 구강 내에 접착시켰다(11).

장착 후 치은이나 적합 상태가 양호했고, 순조로운 경과를 보이고 있다.

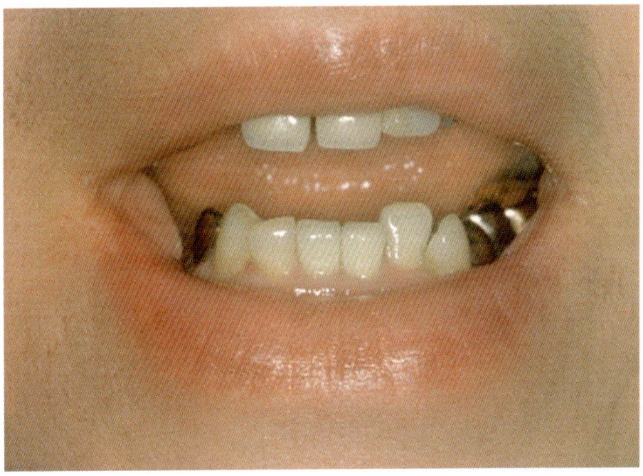

3 초진 시의 안모 사진

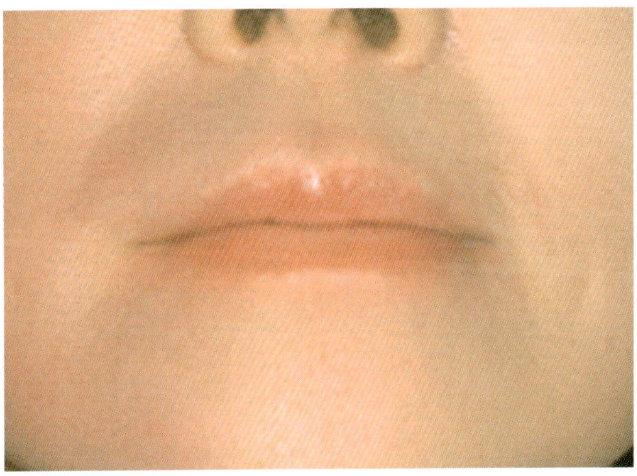

4 항원제거요법 후의 안모 사진

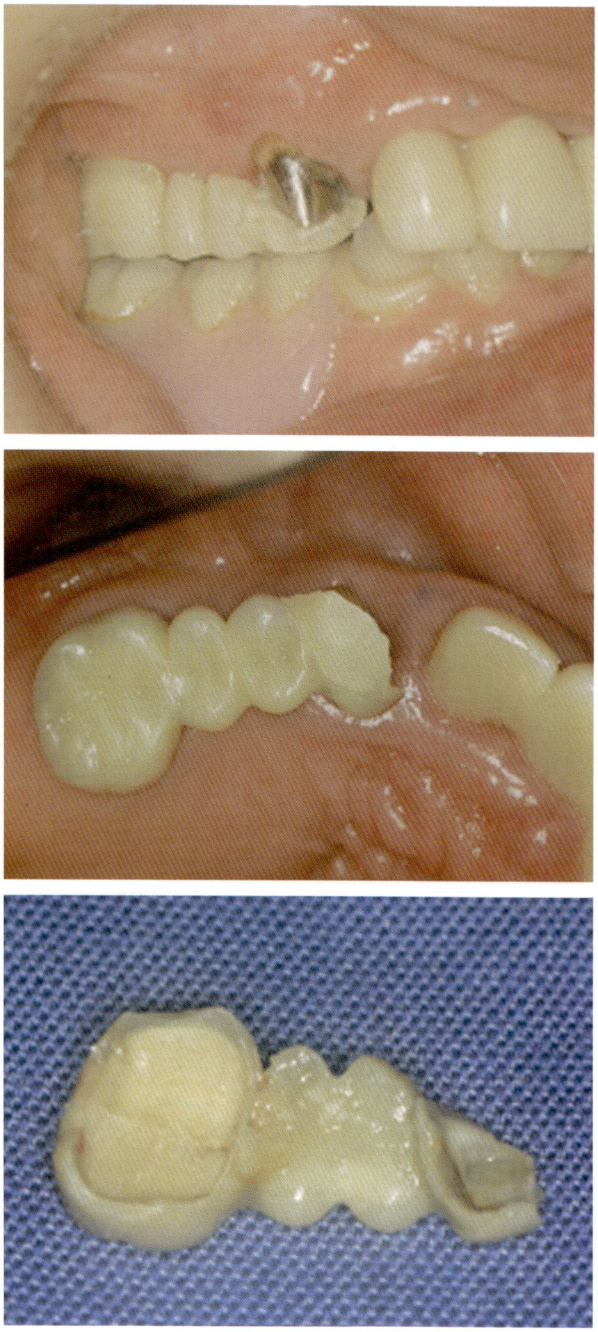

5 교환치료 6개월 후(파손된 경질레진 자켓 브릿지)

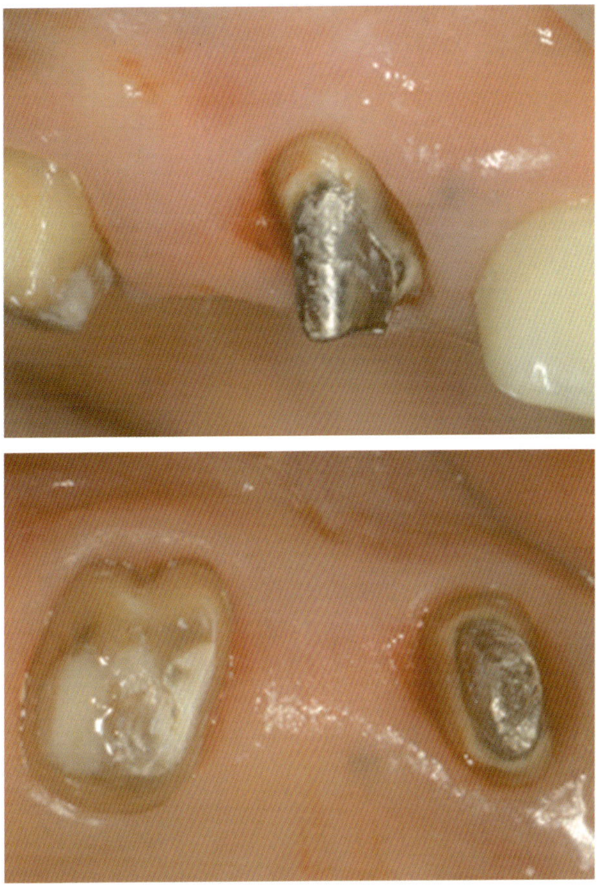

6 지대치 형성이 끝났을 때

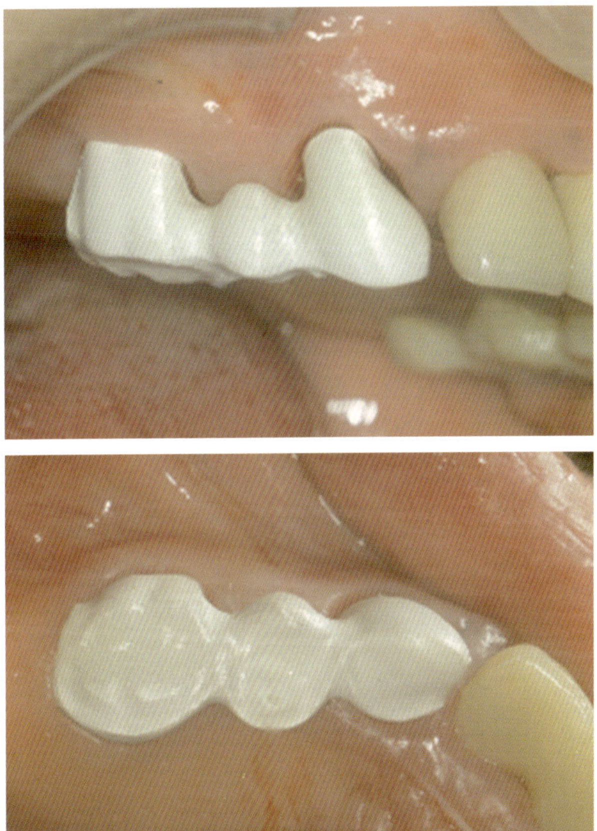

7 P-나노ZR 프레임을 시적했을 때

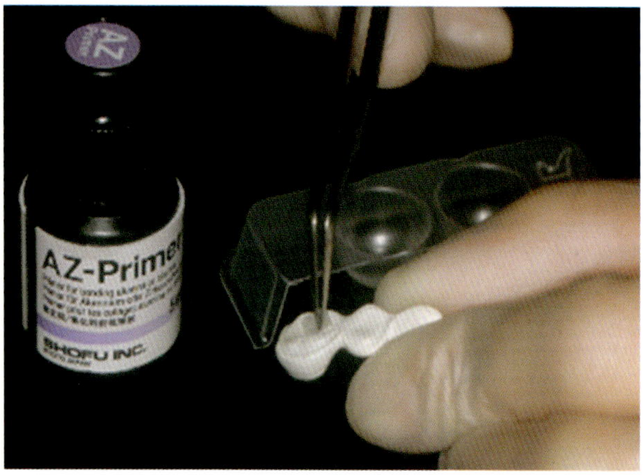

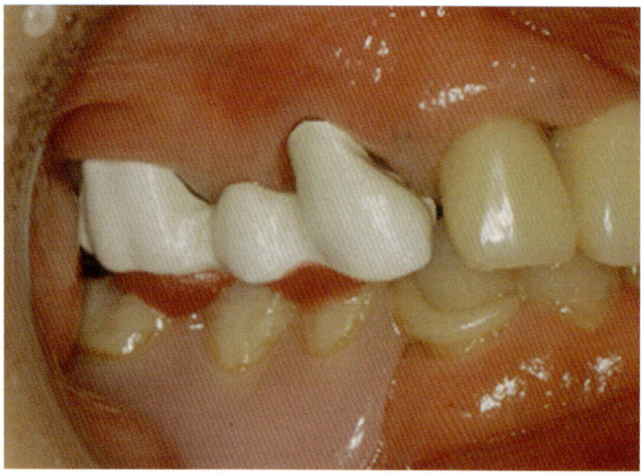

8 교합간 기록채득

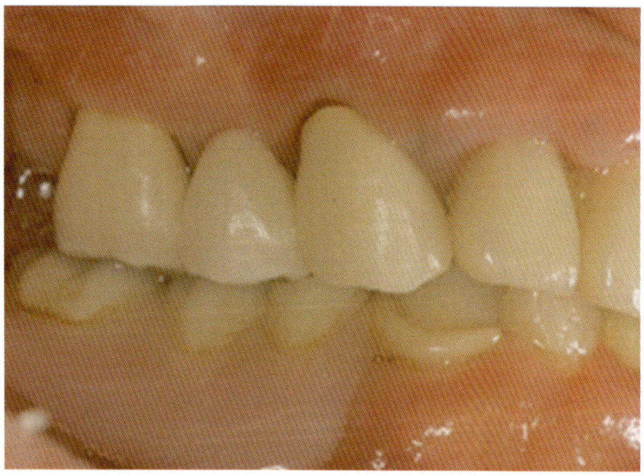

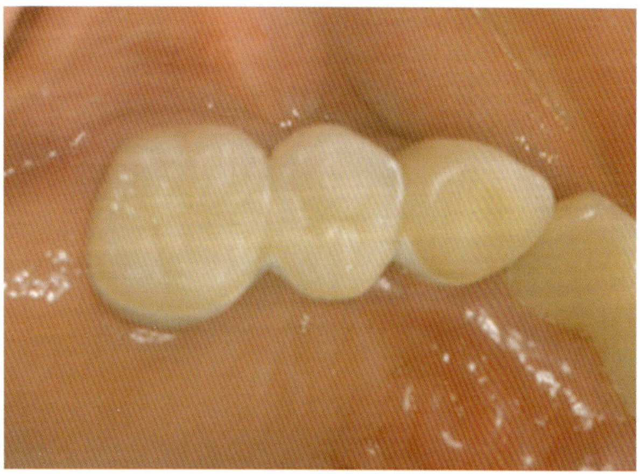

9 시적했을 때

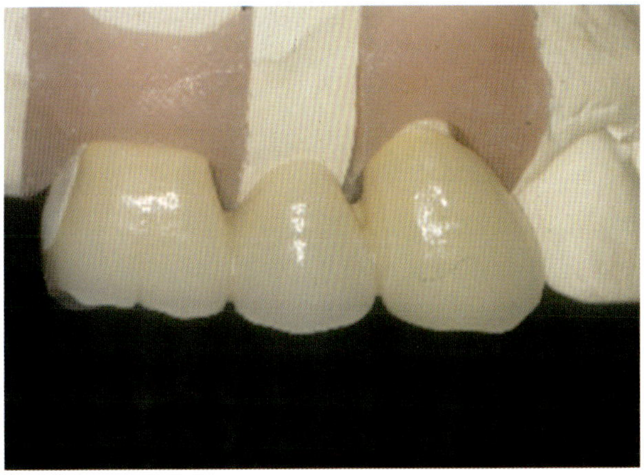

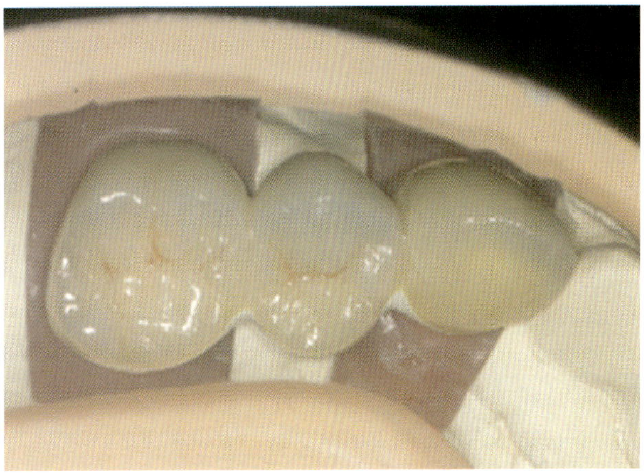

10 올세라믹 브릿지 완성

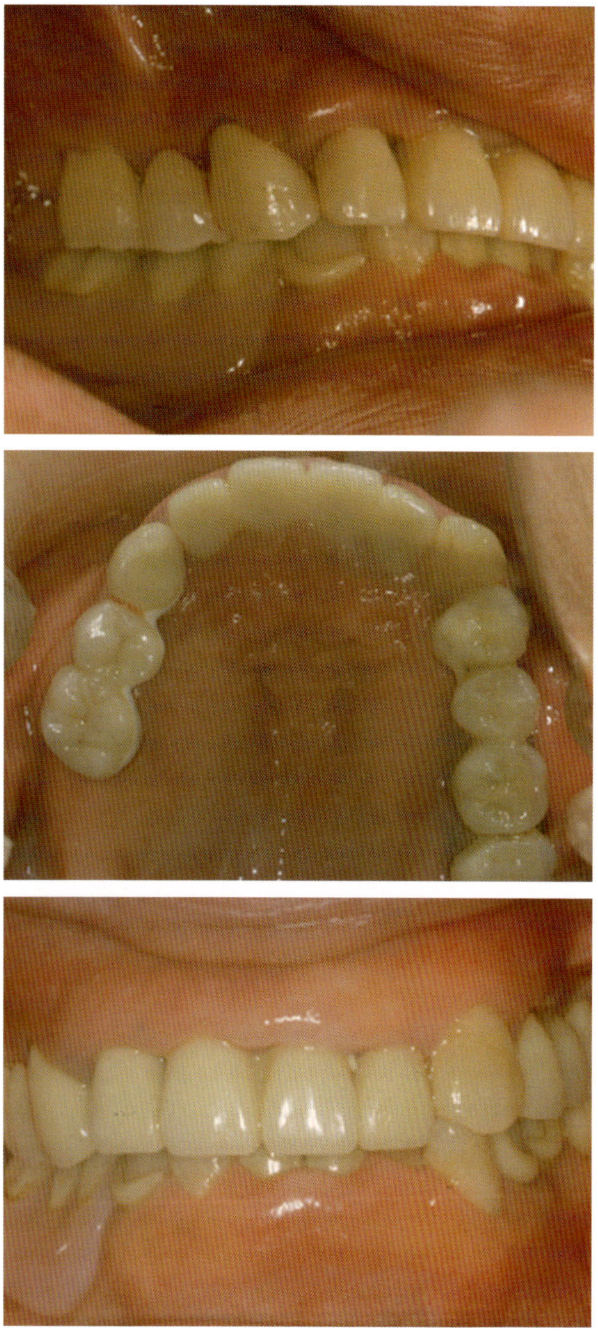

11 올세라믹 브릿지를 장착했을 때

상악 구치부 · 브릿지

駒田 亘, 三浦 宏之, 安江 透

증례 개요

- **환자:** 38세, 여성
- **초진:** 2010년 3월 25일
- **주요 증상:** |6 결손부의 브릿지에 의한 보철치료
- **보철 부위:** |⑤6⑦
- **지대치의 종류:** 모두 생활치이며 금속-도재관이 장착되어 있다
- **대합치의 종류:** ⌈5 금속 인레이, ⌈6 금속-도재관, ⌈7 결손
- **임상에서의 포인트:** 가공치의 대합치가 금속 크라운

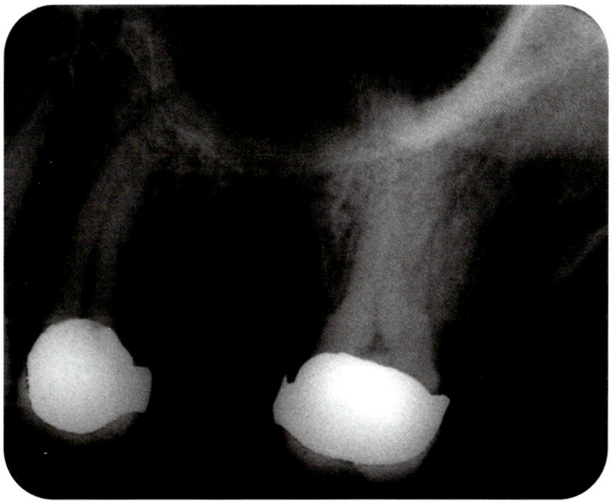

1 치료 전 치과 방사선사진(해당 부위)

치료 경과

환자는 |6 결손부에 대한 보철치료를 희망해 내원했다(1, 2).

지대치 형성에서는 변연을 치은연하 0.5mm에 두고 유리 법랑질이 남지 않도록 했으며, 변연과 치질과의 이행부가 직각이 되도록 하고, rounded shoulder로 했다(3). P-나노ZR은 이트리아계 지르코니아와 달리 저온 열화현상이 일어나지 않고, 연마된 표면이 매우 매끄러워 오염물질의 부착도 잘 되지 않으며, 생체친화성도 높기 때문에 심미적으로 문제가 되지 않는 설측치경부를 구강 내에 노출시켜도 문제가 되지 않는다. 또 파절인성도 이트리아계 지르코니아보다 약 2-3배 높기 때문에 프레임의 두께를 금속과 같은 0.3mm로 할 수 있으며, shoulder에서 축면에 걸쳐 곡면으로 이행하도록 형성하는 것 이외에 설측의 변연은 light chamfer 형태로 형성해도 문제없다. 때문에 본 증례에서도 금속-도재관 브릿지와 같은 지대치 형성을 할 수가 있었다.

임시 보철물을 장착하고(4), C-Pro 시스템으로 P-나노ZR 프레임을 제작한 뒤 지대치 모형에 적합시키고 변연 처리를 시행하였다(5). 인접면과 설측변연 부분에 지지 형태를 부여했다. 구강 내에 시적했을 때, 매우 양호한 적합을 얻었다(6).

50㎛의 알루미나로 샌드블라스트 처리를 하고, 1,000℃에서 5분간 열처리를 한 후, 빈티지 ZR(Shofu)을 이용해 도재축성을 했다(7, 8, 9).

그 후 도재축성 주조 브릿지와 마찬가지로 통법에 따라 교합조정 및 연마를 하고(10), 접착성 레진 시멘트를 이용해 접착했다(11).

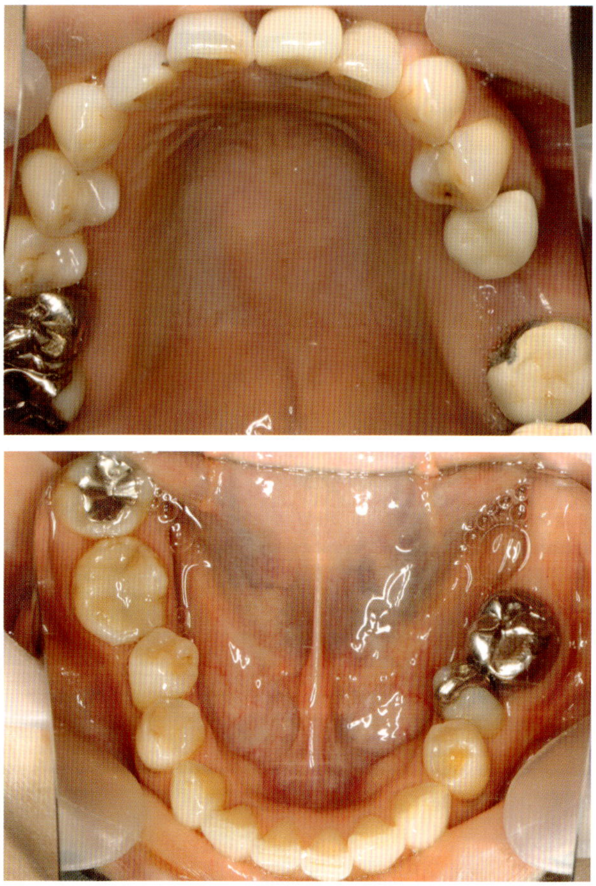

2 치료 전의 구강내 사진

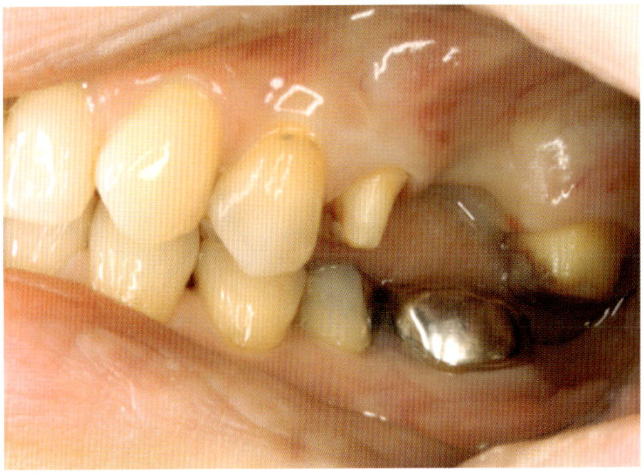

3 지대치 형성이 끝났을 때

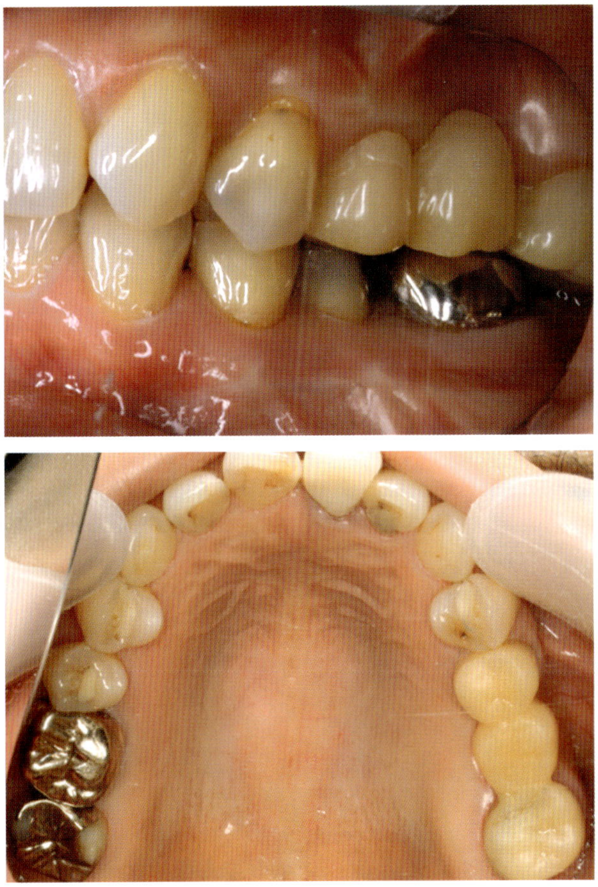

4 임시 보철물을 장착했을 때

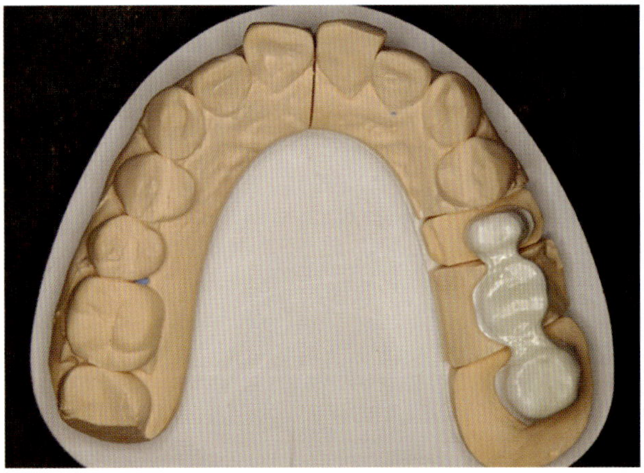

5 P-나노ZR 프레임

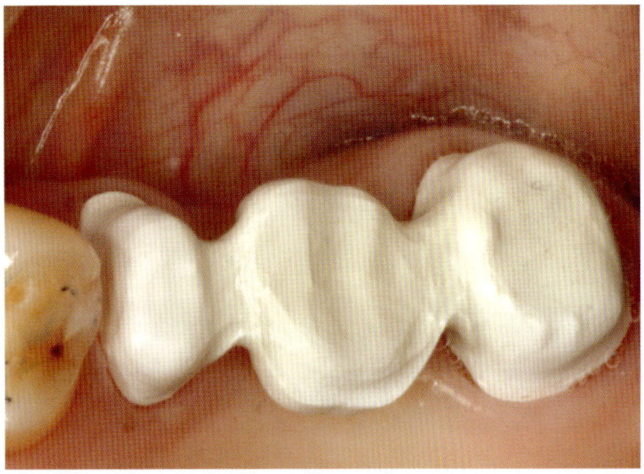

6 P-나노ZR 프레임을 시적했을 때

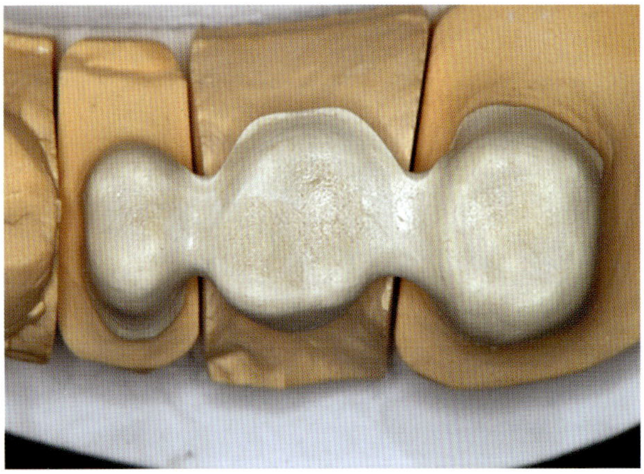

7 Opaque 도재소성

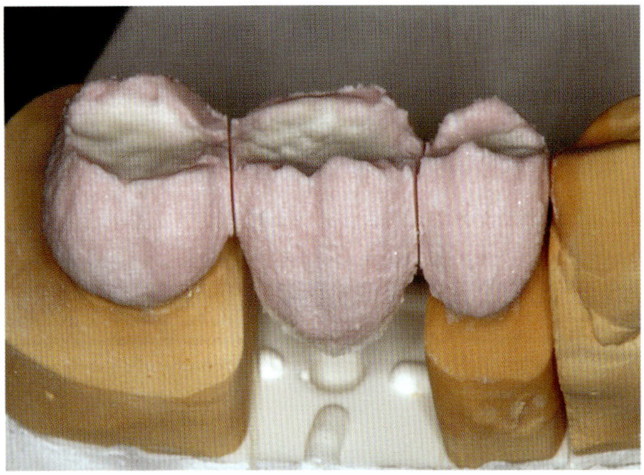

8 바디 도재축성

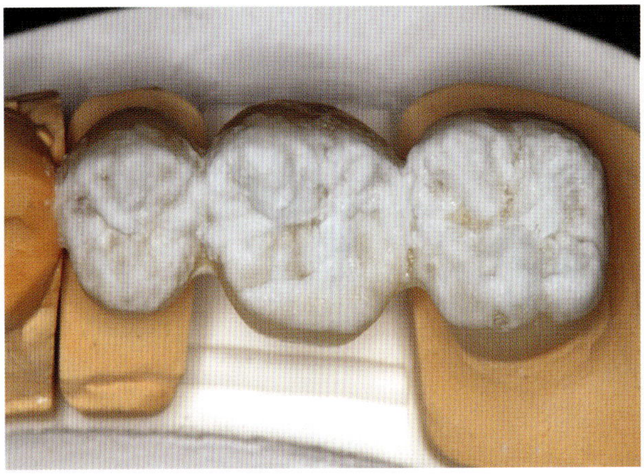

9 법랑질 도재축성

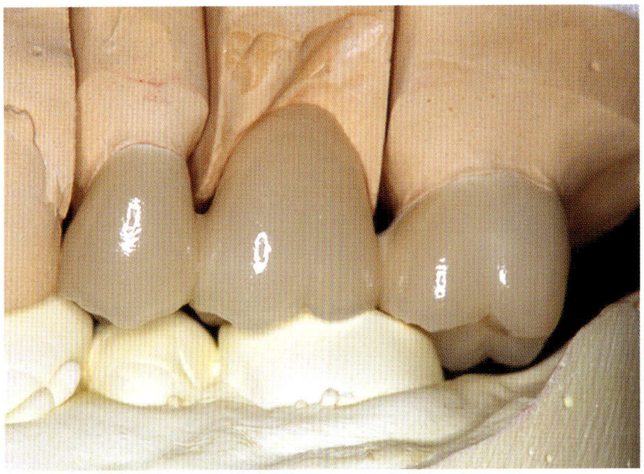

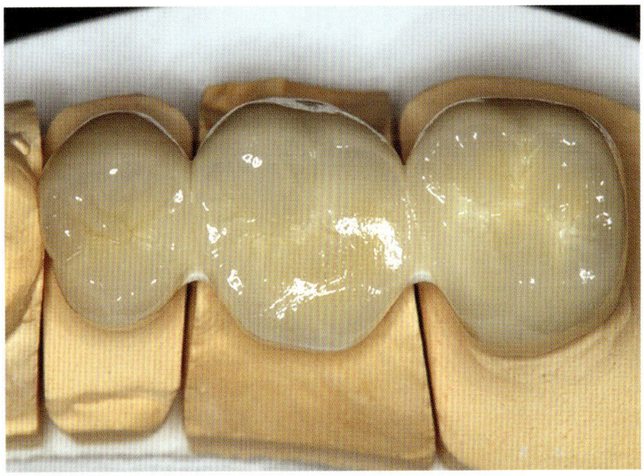

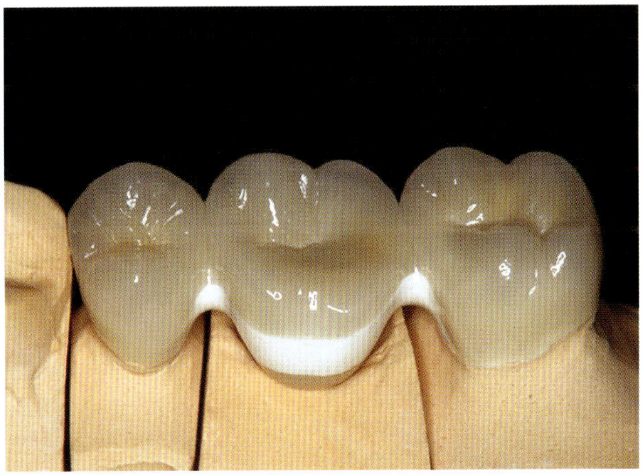

10 완성된 올세라믹 브릿지

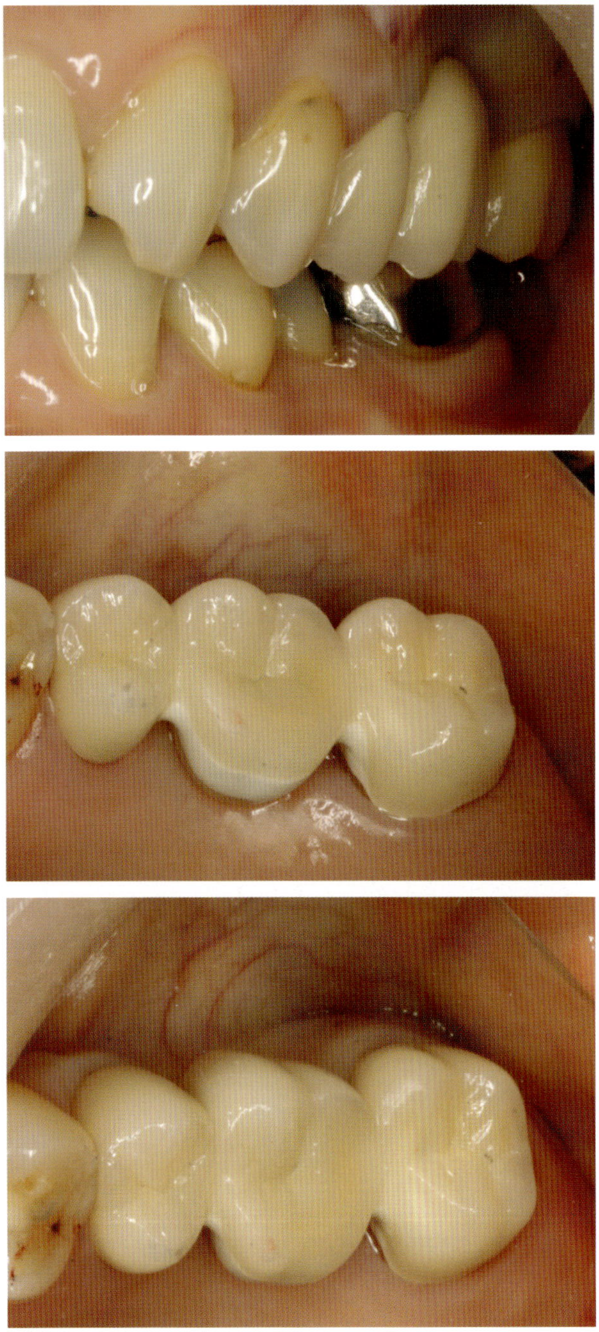

11 올세라믹 브릿지를 장착했을 때

하악 전치부 · 브릿지 澤田 智慈

증례 개요

- **환자:** 71세, 남성
- **초진:** 2002년 6월 4일
- **주요 증상:** 금속 알러지, 구순염 및 만성 습진(전신)
- **보철 부위:** ⌈①2③
- **지대치의 종류:** 모두 실활치
- **대합치의 종류:** ⌊1 실활치, ⌊2 3 생활치
- **임상에서의 포인트:** 금속 알러지 환자이면서 피개관계가 깊기 때문에 전치유도관계의 부여가 중요

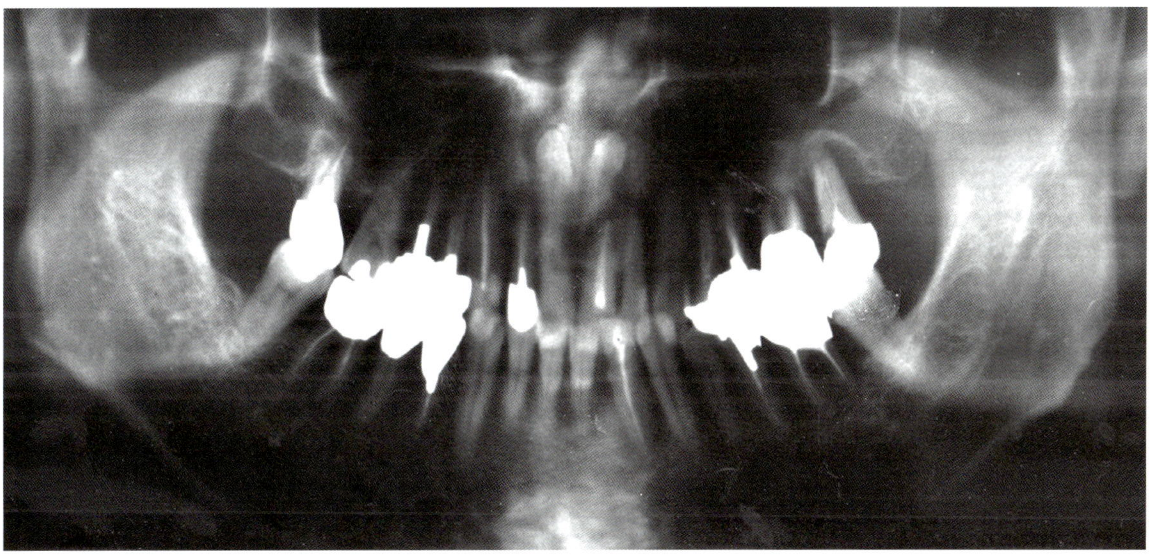

1 초진 시 파노라마 방사선사진

치료 경과

환자는 1999년에 만성 습진(전신성)으로 피부과 진료를 받았지만 개선되지 않았고, 만성 습진과 구순염이 심해졌기 때문에 2001년에 다시 다른 피부과에서 진료를 받았다. 패치테스트 결과, 금, 팔라듐, 코발트에 양성반응을 보였기 때문에 금속 알러지의 가능성을 의심하고 치과 알러지 외래에 의뢰되었다. 파노라마 방사선 사진에서 나타나 있는 것처럼 구치부의 대부분은 금속으로 수복되어 있었다(1). 진단 결과, 구강 내 금속이 원인이었기 때문에 항원제거요법으로 구강 내에 있는 금속을 제거하였더니(2), 전신의 만성 습진 및 구순염 증상이 완화되기 시작하여 보존치료 및 구강외과 치료를 했다. 그 후 임시 보철물을 접착하고 경과를 관찰했더니(3), 증상의 재발이 일어나지 않아서, 순차적으로 교환치료에 들어가게 되었다.

지대치 축조 후(┌1 은 티타늄 스크류 포스트: 덴타더스, ┌3 은 섬유포스트: 펜트론), 지대치를 형성했다(4). 그 후 실리콘 인상재(토시콘파스텔: 덴츠플라이)를 이용해 인상을 채득하고, 초경질석고(뉴후지록: GC)로 작업용 모형을 제작한 뒤, 그 모형에서 C-Pro 시스템으로 P-나노ZR 프레임을 제작했다. 구강 내에 시적해 보니 적합 상태가 양호하여(5), 패턴 레진(GC)으로 교합간 기록을 채득하고(6), 도재(세라비앙 ZR: Noridake)를 축성, 소결하고 구강 내에 시적한 후, 올세라믹 브릿지를 완성하였다(7).

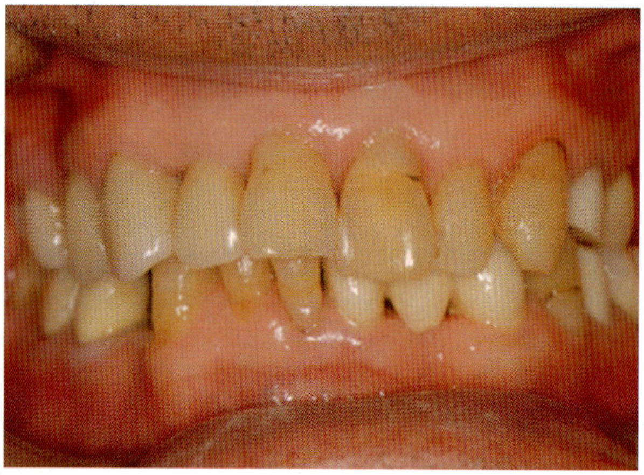

2 항원제거요법 후 구강내 사진

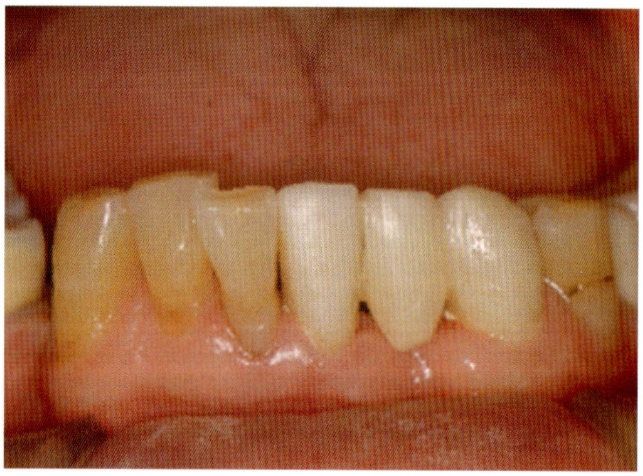

3 임시 보철물을 장착했을 때

장착 시 마이크로 브러시(SP polishing: 프론티어덴탈)로 치면 청소를 하고(8), 치은보호격리재(Opal Dam OP: 울트라덴트)를 도포한 후(9), 샌드블라스트 처리(10) 및 치질용 프라이머 처리를 하였다. 그 후 AZ Primer(Shofu)를 도포하고 올세라믹 브릿지에 대한 내면 처리를 한 뒤, 접착성 레진 시멘트(ResiCem: Shofu)로 접착했다(11).

접착 후에는 임상적 문제점이 발견되지 않았으며 양호한 경과를 보이고 있다.

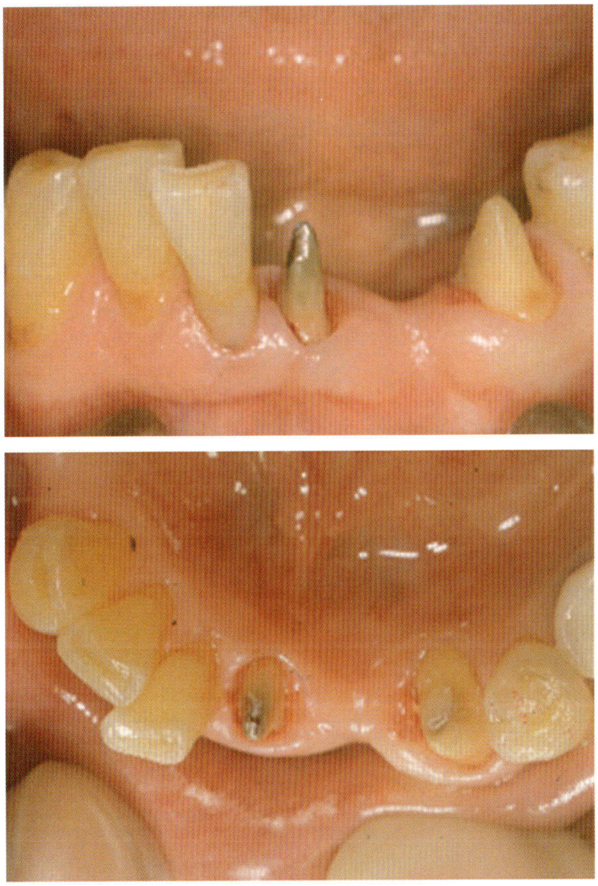

4 지대치 형성이 끝났을 때

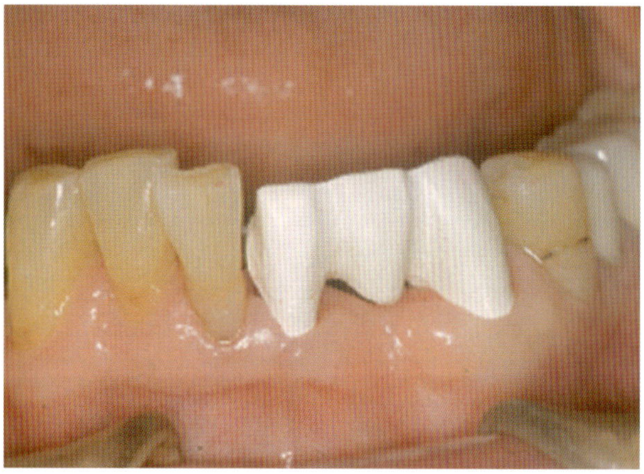

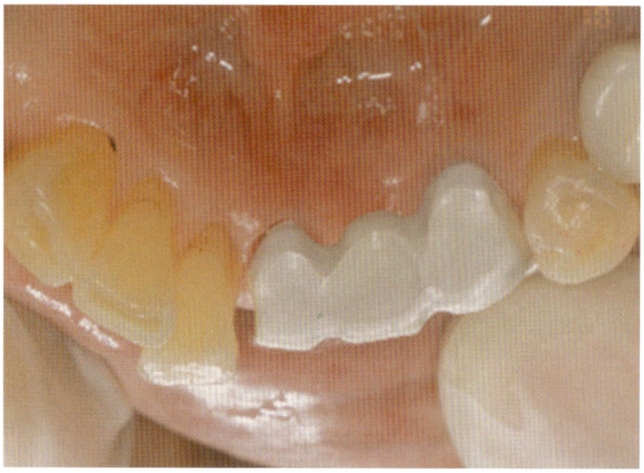

5 P-나노ZR 프레임을 시적했을 때

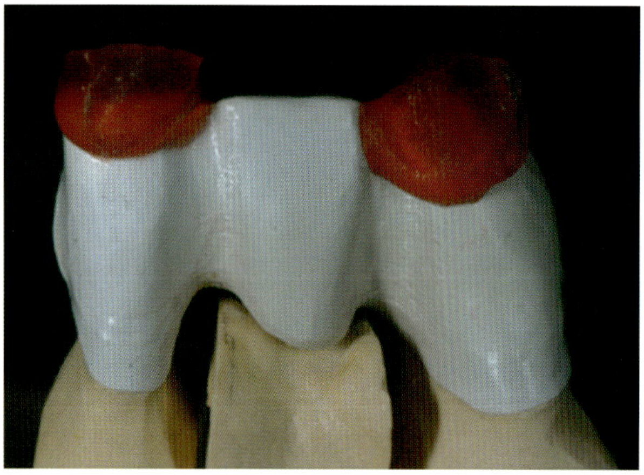

6 교합간 기록채득

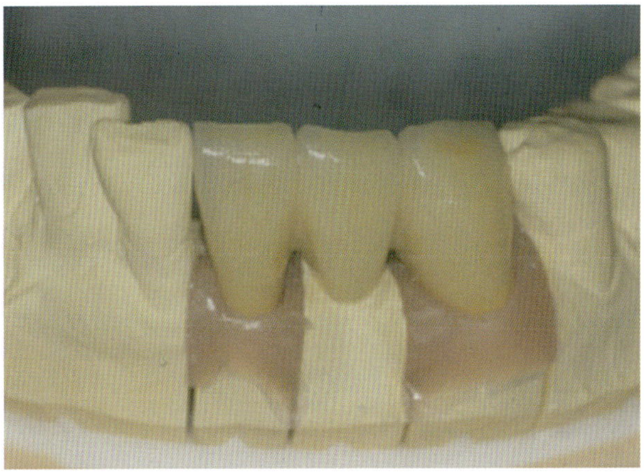

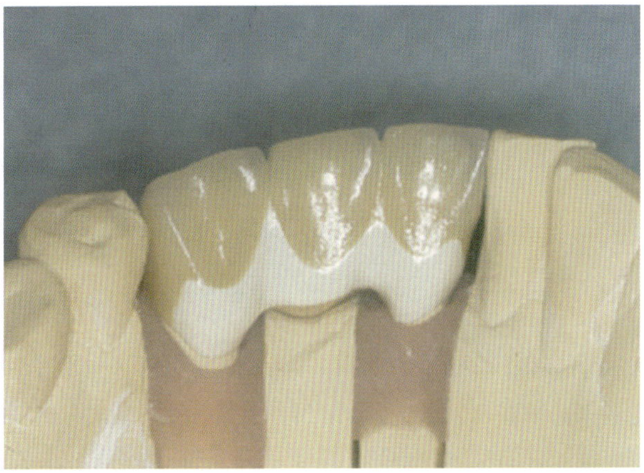

7 올세라믹 브릿지 완성

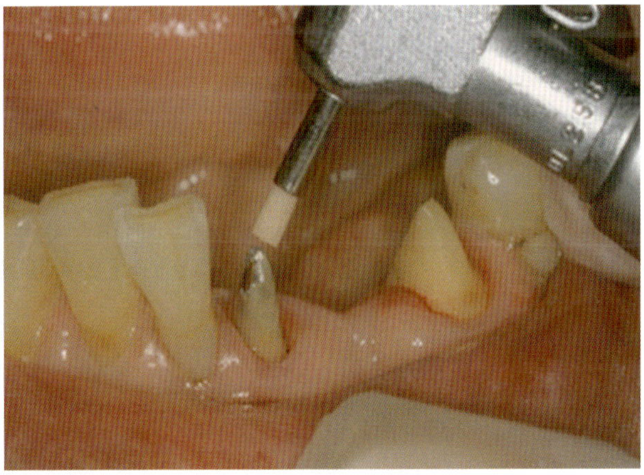

8 치면 세정

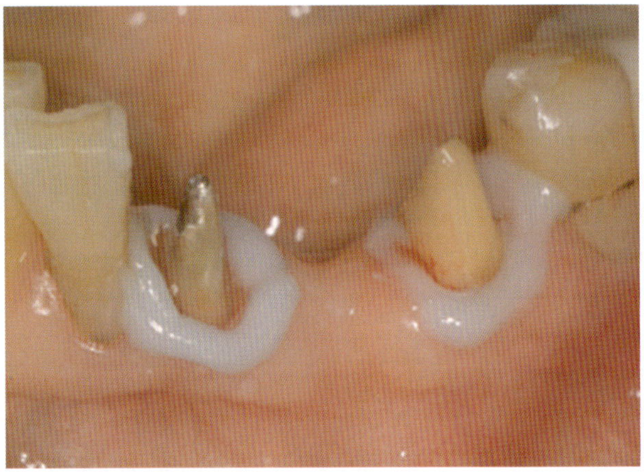

9 치은보호격리재 도포

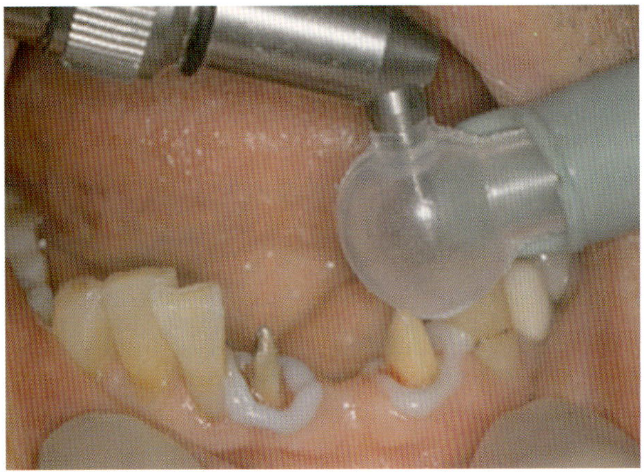

10 샌드블라스트 처리

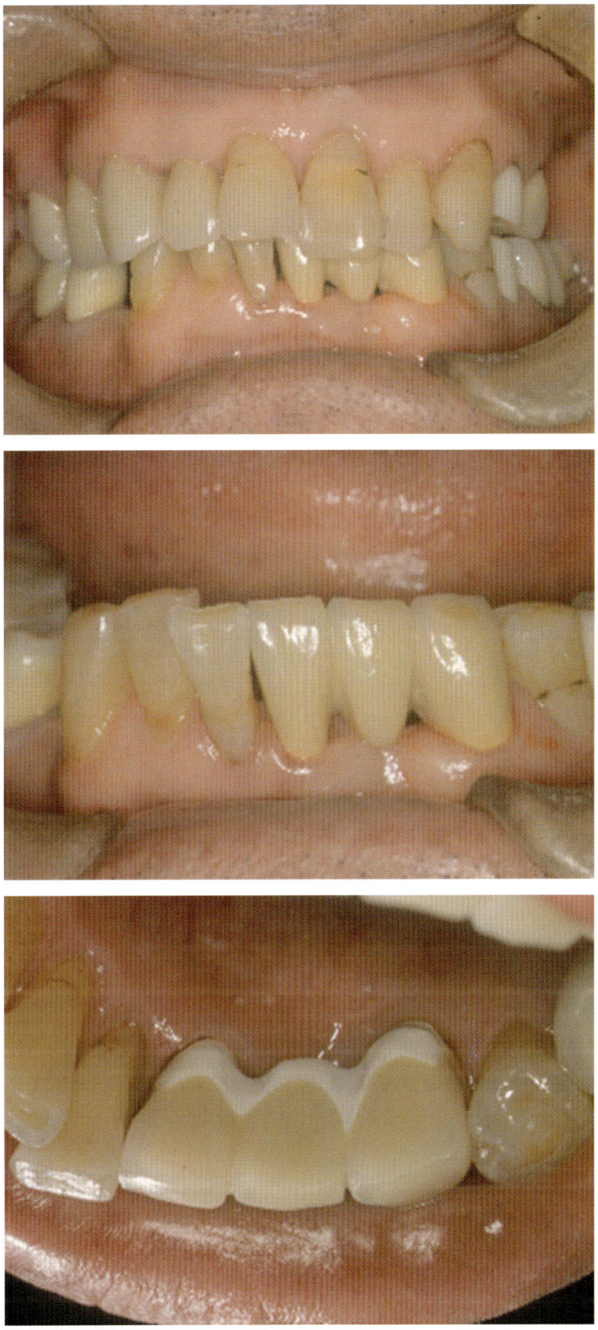

11 올세라믹 브릿지를 장착했을 때

하악 구치부 · 브릿지 馬場 一美

증례 개요

- **환자:** 57세, 여성
- **초진:** 2009년 12월 21일
- **주요 증상:** 우측 하부의 브릿지를 하얗게 하고자 하였다.
- **보철 부위:** ⑦6⑤|
- **지대치의 종류:** 모두 실활치
- **대합치의 종류:** 모두 실활치
- **임상에서의 포인트:** 부착치은 폭이 좁다는 조건을 고려한 변연 설정

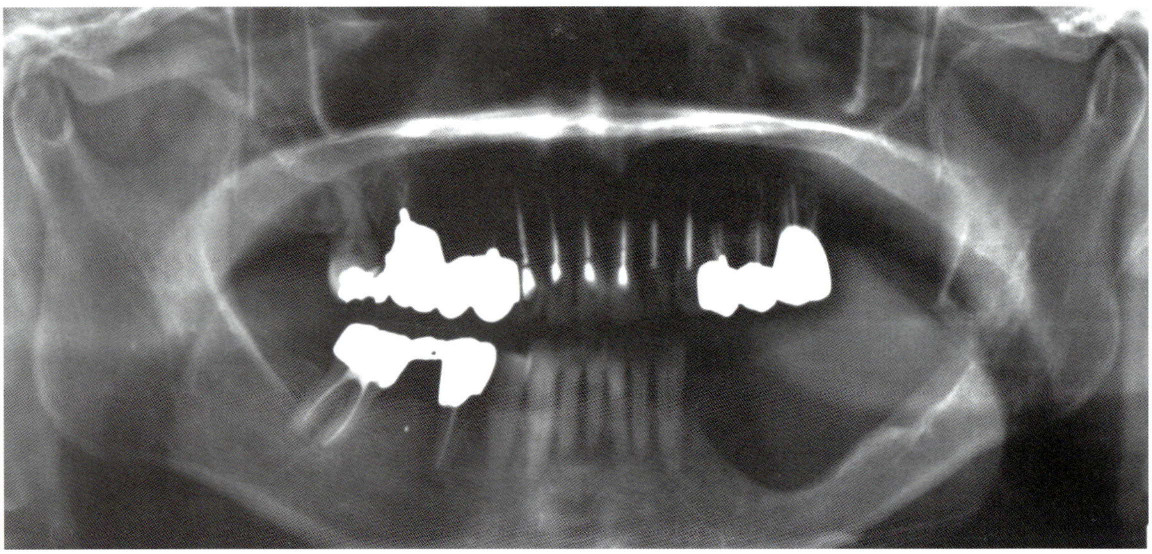

1 치료 전 파노라마 방사선사진

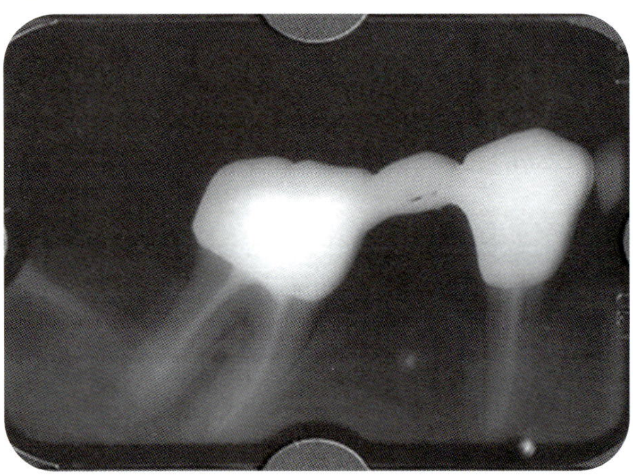

2 치료 전 치과 방사선사진(해당 부위)

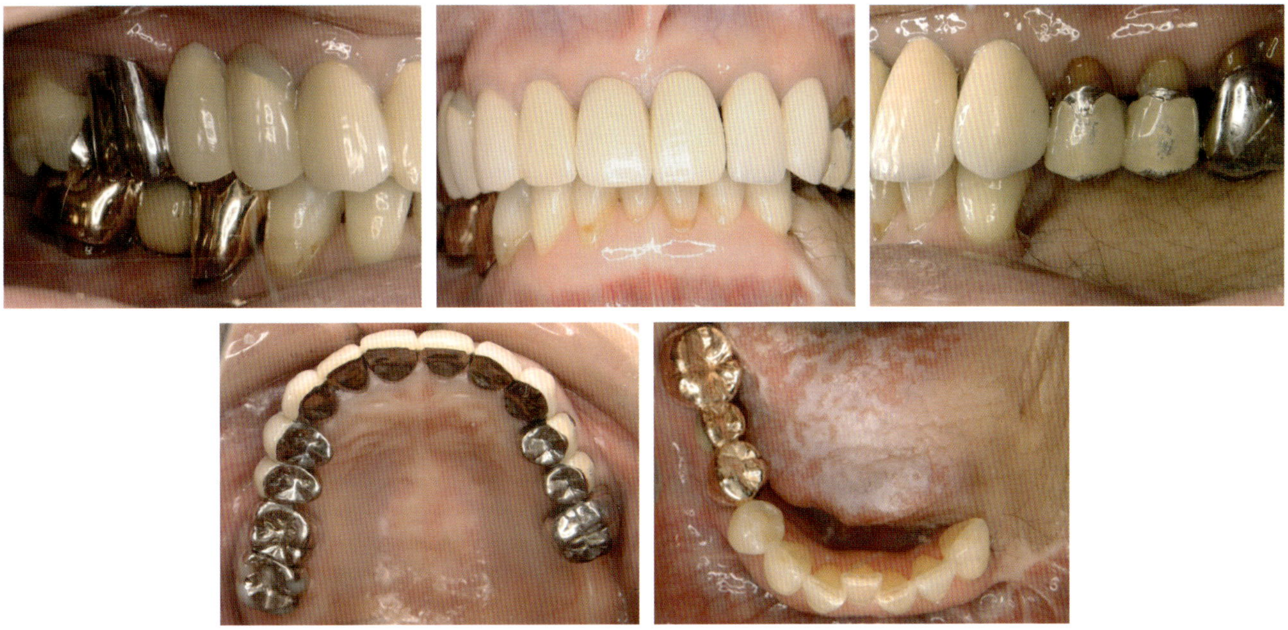

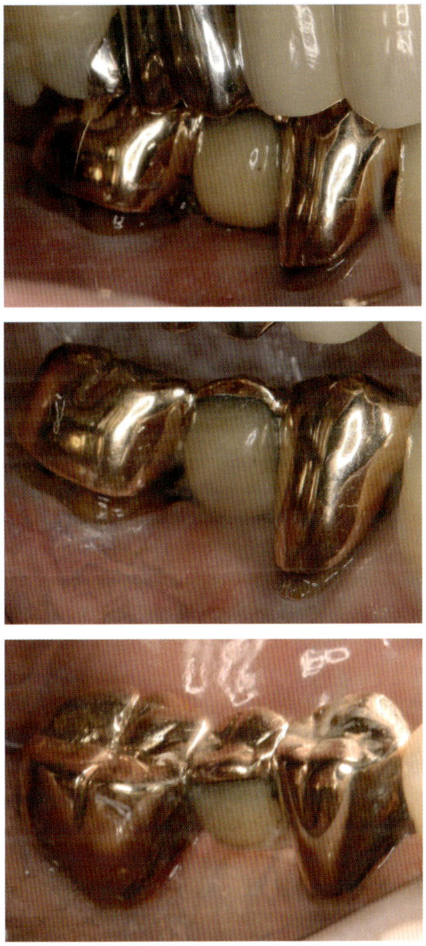

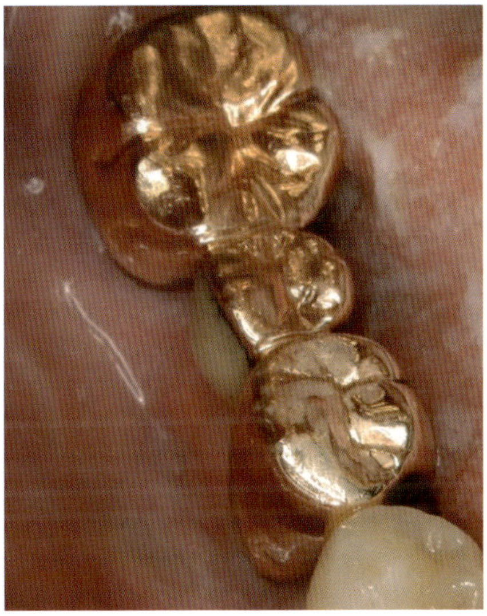

3 치료 전 구강내 사진

치료 경과

전악 치료를 희망하는 환자에게 우선 상악에 대한 보철치료를 한 후, 하악 우측 브릿지 색을 바꾸고 싶어했으므로 해당 부위에 치료를 시작했다. 환자는 약 9년 전에 설암으로 인해 절제한 부위가 있고, 하악 좌측 구치부는 악골 절제와 좌측 설연에서 턱으로 피부이식을 실시했기 때문에 이 부위에는 보철치료를 실시하지 않기로 했다. 전신적 기왕력에 특이 사항은 없었다(1, 2).

치료 예정인 7|, 5|는 모두 실활치이며, 금 합금에 의한 전부 주조관 브릿지가 장착되어 있었다(3). 부착치은 폭은 좁고 치은퇴축에 의하여 변연이 노출되어 있었으며, 변연이 뜰 가능성이 높은 증례로 판단되었기 때문에 변연 부분의 형성에 세심한 주의를 기울였다. 대합치는 실활치를 지대로 한 브릿지였다.

지대 축조는 섬유포스트(펜트론)와 클리어파일 DC 코어 오토믹스(클라레 메디컬)를 병용하여 직접법으로 실시했다(4). 지대치의 정밀인상채득은 실리콘 인상재(에크자파인: GC)를 이용한 개별 트레이 인상법으로 실시했고, C-Pro 시스템을 이용하여 P-나노ZR 프레임을 제작했다.

P-나노ZR 프레임을 구강 내에 시적할 때는 형성 시의 자극으로 판단되는 약간의 치은퇴축 때문에 변연이 조금 치은연상에 있었지만, 지대치와의 적합은 매우 양호했기 때문에 색조 선택을 하고 브릿지를 완성시키기로 했다(5).

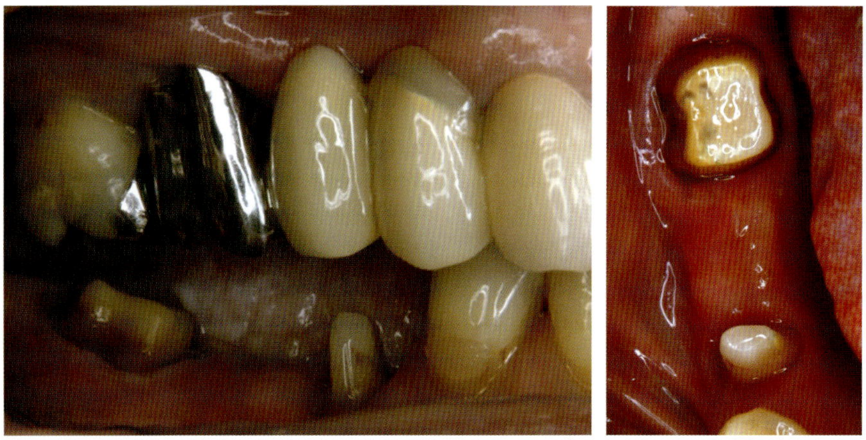

4 지대치 형성이 끝났을 때

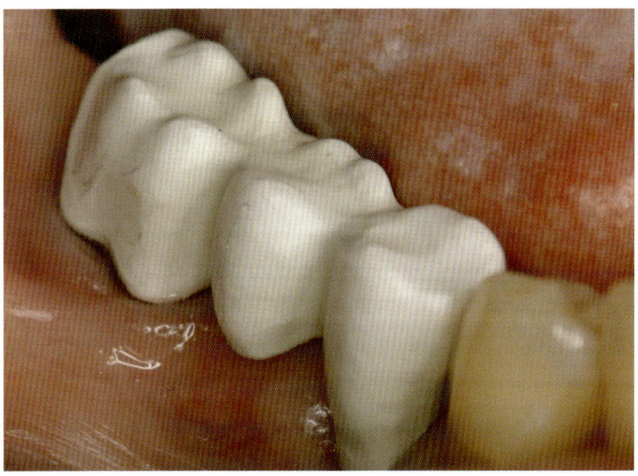

5 P-나노ZR 프레임을 시적했을 때

완성된 올세라믹 브릿지는 구강 내에서 통법에 따라 조정하고, 임시 시멘트(High Bond Temporary Cement Soft: Shofu)를 이용하여 임시로 접착하였다. 1주일간 관찰해 보았더니 경과가 양호했기 때문에 Superbond(선 메디컬)를 이용하여 접착했다(6). 같은 부위의 부착치은 폭이 좁고 치은의 두께도 얇았지만, 접착 후에는 변연도 적정한 위치로 회복되었다.

현재는 임상적 불만 사항도 없고, 기능적으로나 심미적으로 양호한 상태를 유지하고 있다.

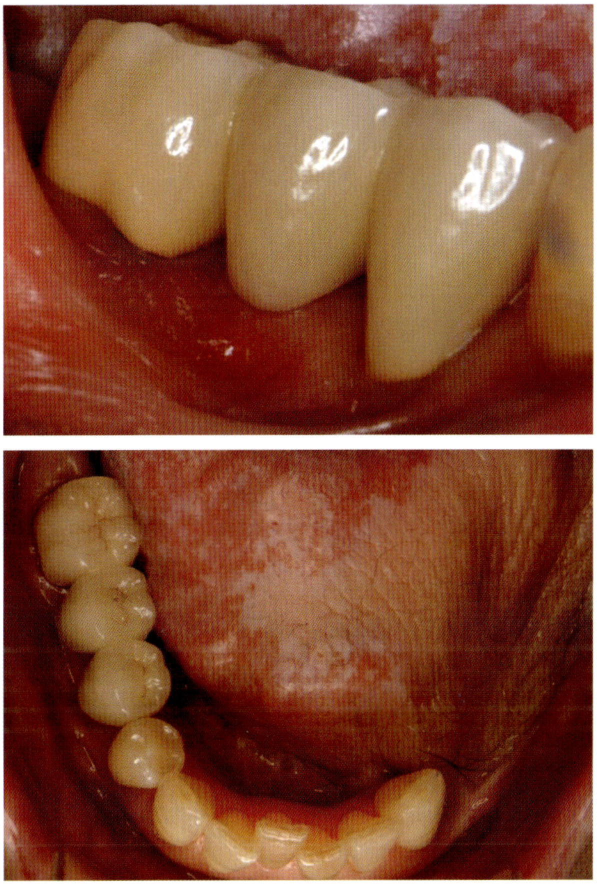

6 올세라믹 브릿지를 장착했을 때

하악 구치부 · 브릿지

菅沼 岳史

증례 개요

- **환자:** 48세, 남성
- **초진:** 2010년 1월 13일
- **주요 증상:** 우측 하단의 브릿지를 하얗게 하고자 하였다.
- **보철 부위:** ⑦6⑤|
- **지대치의 종류:** 모두 실활치
- **대합치의 종류:** ⑧7⑥| 브릿지(6|은 실활치). 5| 자연치, 4| I급 인레이
- **임상에서의 포인트:** 지대치는 모두 생활치이며, 치관 길이와 대합치와의 공간 문제도 없다.

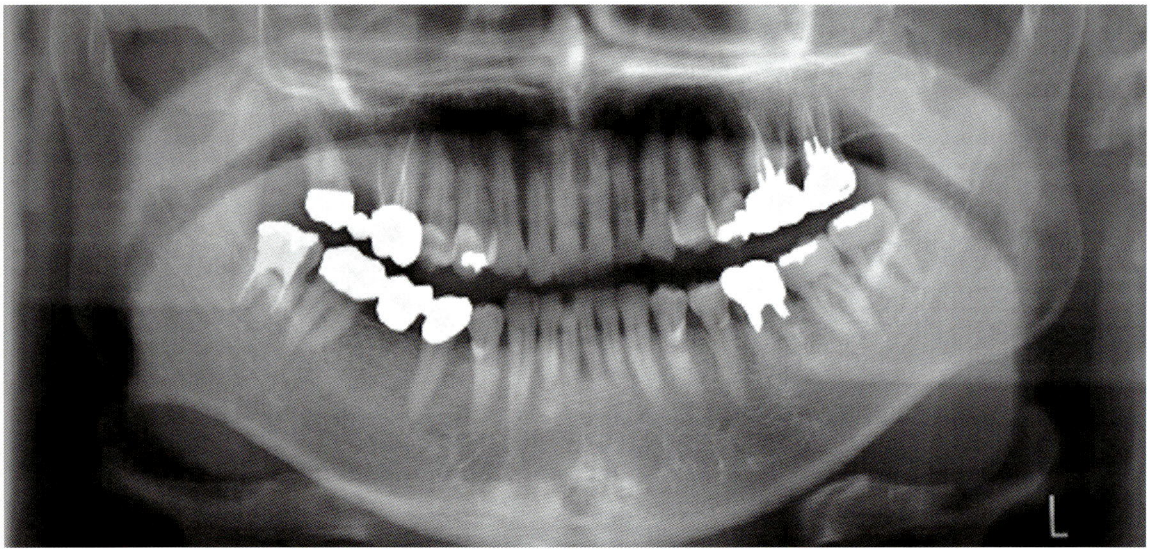

1 치료 전 파노라마 방사선사진

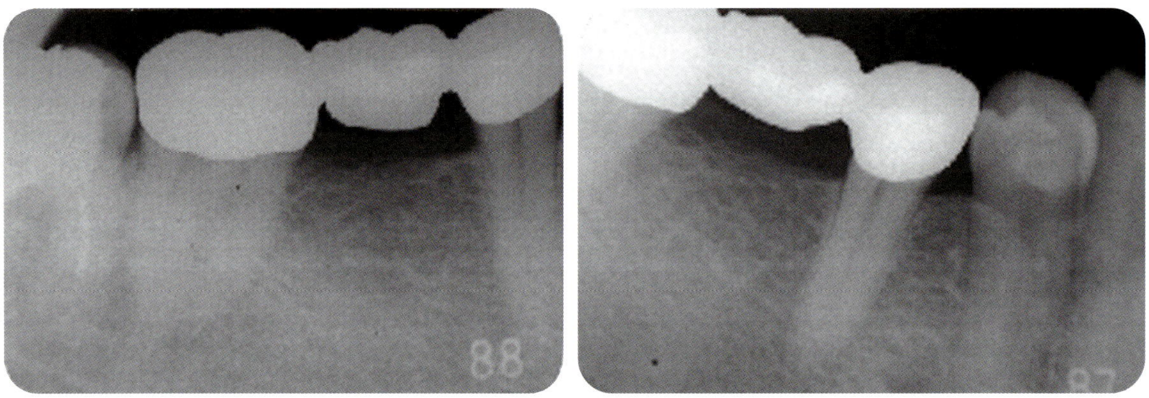

2 치료 전 치과 방사선사진(해당 부위)

치료 경과

환자는 하악 우측 구치부 브릿지를 다시 제작하려고 내원했다. 해당 부위에는 전부 주조관 브릿지가 접착되어 있고, 양 지대치는 생활치이며 골 상태는 양호했다(1, 2, 3).

지대치의 변연은 rounded shoulder로 하고 교합면의 공간은 2mm로 했다(4). 지대치 정밀인상채득은 실리콘 인상재(에크자파인: GC)를 이용한 개별 트레이 인상법으로 실시했고(5), 작업용 모형을 제작한 후에는 C-Pro 시스템으로 P-나노ZR 프레임을 제작했다(6).

완성된 P-나노ZR 프레임을 구강 내에 시적해 보았더니 지대치와의 적합이 매우 양호하였기 때문에 색조 선택을 하고 브릿지를 완성하기로 했다(7).

완성된 올세라믹 브릿지는 구강 내에서 통법에 따라 조정하고, 임시 시멘트(High Bond Temporary Cement Soft: Shofu)를 이용하여 임시로 접착했다. 3주일의 관찰 결과, 경과가 양호했기 때문에 Panavia(큐라레 메디컬)를 이용하여 접착했다(8).

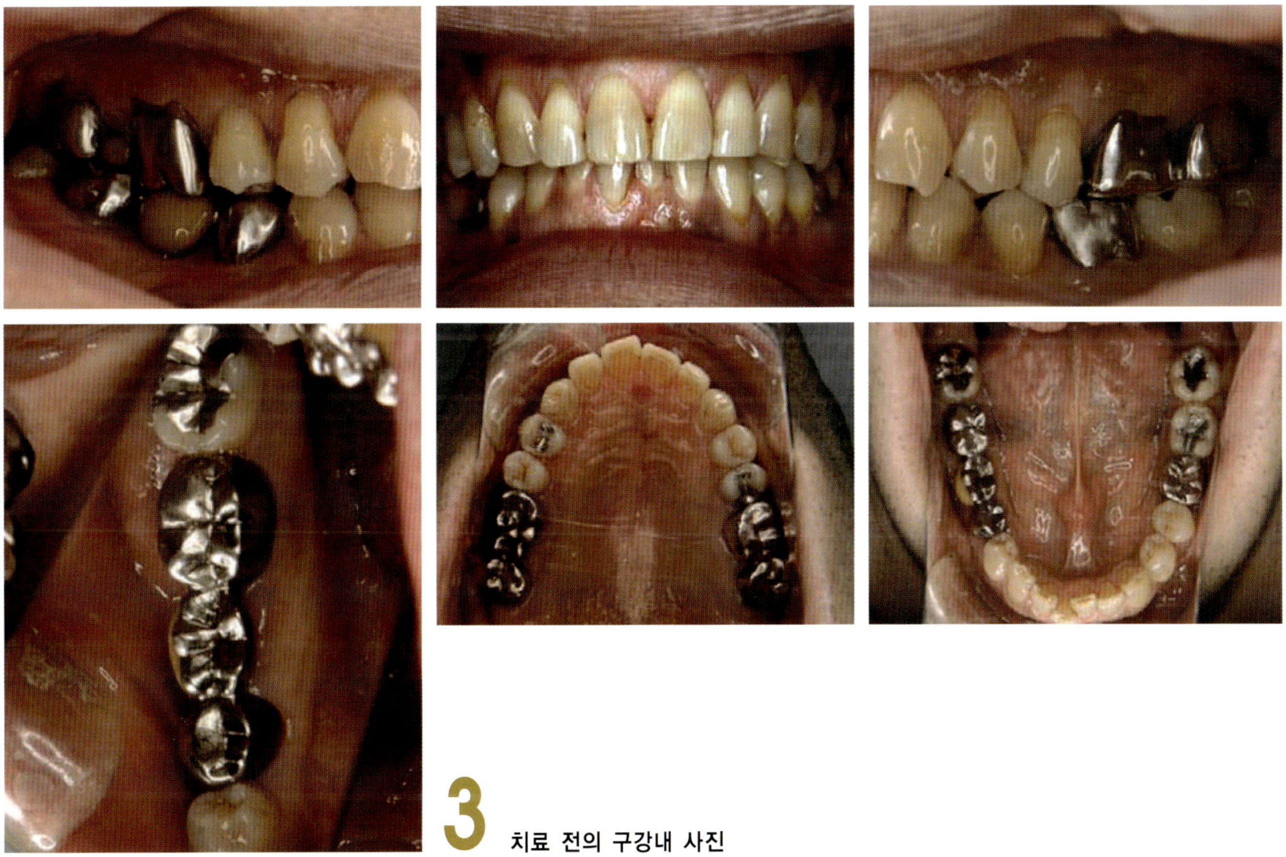

3 치료 전의 구강내 사진

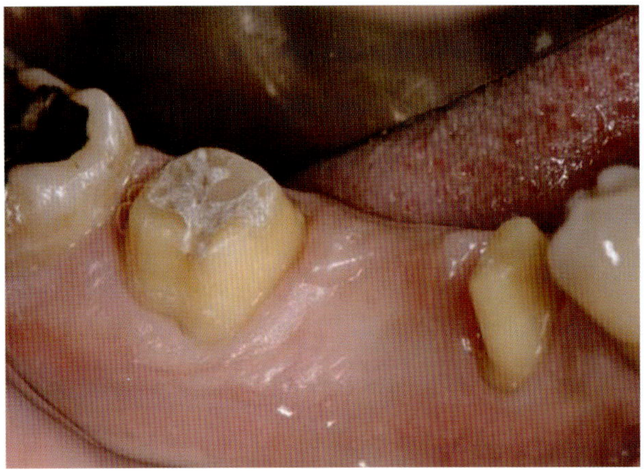

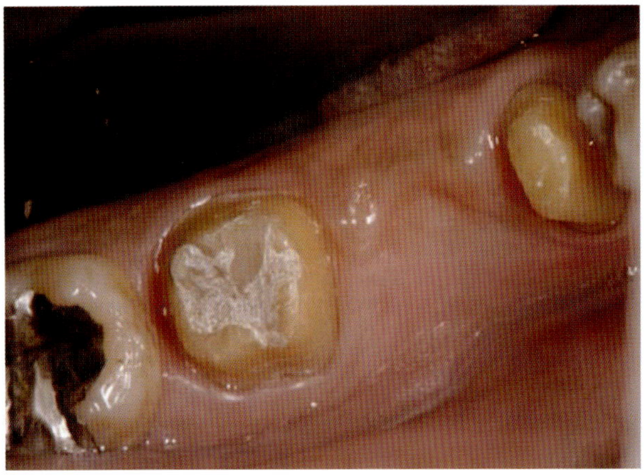

4 지대치 형성이 끝났을 때

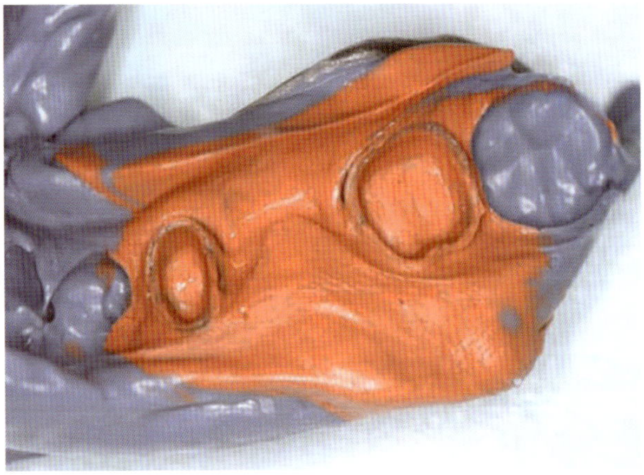

5 인상채득

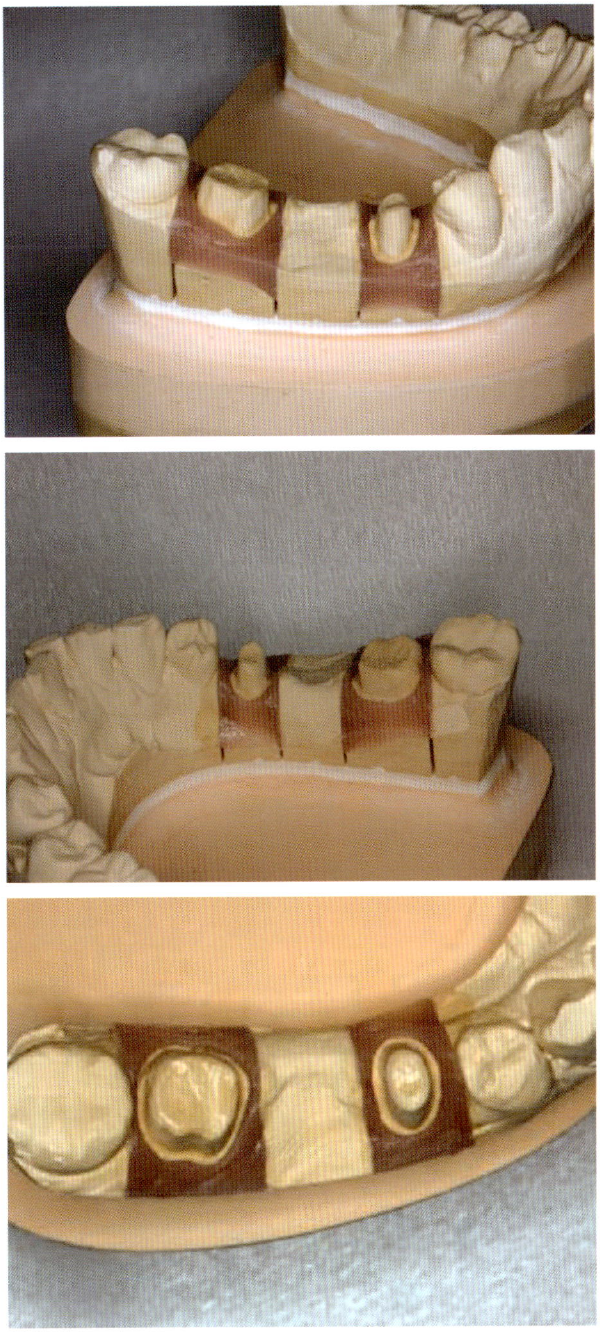

6 작업 모형

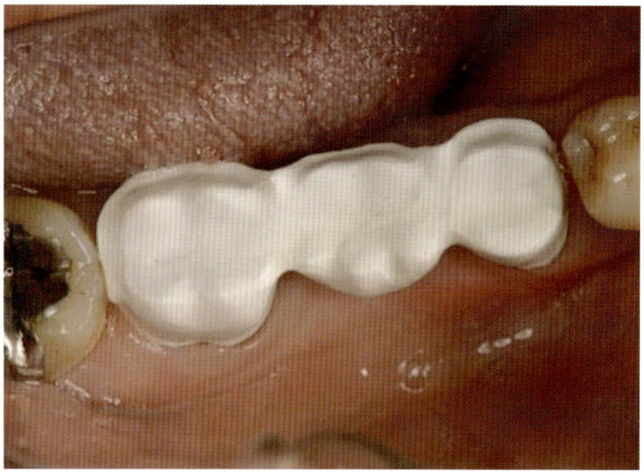

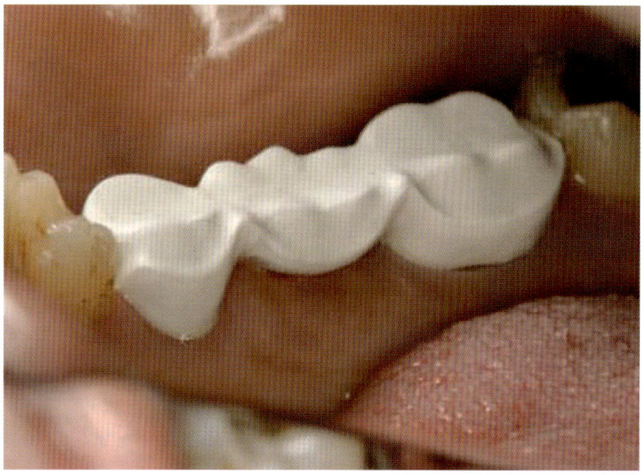

7 P-나노ZR 프레임을 시적했을 때

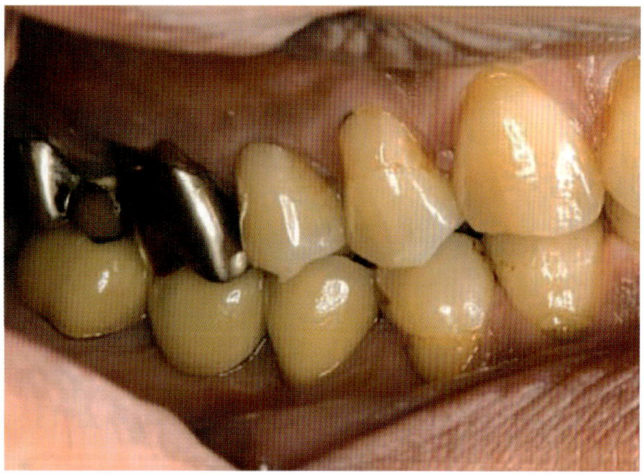

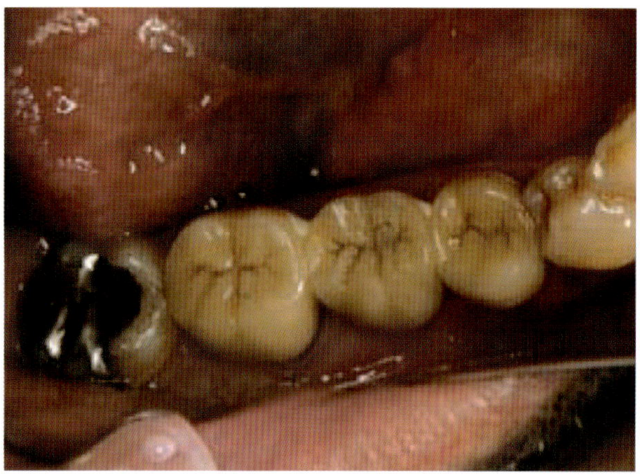

8 올세라믹 브릿지를 장착했을 때

참고문헌

Part 1. 지르코니아의 재료적 특성

1. 올세라믹 수복의 재료학

1）名和正弘，中本彰一，山崎圭一ほか：CeO_2 安定化正方晶ジルコニア／Al_2O_3 ナノ複合材料の作製と機械的特性．粉末および粉末冶金，43：415 ～420，1996.

2）名和正弘，新原皓一：新しい双方向ナノ構造を持つ耐衝撃性に優れたセリア系ジルコニアナノ複合セラミックスの開発．セラミックス，34（5）：393～396，1999.

2. 기계적 특성

1）Sato,T.，Shimada,M.：Transformation of yttria doped tetragonal ZrO_2 poly-crystals by annealing in water．J.Am.Ceram.Soc.，68：356～359，1985.

2）Drummond,J.L.：In vitro aging of yttria-stabilized zirconia．J.Am.Ceram.Soc.，72：675～676，1989.

3）Shimizu, K., Oka, M., Kumar P., Kotoura, Y., Yamamoto,T., Makinouchi, K. and Nakamura, T.：Time-dependentchanges in the mechanical properties of zirconia ceramic,J. Biomed. Mater. Res., 27：729～734, 1990.

4）Ban,S.，Nawa,M.，Suehiro,Y.，Nakanishi,H.：Mechanical Properties of Zirconia/Alumina Nano-Composite after Soaking in Various Water-Based Conditions．Key Engin. Mater.，309～311：1219～1222，2006.

3. 구조적인 강도 특성

1）名和正弘，中本彰一，山崎圭一ほか：CeO_2 安定化正方晶ジルコニア／Al_2O_3 ナノ複合材料の作製と機械的特性．粉末および粉末冶金，43：415～420，1996.

2）名和正弘，新原皓一：新しい双方向ナノ構造を持つ耐衝撃性に優れたセリア系ジルコニアナノ複合セラミックスの開発．セラミックス，34（5）：393～396，1999.

6. 세균 부착성

1）Denry,I.，Kelly,J.R.：State of the art of zirconia for dental applications．Dent.Mater.，24：299～307, 2008.

2）Scarano,A.，Piattelli,M.，Caputi SFavero,G.A.，Piattelli,A.：Bacterial adheion on commercially pure titanium and zirconium oxide disks：an in vivo human study．J.Periodontol.，75：292～296，2004.

Part 3. 치과 진료실에서의 요점

2. 치면 처리

1）岸田幸恵，新谷明喜：CAD/CAM のシステム．歯科技工別冊／メタルフリーレストレーションと CAD ／CAM 技工の最前線―インプラント時代のラボワークガイドブック，2007，16～25.

2）島田和基：オールセラミッククラウンの装着をより確かなものにするために．QDT，33：15～30，2008.

3）三浦宏之：歯科用切削加工セラミックス「ナノ ZR」について．日本歯科評論，68（9）：99～104，2008.

4）Blatz,M.B.，Sadan,A.，Kern,M.：Bonding to Silica-based ceramics　Clinical and Laboratory Guidelines．QDT，25：54～62，2002.

5) Wolfart,M., Lehmann,F., Wolfart,S., Kern,M. : Durability of the resin bond strength to zirconia ceramic after using different surface conditioning methods. Dent.Mater., 23 (1) : 45～50, 2007.
6) 三浦　滋, 藤本茂樹, 大江健史, 江頭有三, 永沢　栄：接着材でコーティングしたアルミナ粉末によるサンドブラスト処理が接着強さに与える効果. 日口腔インプラント誌, 22 (2) : 106～114, 2009.

6. 주위 조직의 보호 방법

1) 浜田智弘, 中江次郎, 小板橋　勉, 金　秀樹, 高田　訓, 大野　敬：歯科合着用セメントによるⅣ型アレルギーの一例. 日本口腔診断学会雑誌, 19 (2) : 319～323, 2006.
2) Katusno,K., Itoh,K., Wakumoto,S., Hisamitsu,H. : Possibility of Allergic Reaction to Dentin Primer Application on the Skin of Guinea Pigs. Dental Materials Journal, 11 (1) : 77～82, 1992.
3) 中村吉宏, 勝野和之, 真鍋厚史, 伊藤和雄, 和久本貞夫, 久光　久：HEMA および GM によるモルモット皮膚に対する遅延型アレルギー反応. 歯科材料・器械, 13 特別号 23 : 274～275, 1994.

8. 문제점에 대처하는 방법

1) Sailer,I., Pjetursson,B., Zwahlen,M., Hammerle,C.H. : A systematic review of the survival and complication rates of all-ceramic and metal-ceramic reconstructions after an observation period of at least 3 years. Part 2 : fixed dental prostheses. Clinical Oral Implants Research, 18 (3) :86～96, 2007.
2) 森　浩路：ジルコニアのフレーム形状が前装陶材の破壊強度に及ぼす影響. 口病誌, 77 (1) : 2010.

Part 4. 치과 기공실에서의 요점

1. CAD에 의한 설계 시 주의사항

1) Larsson,C., Holm,L., Lovgren,N., Kokubo,Y., Vult von Steyern,P. : Fracture strength of four-unit Y-TZP FPD cores designed with varying connector diameter. An in-vitro study. J.Oral Rehabil., 34 (9) : 702～709, 2007.
2) Bahat,Z., Mahmood,D.J., Vult von Steyern,P. : Fracture strength of three-unit fixed partial denture cores (Y-TZP) with different connector dimension and design. Swed.Dent.J., 33 (3) :149～159, 2009.
3) Besimo,C.E., Spielmann,H.P., Rohner,H.P. : Computer-assisted generation of all-ceramic crowns and fixed partial dentures. Int.J.Comput.Dent., 4 : 243～262, 2001.

2. 프레임의 사전 처리 방법

1) 照井優一, 鳴海裕子, 栗山壮一, 国井　淳, 堀田康弘, 後藤大介, 宮崎　隆：ナノジルコニアに対する技工操作—陶材前装方法の検討—. 歯科材料・器械, 28 (5) : 345, 2009.
2) 河野博史, 宮本元治, 佐藤秀樹, 篠原直幸, 名和正弘, 伴　清治：ジルコニアの低温劣化に与えるサンドブラストと熱処理の影響. 歯科材料・器械, 27 (5) : 347, 2008.
3) 野田　誠, 奥田祐司, 有川裕之, 蟹江隆人, 藤井孝一, 伴　清治:ジルコニアの耐酸性. 歯科材料·器械, 28 (2) : 114, 2009.

3. 도재 선정

1) Fischer,J., Stawarczyk,B., Trottmann,A., Hammerle,C.H. : Impact of thermal properties of veneering ceramics on the fracture load of layered Ce-TZP/A nanocomposite frameworks. Dent.Mater., 25 (3) : 326～330, 2009.

찾아보기

집필자 일람

植田洋二	東京医科歯科大学大学院医歯学総合研究科摂食機能保存学分野大学院生
大竹志保	東京医科歯科大学大学院医歯学総合研究科摂食機能保存学分野医員
岡田周策	神奈川歯科大学口腔治療学講座保存修復学分野講師
荻原華江	東京医科歯科大学大学院医歯学総合研究科摂食機能保存学分野専攻生
川津麻乃	東京医科歯科大学大学院医歯学総合研究科摂食機能保存学分野助教
木津喜裕子	東京医科歯科大学大学院医歯学総合研究科摂食機能保存学分野助教
駒田　亘	東京医科歯科大学大学院医歯学総合研究科摂食機能保存学分野助教
澤田智慈	神奈川歯科大学顎口腔機能修復科学講座有床義歯補綴学分野臨床教授
澤田智史	神奈川歯科大学顎口腔機能修復科学講座クラウンブリッジ補綴学分野助教
菅沼岳史	昭和大学歯学部歯科補綴学教室講師
杉山雅一	有限会社アートセラミック 代表取締役（歯科技工士）
清宮一秀	神奈川歯科大学附属病院技工科
田中晋平	昭和大学歯学部歯科補綴学教室助教
根本怜奈	東京医科歯科大学大学院医歯学総合研究科摂食機能保存学分野大学院生
野崎浩佑	東京医科歯科大学大学院医歯学総合研究科摂食機能保存学分野助教
馬場一美	昭和大学歯学部歯科補綴学教室教授
福井雄二	東京医科歯科大学大学院医歯学総合研究科摂食機能保存学分野助教
藤田理雅	東京医科歯科大学大学院医歯学総合研究科摂食機能保存学分野研修医
堀田康弘	昭和大学歯学部歯科理工学教室講師
三浦宏之	東京医科歯科大学大学院医歯学総合研究科摂食機能保存学分野教授
宮坂宗永	東京医科歯科大学大学院医歯学総合研究科摂食機能保存学分野非常勤講師
宮﨑　隆	昭和大学歯学部歯科理工学教室教授
森　浩路	東京医科歯科大学大学院医歯学総合研究科摂食機能保存学分野登録研修医
安江　透	東京医科歯科大学歯学部附属歯科技工士学校歯科技工学科教務主任

편저자 약력

三浦 宏之 (Hiroyuki Miura)

1980년	도쿄의과치과대학 치학부 졸업
1986년	도쿄의과치과대학 대학원 수료
1999년	도쿄의과치과대학 치학부 치과보철학 제2강좌 교수
2000년	도쿄의과치과대학 대학원 의치학 총합 연구과 섭식기능 보존학 분야 교수
2005년	미국 노스캐롤라이나대학교 객원교수

宮﨑 隆 (Takashi Miyazaki)

1978년	도쿄의과치과대학 치학부 졸업
1984년	도쿄의과치과대학 대학원 수료
1984년	쇼와대학 치학부 치과이공학교실 강사
1991년	쇼와대학 치학부 치과이공학교실 교수
2003년	쇼와대학 치학부장

馬場 一美 (Kazuyoshi Baba)

1986년	도쿄의과치과대학 치학부 졸업
1991년	도쿄의과치과대학 대학원 수료
1993년	도쿄의과치과대학 치학부 치과보철학 제1강좌 조수
1996년	문부성 재외연구원(미국 UCLA)
2002년	도쿄의과치과대학 대학원 의치학 총합연구과 섭식기능 보존학 분야 강사
2007년	쇼와대학 치학부 치과보철학교실 교수

澤田 智慈 (Tomozi Sawada)

1978년	가나가와치과대학 졸업
1982년	가나가와치과대학 대학원 수료
1988년	가나가와치과대학 치과보철학교실 제2강좌 강사
1991년	독일 튀빙겐대학교 객원조교수
2004년	가나가와치과대학 악구강기능 수복과학강좌 유상의치보철학 분야 임상교수

감역자 약력

김 성 훈

경북대학교 치과대학 졸업 [치의학 학사]

고려대학교 의료원 치과 인턴, 치과보철과 레지던트, 임상강사

영국 맨체스터대학교 대학원 졸업 [치의학 박사]

이화여자대학교 의과대학 조교수

서울대학교 치과대학 조교수, 부교수

대한치과보철학회지, Journal of Advanced Prosthodontics 편집장

하 승 룡

서울대학교 치과대학 졸업 [치의학 학사]

서울대학교 치과병원 인턴, 치과보철과 레지던트 [치과의사전문의], 임상강사

서울대학교 대학원 졸업 [치의학 석사, 현 박사과정 수료]

아주대학교 의과대학 전임강사

최 유 성

단국대학교 치과대학 졸업 [치의학 학사]

단국대학교 치과병원 인턴, 치과보철과 레지던트 [치과의사전문의], 임상강사

단국대학교 대학원 졸업 [치의학 석사], 서울대학교 대학원 재학 [현 박사과정 중]

단국대학교 치과병원 임상교수

지르코니아를 이용한 올세라믹 수복

발행일 2011년 3월 10일
저 자 Hiroyuki Miura 외
감 역 김성훈 · 하승룡 · 최유성
발행인 최용원
편 집 하재철
표 지 하재철
발행처 **대한나래출판사**
등 록 제6-0365호(1994. 12. 14)

주 소 서울특별시 동대문구 용두동 102-65
전 화 (02) 922-0840
팩 스 (02) 922-0841
이메일 dhpub@chol.com

ISBN 978-89-5741-208-4 **정가 80,000원**